엘리자베스 퀴블러 로스 Elizabeth Kübler-Ross

인간의 죽음에 대한 연구에 일생을 바쳐 미국 시사 주간지 《타임》이 '20세기 100대 사상가' 중 한 명으로 선정한 엘리자베스 퀴블러 로스는 1926년 스위스 취리히에서 세쌍둥이 중 첫째로 태어났다. 자신과 똑같은 모습의 다른 두 자매를 바라보며 일찍부터 자신의 정체성에 대해 고민을 시작한 그녀는 '진정한 나는 누구인가? 어디서 와서 어디로 가는 존재인가?'라는 질문을 평생 놓지 않았다.

제2차 세계대전이 끝나고, 열아홉의 나이로 자원봉사 활동에 나선 엘리자베스는 폴란드 마이데넥 유대인 수용소에서 인생을 바칠 소명을 발견한다. 그곳에서 죽음을 맞이해야 했던 사람들이 지옥 같은 수용소 벽에 수없이 그려놓은, 환생을 상징하는 나비들을 보고 삶과 죽음의 의미에 대해 새로운 눈을 뜨게 된 것이다. 취리히 대학에서 정신의학을 공부한 그녀는 미국인 의사와 결혼하면서 뉴욕으로 이주한다. 이후 뉴욕, 시카고 등지의 병원에서 죽음을 앞둔 환자들의 정신과 진료와 상담을 맡는데, 의료진이 환자의 심박 수, 심전도, 폐 기능 등에만 관심을 가질 뿐 환자를 한 사람의 인간으로 대하지 않는 것에 충격을 받는다.

그녀는 앞장서서 의사와 간호사, 의대생들이 죽음을 앞둔 환자들의 마음속 이야기를 들어주는 세미나를 열고, 세계 최초로 호스피스 운동을 의료계에 불러일으킨다. 그리고 죽어가는 이들과의 수많은 대화를 통해 '어떻게 죽느냐?'라는 문제가 삶을 의미 있게 완성하는 중요한 과제라는 깨달음에 이른다. 그녀가 시한부 환자 5백여 명을 인터뷰하며 그들의 이야기를 담아 써낸 『죽음과 죽어감(On Death and Dying)』은 전 세계 25개국 이상의 언어로 번역될 만큼 큰 주목을 받았고, 그녀는 '죽음' 분야의 최고 전문가가 된다. 이후 20여 권의 중요한 저서들을 발표하며 전 세계의 학술 세미나와 워크숍들로부터 가장 많은 부름을 받는 정신의학자가 된 그녀는 역사상 가장 많은 학술상을 받은 여성으로 기록된다.

그녀는 죽음에 관한 최초의 학문적 정리를 남겼을 뿐 □□ □□□□에 대해서도 비할 바 없이 귀한 가르침 □□ □□□□□□ □□□□ 눈을 감는 순간까지 그 가르침을 전하며 살았□ □□□□□□□.

그녀는 2004년 8월 24일 눈을 감았□ □□□□□□

죽음과 죽어감

죽음과 죽어감

엘리자베스 퀴블러 로스

이진 옮김

죽어가는 사람이
의사, 간호사, 성직자 그리고 가족에게
가르쳐주는 것들

청미

삶의 의미를 밝히는 죽음의 책『죽음과 죽어감』을 읽고
– 엘리자베스 퀴블러 로스 박사님께

이해인(수녀, 시인)

'오늘은 어제보다 / 죽음이 한 치 더 가까워도 // 평화로이 /
별을 보며 / 웃어주는 마음'

아주 오래전에 어느 시에서 이렇게 표현했지만 막상 암에 걸려
생사의 기로에 있다 보니 낭만적인 시의 표현과는 달리 죽음에
대한 두려움을 안고 사는 제 모습을 보았습니다. 이미 당신의 책
을 여러 권 읽었고 더러는 그 책에 추천의 글을 적기도 했던 한
한국인 독자가 십여 년 전 큰 별이 되어 세상을 떠나신 당신에게
한 장의 편지를 씁니다.

바로 오늘(2017.8.24.)이 지금부터 13년 전(2004.8.24.) 당신
이 78세를 일기로 세상 여정을 마치신 날이군요. 제가 살고 있는
수도 공동체엔 식구가 많다 보니 공동체의 수녀든 수녀들의 가
족이든 거의 매일 누군가의 별세 소식을 듣게 됩니다. 매일 보도

되는 신문의 부음 기사를 보면 개인적인 친분이 없더라도 숙연한 마음으로 잠시 기도하곤 합니다.

한 사람의 죽음 소식을 깊게 슬퍼할 겨를도 없이 또 다른 사람의 부음이 걸려 있는 게시판을 보며 삶과 죽음이 늘 함께 있음을 절감하지 않을 수 없습니다. 그래서 저는 이런 시를 쓰기도 했죠.

매일 조금씩 / 죽음을 향해 가면서도 / 죽음을 잊고 살다가

누군가의 임종 소식에 접하면 / 그를 깊이 알지 못해도
가슴속엔 오래도록 / 찬바람이 분다

'더 깊이 고독하여라' / '더 깊이 아파하여라'
'더 깊이 혼자가 되어라'

두렵고도 / 고마운 말 내게 전하며
서서히 떠날 채비를 하라 이르며

가을도 아닌데 / 가슴속엔 오래도록 / 찬바람이 분다
이해인의 시 「죽음을 잊고 살다가」 전문

이제는 그야말로 '불후의 명저'로 자리매김한 책 『죽음과 죽어감』을 찬찬히 다시 읽으며 여러 가지 어려움에도 굴하지 않고

수백 명의 죽어가는 환자와 진심 어린 인터뷰를 감행한 당신의 그 겸손한 용기, 지극한 인내, 반대하는 이들조차 설득하는 그 지혜로움에 새삼 감동하였습니다.

10년 가까이 암으로 투병하는 제가 평소에 느끼고 체험한 모든 이야기가 갈피마다 살아 있는 이 책을 얼마나 깊은 고마움 속에 공유하며 읽었는지 모릅니다.

어린 시절부터 제가 좋아 한 시성 라빈드라나트 타고르의 시구를 자주 인용하는 당신에게 더 깊은 애정과 친밀감을 갖게 되었습니다.

『죽음과 죽어감』은 누구나 적어도 한 번은 읽어야 할 필독서로 추천하지 않을 수가 없습니다. 이 책은 죽음에 대한 책인 동시에 삶을 이야기하는 책이기에 더욱 그렇습니다.

"사람들은 나를 죽음의 여의사라 부른다. 30년 이상 죽음에 대한 연구를 해왔기 때문에 나를 죽음의 전문가로 여기는 것이다. 그러나 그들은 정말로 중요한 것을 놓치고 있는 것 같다. 내 연구의 가장 본질적이며 중요한 핵심은 삶의 의미를 밝히는 데 있었다."라고 당신은 말했습니다. 인터넷 검색을 하다 보면 당신은 인간의 죽음에 대한 연구에 일생을 바쳐 미국 시사 주간지 《타임》이 20세기 100대 사상가 중 한 명으로 선정한 인물로 묘사되어 있습니다.

'그대가 헛되이 보낸 오늘은 어제 죽어간 어떤 이가 그토록 살고 싶어 하던 내일'이라는, 제가 자주 기억하는 그 말을 당신의 책을 보며 더 오래 더 깊이 생각하게 되었습니다.

'오늘은 내 남은 생애의 첫날'이라는 말 또한 여러 사례들을 통해 더욱 생생히 실감하였습니다.

당신의 연구 중에도 죽음학이나 호스피스 교육을 담당하는 이들이 가장 자주 인용하는 그 다섯 단계(부정과 고립/분노/협상/우울/수용)가 아니더라도 400페이지가 넘는『죽음과 죽어감』에는 제가 밑줄 쳐놓고 묵상하고 싶은 구절들이 너무도 많습니다.

시한부 환자들에게 스스럼없이 다가가 그들에게 스승이 되어 달라고 부탁하며 그들의 불안과 두려움, 그리고 희망이 공존하는 생의 마지막 시간에 갖게 되는 고통과 소망, 분노를 있는 그대로 전하고자 했다는 당신의 책 서문을 읽으려니 눈물이 핑 돕니다.

"시한부 환자는 종종 아무 권리도 의견도 없는 사람 취급을 당한다. 〈중략〉 그러나 환자에게도 자신만의 감정과 소망과 의견이 있고, 무엇보다도 자신의 생각을 표현할 권리가 있다는 사실을 기억하는 것은 그리 어려운 일이 아니다."라는 말에선 그간 시한부 환자들을 그냥 기계적으로 건성으로 대했던 저의 태도를 성찰하게 됩니다. 죽어가는 이들에게 생생한 연민보다는 메마른 감정으로 일관했던 시간들을 반성하게 됩니다.

"죽어가는 환자의 곁을 지키는 치료사가 된다는 것은 이 광활한 인류의 바다에서 개별 인간의 고유함을 우리에게 일깨우는 것이다. 그것은 인간의 유한함, 우리 삶의 유한함을 우리에게 일깨우는 것이다. 우리 중에 70세를 넘기는 사람은 많지 않지만 그러나 그 짧은 시간 동안 우리는 대부분 독특한 일대기를 살고 우리 자신을 인류 역사라는 직물에 짜넣는다."라는 당신의 감동적인 말을 마음에 새기며 지금 제가 해야 할 일이 바로 사랑과 돌봄의 영성을 기초로 한 인간적인 배려이고 따뜻한 관심인 것을 다시 깨닫습니다.

오늘을 마지막인 듯이 최선을 다해 살고 싶은 새로운 의지와 열정, 일상의 삶을 더욱 충실히 살고 싶은 고운 갈망을 심어주신 당신께 감사의 인사를 드리고 싶습니다.

아픈 사람들을 좀 더 따뜻하게 이해하고 사랑하고 싶은 마음의 눈을 뜨게 해주셔서 고맙습니다.

이웃, 가족, 친지의 죽음뿐 아니라 언젠가는 저 자신에게 다가올 죽음을 삶의 일부로 받아들이고 잘 준비할 수 있는 용기를 주신 것도 이 책이 저에게 준 선물입니다.

아직 살아 있을 때 잘 죽는 사랑의 겸손을 연습해서 진짜 죽을 때는 고통 중에도 환히 웃으며 떠나고 싶다는 용기와 희망을 갖게 해주신 엘리자베스 퀴블러 로스 박사님, 당신은 진정한 죽음과 삶의 박사로 인류 가족에게 모범을 보이셨습니다.

한 번도 직접 만난 일 없는 당신에게 존경과 사랑을 드리며 이토록 훌륭한 책 『죽음과 죽어감』을 써주신 노력의 여정에 깊이 감사드립니다.

당신은 멀리 떠났지만 우리가 죽음을 통해 삶을 더욱 깊이 이해하고 사랑하는 존재가 될 수 있도록 글 속에서 살아 움직이며 빛나는 지혜의 별이 되어주십시오. 아직도 안 죽을 것처럼 아둔하게 살고 있는 우리를 환히 비추어주시길 바라면서 가만히 당신의 이름을 불러봅니다.

엘리자베스 퀴블러 로스 님, 다시 고맙습니다!

끝으로 이렇게 기도해봅니다.

하루에 꼭 한 번은
자신의 죽음을 준비하는 마음으로
화해와 용서를 먼저 청하는
사랑의 사람으로 깨어 있게 하소서
지금 이 순간이 마지막인 듯이
생각하고 말하고 행동하는
지혜의 사람으로 거듭나게 하소서
〈중략〉
이미 세상을 떠난 이들의 죽음을
언젠가는 맞이할 저 자신의 죽음을
오늘도 함께 봉헌하며 비옵니다

이해인의 시 「마지막 손님이 올 때」에서

2017년 흰 구름이 아름다운 어느 여름날 부산 광안리
성베네딕도 수녀원에서 『죽음과 죽어감』을 공부한 수녀 학생 올림

나의 아버지와 세플리 뷔세를 기리며

이 책에 직접적으로 혹은 간접적으로 영향을 주신 분들에게 그 고마움을 일일이 다 표현할 수가 없다. 학생들의 참석하에 시한부 환자들을 인터뷰해서 의미 있는 학습 모델로 삼자는 발상을 도입한 공로는 시드니 마골린 박사에게 돌아가야 마땅하다.

시카고 대학 빌링스 병원 심리학과는 이 세미나가 성사될 수 있도록 기술적으로 지원했다.

허먼 쿡 목사와 칼 나이스윙거 목사는 힘이 되고 자극이 되는 공동 인터뷰 진행자였으며 환자를 찾는 것 자체가 너무도 힘들었던 시기에 환자를 찾도록 도와주었다. 웨인 뤼드베리와 맨 처음에 함께 했던 네 학생들의 관심과 호기심 덕분에 초기의 난관을 극복할 수 있었다. 시카고 신학대학 교직원들도 도움을 주었다. 렌퍼드 게인스 목사와 그의 아내 해리엇은 오랜 시간에 걸쳐 원고를 검토하면서 이 작업의 가치에 대한 신념을 잃지 않도록 도와주었다. C. 나이트 올드리치 박사는 지난 3년 동안 이 작업을 지원했다.

에드거 드레이퍼와 제인 케네디가 원고 일부를 검토해주었다. 타이핑 작업을 맡아준 보니타 맥대니얼, 재닛 레슈킨, 조이스 칼슨에게도 감사를 전한다.

수많은 환자와 그 가족들에 대한 감사의 마음은 아마도 그들과 나눈 대화를 출판한 것으로 가장 잘 표현되지 않을까 싶다.

이 작업에 영감을 준 저자들은 너무도 많고, 무엇보다도 시한부 환자들에 대한 배려와 관심을 보여준 모든 이들에게 감사의 말을 전한다.

이 책의 집필을 제안해준 피터 네브로몬트, 이 책을 집필하는 동안 인내와 이해를 보여준 맥밀런 출판사의 클레멘트 알렉산더에게도 감사를 전한다.

마지막이지만 앞서 언급한 분들 못지않게 중요한 나의 남편과 아이들에게도 감사한다. 그들의 인내와 지속적인 격려 덕분에 나는 아내와 어머니의 역할을 하면서도 이 작업에 온전히 매진할 수 있었다.

제2차 세계대전 이후, 우리 사회 각계의 양상과 마찬가지로, 질병에 대한 미국인의 인식에 있어서도 낙관과 저항이 팽배했다. 대공황, 두 차례의 세계대전, 한국전쟁을 겪고 나서, 불패와 불굴의 정신은 "할 수 있다."라는 미국적 인간상의 일부가 되었다. 역경에 처했을 때 희망을 잃지 않는 태도는 본질적으로 미덕이며, 미국적 방식의 일부로 여겨졌다.

낙관적이어야 할 이유는 충분했다. 물리학, 화학, 공학, 그리고 —— 대부분의 사람들에게 가장 중요한 —— 의학에서의 놀라운 발견들이 거의 일상이 되고 있었다. 폐렴, 패혈증, 신장 질환처럼 치명적인 것으로 여겨졌던 질환들을 비롯한 심각한 외상의 치료도 흔한 일이 되었다. 질병은 차츰 해결할 수 있는 문제로 간주되었다. 의학은 머지않아 인간의 노화를 막고 (적어도 무의식적으로는) 죽음 자체를 정복할 수 있을 것만 같았다.

이러한 문화 속에서, 죽음을 막기 위한 또 한 번의 치료를 제시할 수 있는 사람이야말로 가장 훌륭한 의사였다. 1950년대와 1960년대에 의사들은 치료가 효력이 없다는 것을 거의 인정하지 않았고 추가적인 치료가 환자에게 이롭기보다는 해롭다는 사실을 알리지도 않았다. 의사들은 전형적으로 죽음에 대해서는 일절 말하지 말자는 입장을 고수했고 환자와 환자 가족들은 죽음을 말하지 않는 분위기에 너무도 쉽게 동조했다.

당시는 의사들이 거의 한심할 정도로 중증 환자의 통증 치료를 하지 않았던 시기라 환자들은 (종종 불필요하게) 고통스러운 최후를 맞이했다. 통증을 비롯한 여러 증상의 치료에 대한 교육이 부족했던 것은 그 이유 중 일부에 불과했다. 의사, 환자, 그리고 가족들이 공모하여 밝은 척하는 태도를 고수했던 탓도 있었다. 환자의 통증이 심해지는 것을 인정하는 것은 곧 환자의 병이 더 악화되고 있음을 인정하는 것이었다.

당시 의료계 문화는 상당히 권위적이었다. 환자의 가치, 선호, 우선순위는 거의 고려되지 않았다. 의사는 환자에게 결정을 통보했고 환자들은 그 결정을 받아들였다. 가장 성공적인 의사의 요건으로 여겨졌던 죽음을 물리치는 기술과 특권 의식 외에도, 사회적 압력이 통증을 외면하는 분위기에 일조했다. 환자가 고통 속에서 죽음을 맞이하지 않도록 마지막 몇 시간은 대부분의 의사들이 모르핀을 투여했지만, 살날이 수개월 남아 있는 죽어가는 환자들에게는 동료 의사들이 의구심을 품을 것이 두려워 그렇게 하지 못했다.

엘리자베스 퀴블러 로스의 『죽음과 죽어감』은 그러한 당시의 권위주의적 규율과 금욕주의에 도전했다. 병의 예후에 대해 완곡하고 간접적인 표현만으로 속삭이던 시대에 그녀는 환자들과 그들의 병에 대해 실제로 얘기했고, 그보다 더 획기적으로, 그들이 하고자 하는 얘기를 들어주었다.

엘리자베스 퀴블러 로스와 그의 저서인 이 책은 온 국민의 관심을 끌었고 의학계와 문화 전반에 걸쳐 반향을 일으켰다. 환자들의 얘기에 귀를 기울여주는 행위 자체가, 투병과 죽음이라는 주제를 '질병의 영역이자 의사들에게 국한된 영역'에서 '인생 경험의 영역이자 개개인의 사적인 영역'으로 끌어온 것이었다. 의학에 뜻을 두었던 대학생 시절 처음으로 『죽음과 죽어감』을 읽었을 때 나는 엘리자베스 퀴블러 로스가 환자의 이야기를 듣는 과정에서 보여준 환자에 대한 존중과 가식 없는 따스함에 깊은 감명을 받았다.

『죽음과 죽어감』은 이 사회에 팽배했던 추측과 예상들에 변화의 불을 지폈고 불과 몇 년 만에 임상 실무를 완전히 변화시켰다. 질병과 죽어감에 대한 한 개인의 자주권을 회복시켰다는 점에서 엘리자베스 퀴블러 로스의 저서는 환자와 의료진의 관계를 근본적으로 재편했다고 볼 수 있다. 갑자기, 어떻게 죽느냐가 중요한 문제로 대두되었다. 죽어가는 환자는 더는 맨 끝 병실로 밀려나지 않았다. 『죽음과 죽어감』은 호스피스 운동 —— 좀 더 확대한다면 호스피스와 완화의학이라는 새로운 전문 영역까지 —— 의 시초로 평가받아 마땅하지만, 이 책에 일으킨 변화는 의료계와 간호계의 거의 모든 분야에 스며들었다. 1990년대 후반에는 통증이 환자의 다섯 번째 활력 징후*로 인식되었고 환자의 체온, 맥박, 혈압, 호흡을 측정할 때마다 통증을 함께 측정했다.

『죽음과 죽어감』은 인간에 대한 연구에도 지대한 영향을 끼쳤다. '죽어감'의 경험들은 더는 객관화되지 않았고 죽어감에 관한 연구도 더는 조직학적·생화학적·물리적·심리적 병리학의 일부로 폄하되지 않았다. 엘리자베스 퀴블러 로스의 획기적인 연구는 중증 환자들의 간호와 그에 따른 주관적 체험들에 관한 새로운 탐구 영역의 장을 열었다. 죽어감과 말기 환자들에 대한 양적·질적 연구의 유효성이 심리학, 정신의학, 노인병학, 완화의학, 임상적 윤리, 그리고 인류학에 대한 발전을 가속화했다.

엘리자베스 퀴블러 로스는 당시의 정신의학 이론에 깊이 심취했고 또 자부심을 느꼈음에도, 프로이트나 융의 공식으로 환자들의 체험을 설명하지 않았다. 대신 그녀가 인터뷰한 사람들에 대한 그녀 자신의 목소리와 관점을 뚜렷하게 드러냈다. 그녀와의 인터뷰를 통해 환자들은 자신들이 살기 위해 어떻게 투쟁하고 있으며 치유가 불가능한 병을 어떻게 받아들이고 있는지 그들 자신의 말로 설명했다. 엘리자베스 퀴블러 로스를 가장 매료했던 것은 현재 불치병에 걸린 사람과 지금까지는 건강했던 사람 간의 정신 역동이었다.

『죽음과 죽어감』에서 엘리자베스 퀴블러 로스는 그 유명한 부

---

* 사람이 살아 있음을 보여주는 호흡, 체온, 심장 박동 등의 측정치.

정과 고립, 분노, 협상, 우울, 그리고 수용의 '단계들'을 기술했고, 중증 환자들이 공통적으로 체험하는 감정의 상태와 불치병을 이해하고 견디기 위해 그들이 사용하는 적응 기제들을 상세하게 기술했다.

엘리자베스 퀴블러 로스의 '죽어감의 단계들'이 널리 알려지면서, 죽어감의 과정을 정형화된 단계의 진행으로 제시했다는 비난이 일었다. 이 책을 읽은 사람들은 그러한 비난이 그녀의 이론을 단순하고 부적절하게 폄하한 것임을 알 수 있다. 『죽음과 죽어감』에서 퀴블러 로스는 이러한 감정적 상태와 적응 기제가 다양한 양상으로 나타난다는 점을 분명히 하고 있다. 그녀는 인터뷰와 환자들의 이야기를 통해 그들이 초기의 부정에서부터 분노로 인한 소외, 협상, 우울을 자연스럽게 —— 비록 결코 쉽지는 않지만 —— 체험하고 난 뒤 자신의 상황에 대한 수용 혹은 적어도 묵인의 단계에라도 도달하게 된다고 설명한다. 한편 부정 혹은 분노의 단계에 고착되어 다른 단계로 넘어가지 못하는 경우들도 제시한다. 『죽음과 죽어감』에서 우리가 만나게 되는 사람들이 뚜렷하게 보여주는 것처럼, 환자가 자신의 불편, 장애, 피로, 육체적 의존성, 다가오는 죽음의 영향과 끊임없이 씨름하는 것은 지극히 평범한 —— 그리고 정상적인 —— 일이다. 부정 혹은 분노의 단계가 지났는데도 나중에 병이 더 진행되면 그러한 감정 상태가 되풀이되는 경우도 있었다. 인간의 감정이란 참으로 복잡한 것이고, 『죽음과 죽어감』에 수록된 인터뷰에서 볼 수 있듯이, 양립이 불가능할 것 같은 부정과 수용의 상태가 공존하는 경우도 있다.

질병 간호와 연구에 막대한 영향을 미친 것도 사실이지만 『죽음과 죽어감』의 문화적 영향은 너무도 근원적인 것이어서 미국인들은 그제야 비로소 질병과 죽어감을 이해하게 되었다.

엘리자베스 퀴블러 로스가 자신이 발견한 것들을 『죽음과 죽어감』이라는 책으로 출간한 점 역시 짚고 넘어가야 할 대목이다. 자신의 연구가 의학계의 관심을 끌기에 충분했음에도 그녀는 일반 대중을 위한 책을 집필했다. 어쩌면 그녀는 마셜 매클루언*이 1964년 『미디어의 이해: 인간의 확장』에서 공표했던 것처럼 '매체가 곧 메시지'**임을 알고 있었던 것 같다.

엘리자베스 퀴블러 로스가 『죽음과 죽어감』을 통해 말기 환자의 간병의 질을 향상하고 인간의 삶에서 질병과 죽어감이 본연의 자리를 찾을 수 있도록 하는 문화 운동에 불을 지피고자 했는지는 알 수 없다. 그러나 그것이 바로 그녀의 업적이다. 실제로, 당시 《라이프》 잡지에서는 이 책을 두고 '삶에 관한 심오한 교훈'이라고 평했다. 정확한 평가다.

오직 인간들만이 —— 언젠가는 삶이 끝난다는 것을 알고있는 상태로 —— 체험하는 질병이라는 주제는 시대를 초월한 것이기에 『죽음과 죽어감』은 오늘날의 독자에게도 유효하다. 의사로서 나는, 진정한 인간 중심의 간호를 성취하기 위해 우리가 얼마나 먼 길을 왔으며 또 얼마나 먼 길을 가야 하는지 놀라곤 한다. 나는

---

* 캐나다의 미디어 이론가이자 문화비평가.
** 메시지를 전달하는 매체 자체가 이미 메시지를 담고 있으며 소통의 수단이 소통의 내용 자체만큼 큰 의미를 담고 있음을 지적한 말.

동료애와 봉사 정신을 가지고 중증 환자들에게 귀를 기울이고 그들에게 다가가야 함을 다짐한다. 왜냐하면, 그들은 스스로 선택한 적 없는 길을 가고 있으며 우리 모두가 결국엔 가야 할 길을 가고 있는 사람들이기 때문이다.

전문가로서 『죽음과 죽어감』을 읽으면서 나는 아들이자 형제이고 남편이자 아버지이고 할아버지인 한 사람의 인간으로서 이 책의 영향력을 다시 한 번 체감할 수 있었다.

『죽음과 죽어감』에서 우리가 만난 사람들은 우리 자신의 유한함을 일깨워주지만, 한편으로는 사람이 죽는 방식은 미리 결정되어 있는 것이 아니며, 그들 자신의 선택과 그들이 받는 간호의 질에 따라 좋아질 수도 있고 나빠질 수도 있는 것임을 깨우쳐준다. 우리는 환자가 받는 다양한 간호와 죽음의 방식이 환자를 사랑하는 이들에게 미치는 영향을 확인할 수 있었다. 오랜 세월이 흐른 뒤에도 『죽음과 죽어감』은 여전히 우리에게, 도움이 필요한 사람들에게 귀를 기울이고 우리가 줄 수 있는 지식과 기술로 답하되 항상 겸손, 동료애, 연민을 갖고 그들을 대할 것을 촉구하고 있다.

격변의 20세기 중반, 어느 왜소한 스위스 출신의 미국인 정신과 의사가, 무모하게도, 사람들에게 삶의 마지막과 대면하라고 목소리를 냈다. 엘리자베스 퀴블러 로스는 미국인들 앞에 거울을 들이댔고, 불치병 환자를 대하는 자신들의 태도, 추측, 행동들을 보게 했다. 사람들은 자신들이 본 모습이 마음에 들지 않았다. 『죽음과 죽어감』이라는 매체를 통해, 엘리자베스 퀴블러 로스는 환경, 사회적 권리, 보건 의료 분야의 문화적 혁명의 목록에 '어떻게 죽을 것인가'의 문제를 추가했다.

그 이후 모든 것이 달라졌다.

우리 모두에게 잘된 일이다.

2013년 8월 16일

다트머스 대학 가이젤 의과대학 의과대 교수

의학박사 아이라 바이오크

죽음과 죽어감에 관한 책을 써보겠냐는 제안을 받았을 때, 나는 그 도전을 열정적으로 받아들였다. 그러나 막상 자리를 잡고 앉아 내가 하고자 하는 일에 대해 생각해보니 얘기가 달라졌다. 어디서부터 시작해야 하나? 어디까지 포함해야 하나? 이 책을 읽게 될 낯선 사람들에게 얼마나 많은 얘기를 할 수 있으며, 이 경험을 죽어가는 환자들과 얼마만큼 공유할 수 있는가? 얼마나 많은 것들이 비언어적인 방식으로 소통되고 있는가? 얼마나 많은 것들을 직접 느끼고, 경험하고, 보아야 하며, 말로는 거의 번역될 수 없는 것일까?

지난 2년 반 동안 나는 죽어가는 환자들과 함께 작업했고, 모든 참가자들에게 의미 있고 교훈적인 경험이었던 이 실험의 시작이 이 책에 담겨 있다. 이 책은 죽어가는 환자들을 어떻게 다루어야 하는지에 대한 교과서가 아니고, 죽어가는 환자들의 심리에 관한 심오한 연구서도 아니다. 이 책은 단지 환자를 한 사람의 인간으로 재조명하고, 그를 대화에 참여시키고, 그를 통해 병원에서의 환자 관리의 강점과 약점을 파악함으로써 배움을 얻기 위한 새롭고 도전적인 기회의 기록일 뿐이다. 우리는 불안과 두려움, 그리고 희망이 공존하는 생의 마지막 단계에 대해 좀 더 배울 수 있도록 환자에게 우리의 스승이 되어줄 것을 부탁했다. 부디 이 책을 통해 사람들이 '가망 없는' 환자들을 회피하는 대신 그들에게 좀 더 가까이 다가가고, 마지막 시간에 그들을 도울 수 있기를 바란다. 그 일을 할 수 있는 소수의 사람들은 그것이야말로 서로에게 보람 있는 일임을 알게 될 것이며, 인간 이성의 작용과 인간 존재의 독특한 측면을 좀 더 깊이 이해하고, 폭넓은 경험을 통해 성장하게 될 뿐 아니라, 아마도 그들 자신의 마지막을 덜 불안하게 맞이할 수 있을 것이다.

죽음과 죽어감

제1장

죽음에
대한
두려움

—

On
the
Fear
of
Death

위험을 피하게 해달라고 기도하는 대신 위험에 처했을 때 두려워하지 않게 해달라고 기도하게 하소서

고통이 사라지게 해달라고 기도하는 대신 그 고통을 이겨낼 강인한 마음을 갖게 해달라고 기도하게 하소서

삶의 전장에서 함께 싸울 동지를 찾는 대신 나 자신이 힘을 지니게 해달라고 기도하게 하소서

불안한 마음으로 구원을 갈구하는 대신 내 힘으로 자유를 쟁취할 인내심을 갖게 하소서

오직 성공에서만 당신의 자비를 느끼는 겁쟁이가 되는 대신 실패에서도 당신의 손길을 느낄 수 있는 사람이 되게 하소서

라빈드라나트 타고르, 「열매 줍기」

지난 세대만 해도 무수한 사람들이 병으로 목숨을 잃었다. 아기와 어린아이들이 죽는 경우도 흔해서 가족 중에 어려서 목숨을 잃은 사람이 없는 집이 거의 없을 정도였다. 지난 수십 년 동안 의학계는 엄청난 발전을 이룩했다. 예방의학이 실용화되면서 적어도 미국과 유럽 전역에서만큼은 많은 질병이 퇴치되었다. 화학 요법, 특히 항생제는 전염병으로 인한 사망자 수를 급격히 줄이는 데 공헌했다. 아동에 대한 치료와 교육도 소아 사망률을 낮추는 데 기여했다. 청장년층의 목숨을 무수히 앗아갔던 수많은 질병들이 정복되었다. 노년층이 증가했고, 악성 질환 혹은 만성 질환을 앓는 환자들은 이제 주로 노년층이다.

소아과 의사들은 생사를 다투는 치명적인 질환을 앓는 환자를 치료할 일이 줄어든 대신 심리 장애나 적응 및 행동 장애 환자를 다룰 일이 많아졌다. 의사의 진료 대기실에는 그 어느 때보다도 정서적인 문제를 지닌 환자들이 많고, 그중에서도 특히 체력의 쇠퇴와 한계에 적응하려 애쓰면서 한편으로는 고통과 분노 속에서 외롭고 고독한 삶을 살아야 하는 노인 환자들의 숫자가 증가했다. 이들 노인들의 욕구는 또 다른 전문가, 이를테면 목사나 사회복지사에 의해 부각되고 또 충족되어야 한다. 내가 지난 수십 년 동안 우리 사회에서 일어난 변화를 파악하고자 노력했던 이유는 바로 이들 노인들을 이해하기 위해서였다. 이 사회의 어떤 변화가 여러 가지 정신적 질환들을 유발했는지 파악해야만 죽음과 죽어감의 문제를 제대로 이해하고 대처할 수 있을 거라 생각했다.

과거를 돌아보고 과거의 문화와 사람들을 연구하다 보면, 인간에게 죽음은 항상 혐오의 대상이었으며 앞으로도 그럴 것이라는 점이 인상적이다. 정신과 의사의 관점에서 보면 이러한 현상은 충분히 납득할 만한 일이며, 어쩌면 죽음이란 결코 나 자신에게만큼은 일어날 수 없는 일이라는 인간의 무의식 속에 자리 잡은 절대적인 믿음이야말로 그러한 현상을 가장 잘 설명하고 있다. 인간의 무의식은 지상에서의 삶이 끝난다는 사실을 인식하기 어렵고, 따라서 인간의 삶이 끝나야 한다면 그것은 외부 누군가의 악의적인 개입으로 인한 것이어야 한다. 간단히 말해서 우리의 무의식 속에서 우리는 누군가에 의해 죽임을 당하는 것만 가능할 뿐, 자연적인 원인이나 노화로 죽는 것은 상상할 수가 없는 일인 것이다. 따라서 죽음은 불길한 일이고, 두려운 사건이며, 그 자체로 심판 혹은 처벌을 요하는 일인 것이다.

첫 번째로 이러한 기본적인 사실들을 반드시 기억해두기 바란다. 그래야만 의미심장하지만 그러면서도 난해한 환자들의 이야기를 이해할 수 있기 때문이다.

두 번째로 우리가 기억해둘 것은 무의식 속에서 우리 인간은 소망과 현실을 구분하지 못한다는 사실이다. 비이성적인 꿈의 영역에서 두 개의 상반된 감정이 공존할 수 있다는 사실은 누구나 알고 있다. 깨어 있는 상태에서는 결코 있을 수 없는 일이 꿈속에서는 얼마든지 일어날 수 있다. 우리의 무의식이 미치도록 누군가를 죽이고 싶다는 욕망과 그 사람을 실제로 죽이는 행위를 구분하지 못하는 것처럼, 어린아이도 그러한 구분을 하지 못한다. 자신의 욕구를 충족해주지 않은 엄마가 죽었으면 좋겠다고 생각했던 아이는 실제로 엄마가 죽었을 때 심각한 정신적 외상을 입는다. 그러한 욕망을 품었던 시기와 실제로 그 사건이 일어난 시기가 전혀 일치하지 않는다고 해도 마찬가지다. 아이는 항상 엄마를 잃은 게 자기 잘못이라고 생각한다. '다 내 잘못이야. 내가 못되게 굴어서 엄마가 날 떠난 거야.' 부모가 이혼하거나 별거하는 경우, 혹은 부모에게서 버림받은 아이들의 경우에도 똑같은 반응을 보인다는 사실을 기억하는 게 좋을 듯하다. 어린아이들에게 죽음은 종종 일시적인 현상으로 여겨지기 때문에, 헤어진 한쪽 부모를 다시 만날 수 있는 이혼과 죽음이 별로 다르지 않다. "엄마! 내가 강아지를 땅에 묻을래요. 그러면 내년 봄에 꽃이 필 때 강아지도 살아날 테니까요." 부모들은 아이들로부터 이런 말을 종종 듣는다. 고대 이집트 사람들이 죽은 사람을 땅에 묻을 때 그가 좋아했던 음식이나 물건들을 함께 묻었던 것이나, 초기 아메리카 원주민들이 죽은 사람을 매장할 때 그의 물건을 함께 묻었던 것도 결국은 같은 소망에서였을 것이다.

나이가 들고 인간이 사실 그리 대단한 능력을 지닌 존재가 아니며, 아무리 절실한 소망이라고 해도 소망만으로는 불가능을 가능으로 만들 수는 없다는 사실을 깨닫기 시작하면 사랑하는 사람의 죽음에 우리 자신이 어떤 식으로든 기여했을지도 모른다는 두려움은, 죄책감과 함께 서서히 잦아든다. 그렇게 사라진 두려움은 잦아든 상태로 머문다. 아주 강력한 도전을 받지 않는 한. 우리는 날마다 병원 복도에서, 그리고 가족을 잃은 사람들에게서 그 두려움의 흔적을 만난다.

오랜 세월 동안 싸우며 살았던 부부라고 할지라도, 배우자가 세상을 떠나면 남겨진 사람은 머리를 쥐어뜯으면서 통곡을 하고 후회와 두려움, 분노로 가슴을 친다. 그들은 그 어느 때보다도 자기 자신의 죽음에 대한 공포에 몸서리친다. 그들은 "눈에는 눈, 이에는 이."라는 복수의 법칙을 떠올리면서, '저 사람이 죽은 건 내 책임이야. 그러니까 나도 아마 끔찍한 죽음을 맞이하게 되겠지!'라고 생각한다.

이러한 사실을 인지하고 나면 수세기 동안 이어져왔던 관습과 예식을 좀 더 잘 이해할 수 있을 것이다. 죽음과 관련한 관습과 예식의 목적은 신의 분노, 혹은 죽은 자의 분노를 가라앉히고 그들이 받게 될 처벌을 최소화하는 것이 목적이었다. 재, 찢어진 옷,

베일, 클라지 위버* 같은 풍습은 모두 애도자들을 불쌍히 여겨달라고 부탁하기 위한 방식이며 슬픔, 비통함, 그리고 수치심의 표현이다. 가슴을 치거나, 머리카락을 쥐어뜯거나, 먹기를 거부하는 것 역시 사랑하는 사람의 죽음으로 인해 자신에게 쏟아질 비난과 처벌을 피하거나 줄이려는 행동이라고 볼 수 있다.

슬픔, 수치심, 죄책감은 화 혹은 분노와 동떨어져 있지 않다. 슬픔의 과정에는 항상 분노의 요소가 포함되어 있다. 그 누구도 죽은 사람에 대한 분노를 인정하려 들지 않기 때문에, 이러한 감정들은 종종 다른 감정으로 위장되거나 억압되어서 슬픔의 기간을 연장하거나 다른 방식으로 표출되곤 한다. 우리는 그러한 감정들을 나쁜 것, 수치스러운 것으로 여길 것이 아니라, 가장 인간적인 것으로 이해하고 그 의미와 기원을 이해해야 한다. 이 부분을 설명하기 위해 다시 어린아이의 경우를 예로 들어보겠다. 우리 마음속 어린아이 말이다. 엄마를 잃은 다섯 살짜리 아이는 엄마가 사라진 게 자기 탓이라 생각하고 더는 자신의 요구를 들어주지 않는 엄마, 자신을 버리고 떠난 엄마에 대한 분노를 품는다. 죽은 엄마는 아이에게 너무도 사랑하고 갈망하는 대상이면서 한편으로는 엄청난 박탈감을 안겨준 증오의 대상이 되는 것이다.

고대 유대인들은 시체를 불결한 것, 만져서는 안 되는 것으로 여겼다. 초기 아메리카 원주민들은 사악한 혼령이 있다고 믿었고, 그 혼령을 쫓기 위해 공중에 화살을 쏘았다. 여러 문화권에

• 클라지 위버(klage weiber). 장례식에서 통곡하도록 고용된 전문 울음꾼.

서 '사악한' 죽은 자를 돌보는 예식이 있었고, 비록 우리 자신은 인정하려 하지 않지만 그 모든 예식은 결국 우리 모두에게 여전히 남아 있는 분노의 감정을 다스리기 위한 것이었다. 묘비를 만드는 풍습도 어쩌면 사악한 영혼을 지하에 가두기 위한 것이었을 수도 있다. 애도자들이 무덤 위에 자갈을 얹는 것도 그러한 소망의 상징이었을 수도 있다. 우리는 군대 장례식에서 예포를 쏘는 것을 고인에게 마지막으로 경의를 표하기 위한 것이라고 말하지만, 그것은 원주민들이 허공에 창을 던지고 화살을 쏜 것과 똑같은 상징적인 의식이다.

나는 기본적으로 인간은 변하지 않는다는 점을 강조하기 위해 이런 예를 들었다. 죽음은 우리 인간에게 여전히 두렵고 끔찍한 사건이다. 비록 우리 자신이 어느 정도 극복했다고 믿는다 해도 죽음에 대한 두려움은 인간이라면 누구나 지니고 있는 공통적인 감정이다.

달라진 게 있다면 죽음과 죽어감, 그리고 죽어가는 환자들을 다루고 대하는 우리의 방식이다.

나는 과학이 크게 진보하지는 않았고 최신 기술이 이제 막 의학에 적용되기 시작했으며 대다수의 사람들이 반세기 전과 다름없는 방식을 고수하고 있었던 유럽의 한 국가에서 성장했다. 덕분에 나에게는 짧은 기간에 걸쳐 일어난 인류의 진화를 연구할 기회가 주어졌던 것 같다.

어렸을 때 보았던 어느 농부의 죽음을 나는 아직도 기억하고 있다. 나무에서 떨어진 그 농부는 살 가망이 없었다. 그는 집에서 죽는 것만을 원했고 그의 요구는 아무 조건 없이 받아들여졌다. 그는 딸들을 침대 머리맡으로 불러 각각 몇 분씩 대화를 나누었다. 극심한 고통 속에서도 그는 자신의 죽음을 차분하게 준비했고 자신의 물건들과 땅을 분배했다. 단, 그의 아내가 살아 있는 동안에는 절대로 재산을 분배하지 말 것을 당부했다. 그는 사고를 당하기 전까지 그가 해왔던 일과 여러 가지 책임들을 자식들이 나누어 해줄 것을 요구했다. 친구들에게도 집으로 한 번 더 찾아와달라고 부탁했고 그들과 일일이 작별 인사를 나누었다. 그는 당시 어린아이였던 나와 내 형제자매들까지도 불렀다. 우리는 그가 세상을 떠나는 순간까지 그의 가족과 함께 슬픔을 나눌 수 있었다. 마침내 눈을 감는 순간, 그는 자신이 손수 지은 집에서 친구와 친지들에게 둘러싸여 있었다. 자신이 사랑했던 보금자리, 오랫동안 살아온 그곳에서 꽃들에 둘러싸여 있는 그의 마지막 모습을 모두가 지켜보았다. 오늘날에도 나의 모국*에는 인위적으로 꾸며진 고인의 '전시실'이나 방부 처리, 잠든 것처럼 고인의 얼굴에 화장하는 풍습이 없다. 아주 심한 상처만 붕대로 가리고 감염의 위험이 있는 경우에만 매장하기 전에 집 밖으로 옮긴다.

왜 이런 '구닥다리' 풍습에 대해 얘기하느냐고? 나는 이런 풍습들이야말로 운명을 받아들이는 인간의 모습을 보여주는 것이라고 생각한다. 이런 풍습이야말로 가족들이 사랑하는 사람을

• 엘리자베스 퀴블러 로스 박사의 고향은 스위스 취리히다.

잃는 고통을 받아들일 수 있도록 도울 뿐 아니라 죽어가는 환자를 돕는다. 익숙하고 애정이 깃든 상황에서 자신의 삶을 마칠 수 있다면 환자에게는 따로 적응할 필요가 없다. 그를 너무도 잘 아는 가족들은 진정제 대신 그가 가장 좋아하는 와인을 가져다줄 수도 있을 것이다. 집에서 만든 수프 냄새가 식욕을 자극해서 수프를 몇 모금 넘길 수도 있을 것이고, 어쩌면 그 수프 한 모금이 영양제보다 훨씬 더 기운을 북돋울 수도 있을 것이다. 진정제나 영양제의 필요성을 폄하하는 것은 아니다. 시골 의사 출신인 나는 때로는 진정제나 영양제가 생명을 구할 수도 있고, 또 그런 것들이 반드시 필요한 상황도 있다는 것을 경험을 통해 너무도 잘 알고 있다. 그러나 또 한편으로는 익숙한 사람들의 배려와 익숙한 음식이 때로는 여러 병의 수액 역할을 할 수 있다는 사실 또한 알고 있다. 여러 사람들이 동원되는 것도 아니고 특별한 간호가 이루어지는 것도 아니지만, 환자의 심리적 욕구를 충족할 수 있다는 지극히 단순한 이유 때문이다.

아이들이 죽어가는 환자가 있는 집에 머무는 것이 허락되고 모든 대화와 토론, 두려움에서 소외되지 않을 때, 아이들은 자신들의 슬픔이 혼자만의 것이 아님을 알게 된다. 그들 자신도 가족으로서의 의무와 애도에 동참할 수 있다는 사실에서 아이들은 위안을 얻는다. 그런 경험은 아이들로 하여금 서서히 죽음을 준비하게 하고 죽음을 삶의 일부로 받아들이게 할 뿐 아니라, 성장하고 성숙해지도록 돕는다.

죽음을 금기시하는 사회, 죽음을 얘기하는 것 자체를 끔찍한 것으로 여기는 문화권에서 아이들은 '감당하기 벅차다'는 이유로 소외된다. 사람들은 아이들을 친척 집에 머물게 하면서 "엄마는 멀리 여행을 떠났단다."라는 식의 그럴듯한 거짓말로 진실을 감춘다. 그러나 아이들은 뭔가 잘못되었음을 직감한다. 어른들이 아이의 질문과 의혹을 회피하고 저마다 다른 얘기로 둘러대기 시작하고 아이의 상실감을 달래기 위한 선물 공세가 이어지면 아이들의 불신은 더욱 커진다. 아이들은 머지않아 집안의 변화를 알아차릴 것이고, 나이와 성향에 따라 저마다 해소되지 않은 슬픔을 간직하게 될 것이고, 자신의 경험을 두렵고 난해한, 그러나 결코 잊을 수 없는 충격적인 사건, 믿을 수 없는 어른들의 세계와의 접촉, 결코 감당할 수 없었던 일로 기억할 것이다.

오빠를 잃은 여자아이에게 하나님이 자니 오빠를 너무 사랑하셔서 하늘나라로 일찍 데려가셨다고 설명하는 것도 마찬가지로 현명한 방법이 아니다. 그 소녀는 성숙한 여인이 되어서도 결코 하나님에 대한 분노를 해소할 수가 없었고 그로부터 30여년 뒤 자신의 아들을 잃게 되었을 때 극심한 우울증을 피할 수가 없었다.

우리는 위대한 지적 자유가, 인간과 과학에 대한 지식이, 우리와 우리 가족들에게 이 피치 못할 운명에 좀 더 잘 대비할 수 있는 수단과 방법을 제공했다고 생각한다. 그러나 오히려 한 인간이 집에서 품위 있게 죽음을 맞이하는 시대는 끝나고 말았다.

과학이 진보할수록, 인간은 죽음의 진실을 점점 더 두려워하고 부정하게 되는 것 같다. 어쩌다 이렇게 되었을까?

우리는 죽음을 최대한 완곡하게 표현하고, 죽은 사람들을 잠든 것처럼 화장하고, 설령 환자가 운이 좋아 집에서 죽음을 맞이하게 되었다고 해도 불안과 혼란으로부터 보호한다는 명목으로 아이들을 멀리 떠나보낸다. 아이들이 병원에서 죽어가는 환자와 만나는 것을 용인하지 않고, 환자에게 진실을 알려야 할 것인가 말 것인가를 두고도 길고 지루한 논쟁을 벌인다. 그러나 가정의°가 환자가 태어난 순간부터 잘 알아왔고 한 가정의 장단점을 두루 알고 있는 사람인 경우 이런 논쟁이 벌어지는 일은 지극히 드물다.

인간이 평화로운 죽음을 맞이하지 못하게 된 데에는 여러 가지 이유가 있을 것이다. 그중에서 가장 중요한 요인은 현대 사회에서 죽음이라는 것이 여러 면에서 좀 더 외롭고 좀 더 기계적이며 좀 더 비인간적인 것이 되었다는 점을 들 수 있다. 때로는 환자가 실질적으로 사망한 시점을 판단하기조차 어렵다.

죽음을 앞둔 환자들은 종종 익숙한 환경을 떠나 응급실로 내몰리기 때문에 죽음은 더욱 외롭고 비인간적인 것이 되었다. 몹시 아프거나 특별히 휴식과 안정이 필요했던 적이 있는 사람이라면 누구나 요란하게 사이렌을 울리는 구급차에 실려 병원 응급실로 갔던 기억이 있을 것이다. 그런 소동을 견디고 살아남은 자들만이, 단지 기나긴 시련의 시작일 뿐인 그 불편하고 냉혹한 소동에 감사할 것이다. 환자들은 건강한 상태에서라면 결코 참을 수 없었을 곤욕을 치른다. 온갖 소음과 조명, 기계 속에서 자신의 감정을 표현하기란 결코 쉽지 않다. 그런 상황일수록 우리는 침대에 누워 있는 환자의 마음을 생각하면서 그의 손을 잡아주고 미소를 지어주고 그의 질문에 대답을 해주어야 하는 것이 아닐까? 병원에 가는 것은 대다수의 사람들에게 죽음과 연관된 하나의 사건이다. 나는 병원으로 실려 가는 것을 죽음의 첫 번째 에피소드로 본다. 대부분의 사람들이 겪는 일이기 때문이다. 지금부터 나는 그들을, 집에서 투병 생활을 하는 환자들과 조금 지나칠 정도로 극단적으로 비교할 것이다. 물론 병원에 가면 목숨을 구할 수 있는 환자들마저 집에 있어야 한다는 의미가 아니다. 환자의 입장에서 그들의 경험과 생각과 반응에 초점을 맞추고자 하는 것이다.

시한부 환자는 종종 아무 권리도 의견도 없는 사람 취급을 당한다. 언제, 어떤 병원에 입원할 것인지도 환자가 아닌 다른 사람이 결정한다. 그러나 환자에게도 자신만의 감정과 소망과 의견이 있고, 무엇보다도 자신의 생각을 표현할 권리가 있다는 사실을 기억하는 것은 그리 어려운 일이 아니다.

자, 우리의 환자가 응급실에 도착했다. 그는 곧바로 바쁜 간호사와 인턴, 레지던트, 혈액을 채취하거나 심전도를 체크할 의료 기사들에게 둘러싸인다. 엑스레이실로 옮겨져서 자신의 상태에 관해 의사와 가족이 주고받는 얘기를 듣게 된다. 그렇게 서서히 환자는 사람이 아닌 짐짝 취급을 당한다. 환자는 이제 인간이 아니다. 모든 결정이 그의 의사와 상관없이 내려진다. 환자가 혹시 반항이라도 하면 진정제를 놓을 것이고, 환자의 체력이 감당할 수 있는지 여부를 한동안 관찰한 후, 환자를 수술실이나 중환자실로 옮긴다. 환자는 이제 엄청난 걱정과 비용 지출의 대상으로 변한다.

휴식과 평화를 주고 품위를 유지하게 해달라며 울부짖어도 정맥 주사, 수혈, 필요하면 인공 심장 이식이나 기관 절개술*까지 이루어진다. 환자는 단 하나의 질문이라도 던질 수 있는 단 1분의 시간을 원하는 한 사람의 인간이건만 그의 심장 박동수와 맥박, 심전도, 심폐 기능, 분비물이나 배설물 등을 검사하려는 사람들만 주위에 북적일 뿐, 그를 인간으로 대하는 사람은 아무도 없다.

그 모든 상황과 맞서 싸울 수도 있겠지만 결국 이 모든 것이 그의 목숨을 구하기 위해 이루어지는 일들이기 때문에 그럴 수도 없다. 만약 그렇게 해서 목숨을 구하고 나면 그다음엔 환자의 입장을 고려해볼 수도 있을 것이다. 환자의 입장을 진정으로 생각하는 사람은 어쩌면 그의 목숨을 건질 시간을 빼앗는 사람이 될 수도 있다! 적어도 이것이 이 모든 다급한 상황의 바탕에 깔려 있는 논리이며 합리화인 것 같다. 하지만 과연 그럴까? 기계적이고 비인간적인 환경의 원인이 혹시 우리 자신의 방어 심리는 아닐까? 생명을 위협하는 심각한 병에 걸린 환자들이 우리 마음에 일으키는 불안감을 억누르려는 우리 자신의 방어적인 태도는 아닐까? 각종 의료 기기와 혈압에 집착하는 것은, 다가올 죽음

---

* 성대 하부 기관을 절개하여 코나 입이 아니라 절개 구멍을 통해 호흡하도록 하는 수술.

을 부정하고 싶어 하는 우리 자신의 필사적인 노력은 아닐까? 우리에게 다가올 죽음이 너무도 두렵고 불안한 나머지, 우리가 알고 있는 모든 지혜 대신 기계에 매달리는 것은 아닐까? 인간의 나약함, 한계, 실패, 더 나아가서 우리 자신의 죽음을 일깨워주는 한 인간의 고통스러운 얼굴보다 기계가 우리와 덜 가깝기 때문은 아닐까?

여기서 우리는 이런 질문을 던져보지 않을 수 없다. 우리는 점점 더 인간적인 방향으로 가는 걸까, 아니면 비인간적인 방향으로 가는 걸까? 이 책에는 함부로 판단하려는 의도는 결코 담겨 있지 않지만, 그 대답이 무엇이건, 환자들은 분명히 전보다 더 고통받고 있다. 비록 육체적으로는 아닐지라도 정서적으로는 그렇다. 환자들의 욕구는 수세기 동안 변하지 않았다. 다만 그들의 욕구를 충족하는 우리의 능력이 달라졌을 뿐.

제2장

죽음과
죽어감에
대한
태도

Attitudes

Toward

Death

and

Dying

인류는 잔혹할지언정 한 인간은 온화합니다.

타고르, 「길 잃은 새들」 219

방어 심리를 조장하는 사회

지금까지 죽음과 죽어감에 임하는 개인의 반응을 살펴보았다. 이제 우리 사회를 돌아보면, 죽음을 외면하고 부정하는 사회에서 살아갈 때 한 인간에게 어떤 일이 일어나는지 자문하고 싶어질 것이다. 우리 사회의 어떤 요인이, 만약 그런 요인이 있다면, 죽음과 연관된 불안감을 가중하는 것일까? 변화하는 의료계에서는 어떤 일이 일어나는가? 의술은 과연 인도주의적이고 존경받는 직업으로 남아 있는가? 아니면 인간의 고통을 줄여주기보다는 오직 생명의 연장에만 초점이 맞추어진 새롭지만 비인간적인 방향으로 진화되었는가? 의대생을 위해 RNA와 DNA에 관한 강의는 수십 가지가 개설되어 있지만 한때 훌륭한 가정의의 기본 자질로 여겨졌던 의사와 환자의 관계와 같은 덕목은 이

제 배울 기회가 거의 없는 것은 아닌가? 의대에서 고통받는 환자들을 다루는 데 필요한 재치, 세심함, 예민함, 노련함 같은 것보다 IQ와 성적을 중시한다면 어떻게 될까? 환자들이 던지는 단순한 질문에도 어떻게 대답해야 할지 몰라 쩔쩔매는 젊은 의학도들이 우수한 연구 실적만으로 실력을 인정받을 수 있다면 어떻게 될까? 새로운 과학적·기술적 진보를 인간관계의 기술과 통합할 수 있다면 진정한 발전을 이룰 수 있겠지만, 인간 대 인간의 교류를 희생시키는 대가로 새로운 지식이 젊은 의학도에게 전수된다면 그것은 결코 발전이라 말할 수 없을 것이다. 한 인간에게 초점을 맞추는 대신 숫자와 규모에 초점을 맞추고, 수업의 규모가 커지고, 교수와 학생의 교류가 사라지고 대신 폐쇄 회로 TV 강의, 음성 자료, 동영상 같은 것으로 대체되고, 그런 식으로 점점 더 많은 학생들을 점점 더 비인간적인 방식으로 가르친다면 이 사회는 어떻게 될까?

개인이 아닌 집단에 초점을 맞추는 이러한 변화는 인간관계의 다른 영역에서는 훨씬 더 두드러지게 나타난다. 지난 수십 년간 일어난 변화를 살펴보면 곳곳에서 그 사실을 발견할 수 있다. 고대에는 인간이 자신의 적을 직접 대면할 수 있었다. 눈에 보이는 적을 직접 만나게 될 확률이 상당히 높았다. 그러나 지금은 대량 살상 무기의 사용으로 민간인은 물론이고 군인들조차도 제대로 싸워볼 기회를 얻지 못하고 때로는 공격 자체를 아예 인지조차 하지 못한다. 히로시마 원자 폭탄이 그랬듯이 느닷없이 대량 살상이 일어나 수천 명이 한꺼번에 목숨을 잃을 수도 있다. 독가스의 형태일 수도 있고 화학전의 방식일 수도 있다. 눈에 보이지 않고도 심각한 손상을 입히고 목숨을 앗아간다. 이제 인간의 권리와 신념, 안전, 가족의 명예를 위해 싸우는 사람들은 단지 남자들만이 아니다. 생존 가능성 없이 직접적으로 혹은 간접적으로 영향을 받으며 전쟁에 참전하는 주체는 이제 여자와 아이들을 포함한 한 국가인 것이다. 그렇게 과학과 기술의 진보는 파멸과 그로 인한 죽음에 대한 두려움을 가중했다.

그렇다면 인간이 좀 더 방어적인 태도를 취하게 된 것이 과연 놀라운 일인가? 인간의 육체적 방어 능력이 약화될수록 심리적 방어는 오히려 다방면에 걸쳐 강화되었다. 인간은 부정의 상태에 영원히 머물 수 없다. 지속적으로 그리고 성공적으로 안전한 척 연기할 수 없다. 죽음을 부정할 수 없을 때 인간은 죽음을 정복하려 한다. 우리는 고속 도로의 질주에 가담하고, 그러다가 국경일의 사망자 통계를 보며 몸서리를 치면서도 한편으로는 "죽은 건 다른 사람이야. 내가 아니고. 난 살았어."라고 중얼거린다.

집단으로서의 인간은, 거리의 불량배에서부터 국가에 이르기까지, 다른 집단을 공격하고 파괴하는 방식으로 두려움을 표출하면서 그것을 그들 집단의 정체성으로 삼는다. 전쟁이라는 것도 결국에는 죽음을 직면하고, 죽음을 정복하거나 통달하고, 살아서 그것으로부터 벗어나는 것, 말하자면, 우리 자신의 유한함을 부정하는 하나의 기이한 방식은 아닐까? 백혈병으로 죽어가던 한 환자는 도저히 믿을 수 없다는 듯 이런 말을 했다. "제가 이렇게 죽을 리가 없어요. 이게 하나님의 뜻일 리가 없어요. 저는 제

2차 세계대전 때에도 총알이 바로 옆을 지나가서 목숨을 건졌거든요."

또 다른 여인은 어느 병사의 '억울한 죽음'에 대해 말했다. 베트남전에 참전했던 한 병사가 휴가를 나왔다가 자동차 사고로 죽었다는 얘기를 들었는데, 그의 죽음이 얼마나 '억울한 죽음'이냐며, 정말 충격적이고 기가 막힌 일이라고 표현했다. 마치 전장에서 살아남으면 당연히 고향에서도 죽음에 대한 면역이 보장되어야 한다는 듯이 말이다.

국가 간의 전쟁과 평화에 관한 최종 결단을 내리는 지도자들의 죽음에 대한 태도를 연구하면 평화의 가능성을 밝힐 수 있을 것이다. 만약 우리 모두가 자신의 죽음에 대해 진지하게 사유하고, 자신의 죽음에 대한 불안을 직시하고, 다른 사람들도 죽음과 친숙해질 수 있도록 돕기 위해 온 힘을 다해 노력한다면 우리 주변의 파괴성이 줄어들 수도 있을 것이다.

방송국은 수백만 명의 남녀와 어린아이들의 학살을 보도하면서 '유대인 문제 해결'과 같은 비인간적인 용어를 사용하는 대신, 대중들이 죽음의 진실을 좀 더 명확하게 이해하도록 돕는 식으로 제 역할을 할 수 있을 것이다. 비교적 최근에 일어난 사건인 베트남전의 전후 상황에 대해 보도할 때에도 베트남 내 기관총 진지를 철수하여 복원한 언덕이라든가 엄청난 베트콩 사상자 수를 발표하는 대신, 인간적인 차원의 비극들과 양측의 인명 손실의 관점에서 설명할 수 있을 것이다. 신문을 포함한 모든 뉴스

미디어 속에 너무도 많은 사례들이 있기 때문에 굳이 여기서 더 나열할 필요는 없을 것 같다.

요약하자면, 급격한 기술적 진보와 새로운 과학의 성과로 인간은 온갖 새로운 기술은 물론이고 대량 학살 무기까지 개발할 수 있게 되었고, 그로 인해 폭력과 대량 학살에 대한 공포는 증가했다. 인간은 갈수록 커져가는 죽음에 대한 공포로부터 다양한 방식으로 자신을 심리적으로 방어해야만 했고, 그런 상황에 처하지 않도록 상황을 예측하고 스스로를 방어하는 능력을 키웠다. 심리적으로 인간이 자신의 죽음을 일시적으로 부정하는 것은 가능하다. 무의식의 세계에서 인간은 자신의 죽음을 인지할 수가 없고, 스스로의 불멸성을 믿기 때문이다. 이웃의 죽음이라든가 전투와 전쟁에서 죽은 사람들, 고속 도로에서 죽은 사람들의 얘기를 들어도 우리 자신의 불멸성에 대한 무의식적인 믿음은 더욱 견고해질 뿐이며 나아가서 우리는 —— 무의식 세계의 은밀하고도 사적인 영역 안에서 —— 죽음이 언제나 '내가 아닌 내 옆 사람'에게나 일어나는 일이라는 사실을 즐기고 있다.

이러한 부정이 불가능해지면, 우리는 죽음에 도전함으로써 죽음을 정복하려 한다. 고속 도로에서 전속력으로 달릴 수 있었다면, 베트남전에서 살아 돌아올 수 있었다면, 마치 실제로 죽음에 대한 면역이 있는 것 같은 기분이 든다. 우리는 우리 측 인명 손실의 열 배가 넘는 적군을 죽였다. 우리가 거의 매일 뉴스에서 듣는 소식이다. 이것은 어쩌면 전지전능함이나 불멸성에 대한 우리의 유아적 소망이 투영된 것은 아닐까? 만약 한 나라 전체가, 한 사회 전체가 그러한 죽음에 대한 두려움과 부정에 시달리고 있다면, 오직 파괴적일 수밖에 없는 방어 기제를 사용해야 한다. 전쟁, 폭동, 갈수록 늘어가는 살인과 각종 범죄들은 어쩌면 모두 죽음을 기꺼이, 품위 있게 받아들이는 우리 자신의 능력이 퇴화하고 있음을 보여주는 지표일 수도 있다. 우리는 개별적 존재로서의 인간으로 돌아가서 다시 처음부터, 비극적이지만 피할 수 없는 죽음이라는 사건을 좀 더 이성적이고 두려움 없이 이해하고 직시하는 법을 배워야 한다.

이러한 변화의 시대에 종교는 어떤 역할을 했을까? 과거에는 더 많은 사람들이 의심 없이 신을 믿었던 것 같다. 사람들은 내세를 믿었고 그것은 자신들의 괴로움과 고통을 덜기 위함이었다. 천국에는 보상이 있었고, 지상에서 고통을 겪으면 그 짐을 지면서 우리가 보여준 용기와 품위, 인내심과 위엄에 따라 죽은 뒤에 보상을 받을 거라고 믿었다. 출산이 지금보다 자연스럽고, 길고, 고통스러운 과정이었는데도 아기가 태어나는 순간 산모가 깨어 있었던 것처럼 과거에는 고통을 견디는 것이 좀 더 흔한 일이었다. 그 고통에는 목적이 있었고 미래의 보상이 있었다. 그러나 최근에는 산모가 극심한 통증을 겪지 않도록 산모에게 진정제를 투여한다. 심지어는 가족의 생일에 출산이 이루어지도록, 혹은 다른 중요한 행사에 방해가 되지 않도록 분만을 유도하기도 한다. 많은 산모들이 아기가 태어난 뒤 몇 시간이 지난 뒤에야 깨어나고 아이의 탄생을 기뻐하기에는 너무 약에 취해 있고 몽롱하다. 통증, 가려움증, 그 외에 다른 불편함을 완화하기 위해 약을 투여하기 때문에 고통은 그다지 심하지 않다. 지상에서의 고통이 천국에서 보상받는다는 개념은 사라진 지 오래다. 이제 고통은 그 의미를 잃었다.

그러나 이러한 변화와 함께 사후 세계를 믿는 사람들 또한 줄어들었다. 사후 세계는 어쩌면 그 자체로 우리 자신의 죽음을 부정하는 것일 수도 있다. 만약 죽음 이후의 삶을 기대할 수 없다면 우리는 죽음을 생각해야만 한다. 우리의 고통이 더는 천국에서 보상받지 못한다면, 고통은 그 자체로 이미 아무 목적이 없다. 우리가 사교 활동을 하고 춤을 추러 가기 위해 교회 활동에 참여한다면, 그것은 과거 교회의 목적을 상실한 것이다. 그 목적이란 바로, 지상에서 일어나는 비극 속에서 사람들에게 희망과 목적을 주고, 우리 삶에서 일어나는, 신앙이 아니었다면 견뎌내기 힘들었을 고통을 이해하고 의미를 부여하는 것이다.

역설적으로 들리겠지만 우리 사회가 죽음을 부정하는 데 기여하는 동안, 종교계는 사후 세계, 즉 인간의 불멸성을 믿는 사람들을 잃었고, 그런 점에서 죽음을 부정하는 경향은 감소했다. 환자들의 입장에서 보면 이것은 바람직한 거래가 아니다. 종교적인 의미에서의 죽음의 부정, 다시 말해서 지상에서의 고통이 의미 있는 것이며 죽으면 천국에서 전부 다 보상받는다는 믿음은 환자들에게 삶의 희망과 목적을 주었던 데 반해, 사회에서의 죽음의 부정은 사람들에게 살아갈 희망과 목적을 주기는커녕 오히려 불안을 가중했고 우리의 파괴 성향과 공격 성향에 기여했다. 우리는 진실을 외면하고 우리 자신의 죽음을 부정하기 위해 다른 사람을 죽이기에 이르렀다.

우리가 살게 될 미래의 사회를 생각해보면 점점 더 많은 사람들이 주요 신체 기관들을 대체하는 기계들과, 추가적으로 전자 장비로 대체해야 할 생리 작용이 있는지 수시로 확인하는 컴퓨터에 의해 '생존 상태를 유지'하게 될 것이다. 기술적인 데이터를 모으는 의료 센터, 환자의 생명이 다하면 장비의 작동이 자동으로 멈추도록 불이 깜빡이는 의료 센터가 점점 더 많이 개설될 것이다.

냉동을 희망하는 환자가 늘어나는 것을 기뻐하는 의료 센터들도 있을 것이다. 냉동된 환자는 과학 기술이 더욱 진보하여 환자를 해동하여 다시 살려낼 수 있을 때까지 저온 상태로 특수 건물에 보존될 것이다. 놀랄 정도로 인구가 폭등해서 얼마나 많은 사람을 냉동해야 할지를 결정하는 특별 위원회가 소집되어야 할지도 모른다. 현재 누가 장기 기증을 받고 누가 죽어야 하는지를 결정해주는 위원회가 있는 것처럼 말이다.

끔찍하고 믿을 수 없는 일들처럼 들릴 것이다. 그러나 서글픈 진실이 있다면, 그 모든 일들이 이미 실제로 일어나고 있다는 것이다. 지금 이 나라에는 죽음에 대한 두려움을 이용하여 돈을 버는 사람들, 엄청난 비용을 들여 시신을 냉동하면 미래에 다시 살아날 수 있다고 광고하는 기회주의자들을 규제하는 법이 없다. 그러한 조직은 이미 존재하고 있다. 급속 냉동된 사람들의 미망인이 연금을 받을 수 있는지, 혹은 재혼을 할 수 있는지 묻는 사람들을 보고 웃을지 모르지만 그러한 질문들은 외면하기에는 너무도 심각한 문제다. 이 모든 것이 죽음을 하나의 현실로 인식하는 것을 회피하려는 일부 사람들의 심각한 부정을 보여주고 있다. 이 사회 전체가 돌처럼 굳어져서 파멸의 길로 접어들기 전에 종교와 직업을 불문하고 모두가 머리를 맞대어야 할 때인 것 같다.

앞에서 인간이 담담하게 죽음을 맞이할 수 있었던 과거의 모습을 살펴보았고 다소 괴기스러운 미래의 모습도 생각해보았으니 이제 현재로 돌아와서 이 모든 현상을 진지하게 생각해보고 개인 차원에서 우리가 할 수 있는 일이 무엇인지 자문해보자. 대량화로 향하는 현대 사회의 추세를 완전히 외면할 수는 없다. 우리는 개인의 시대가 아닌 집단의 시대에 살고 있다. 의과 대학의 강의 규모는 우리가 원하건 원하지 않건 점점 더 커질 것이다. 고속 도로 차량의 숫자도 늘어갈 것이다. 심장병과 심장 수술 계통의 발전만 고려한다고 해도 연명 치료를 받는 사람들도 늘어갈 것이다.

그렇다고 과거로 돌아갈 수도 없다. 자라나는 모든 아이들에게 자연 친화적인 소박한 전원의 삶을 배울 기회를 제공할 수도 없고, 자연스러운 환경에서 삶과 죽음을 체험하게 할 수도 없다. 교회 관계자들은 좀 더 많은 사람들이 사후 세계에 대한 믿음을 회복하게 하는 것에서조차 성공하지 못하고 있는 것 같다. 물론 교회에서 말하는 사후 세계에 대한 믿음이 죽음을 피할 수 없는 인간의 운명을 부정하는 것일 수도 있지만, 죽음을 좀 더 가치 있게 만드는 것은 사실이다.

우리는 대량 살상 무기의 존재를 부정할 수도 없고 현재의 그 어떤 방식이나 의식을 과거로 되돌릴 수도 없다. 과학과 기술의 발달로 우리는 좀 더 많은 주요 장기를 대체할 수 있게 될 것이며, 삶과 죽음에 관한 질문에 책임을 져야 할 사람들, 기증자와 수혜자의 숫자가 폭발적으로 늘어갈 것이다. 법적·도덕적·윤리적·심리적인 문제들이 현세대와 다음 세대에게 제기될 것이고, 그들은 지속적으로 늘어가는 삶과 죽음에 관한 질문에 답해야할 것이다. 어쩌면 그 결정마저도 컴퓨터가 내려줄 때까지.

사람들은 누구나 죽음에 관련된 문제에 직접 부딪치기 전에는 어떻게든 그러한 질문과 사안들을 회피하려 애쓰며 살아가지만 자기 자신의 죽음에 대해 진지하게 생각하는 순간부터 모든 게 달라진다. 이 문제는 대단위로 처리될 수가 없다. 컴퓨터로 대체될 수도 없다. 이것은 결국 한 인간이 혼자 해결해야만 하는 문제인 것이다. 우리 모두에게는 이 문제를 회피하고 싶은 욕구가 있지만, 우리 모두가 결국에는 조만간 이 문제와 대면해야 한다. 우리 모두가 자신의 죽음의 가능성을 생각해보는 것으로 시작한다면, 그것만으로도 여러 면에서 영향을 미칠 것이다. 그중에서도 가장 중요한 것은 우리 환자들, 우리 가족들, 그리고 결국 우리 국가의 복지에 미치는 영향일 것이다.

학생들에게 과학과 기술의 가치를 가르칠 때 그와 동시에 인간적이고 포괄적인 간호(total care)*의 기술과 학문을 가르친다면,

---

• 병의 치료만이 아니라, 생활의 질이나 정신 면에까지 의료 활동이 미치게 하려는 것.

우리는 인류 역사의 엄청난 발전을 이룰 수 있을 것이다. 과학과 기술이 인간의 파괴력을 향상하는 방향으로 악용되지 않고 개별적인 인간 대 인간의 교류를 위한 시간을 줄이는 대신 늘이는 방향으로 활용된다면, 우리는 비로소 위대한 사회를 논할 수 있을 것이다.

마침내 우리는 우리 자신의 죽음이라는 진실을 대면하고 수용함으로써 평화를 —— 국가 간의 평화는 물론이고 우리 내면의 평화까지도 —— 얻을 수 있을 것이다.

의학적·과학적 성취와 인류애가 통합된 사례를 다음 P 씨의 경우에서 찾아볼 수 있다.

P 씨는 쉰한 살이고 연수 근육 마비 증세를 동반한 루게릭병으로 입원했다. 인공호흡기가 없이는 호흡이 불가능했고 기침을 해서 가래를 뱉을 수도 없었으며 폐렴이 진행되었고 기관에도 감염이 있었다. 기관 감염 때문에 말을 할 수도 없었고 섬뜩한 인공호흡기 소리를 들으며 침대에 가만히 누워 있을 수밖에 없었다. 그는 자신의 욕구나 생각, 느낌을 그 누구와도 나눌 수 없었다. 의사 중 한 명이 용기를 내어 환자를 위해 우리에게 연락을 취하지 않았더라면, 우리도 그를 만날 수 없었을 것이다. 어느 금요일 저녁, 한 의사가 우리를 찾아와 도움을 청했다. 환자를 위해서라기보다는 자신을 위해서였다. 곁에 앉아서 그의 얘기를 듣는 동안 우리는 쉽사리 터놓고 말하기 어려운 감정들에 관한 얘기를

들을 수 있었다. 그 의사는 그 환자의 담당 의사로 지정되었다. 환자의 고통을 지켜보면서 그는 무척 마음이 아팠다. 환자는 비교적 젊은 편이었고 신경계의 이상 때문에 잠시라도 생명을 유지하려면 엄청난 양의 약물과 간호가 필요한 상태였다. 환자의 아내 역시 다발성 경화증*으로 3년째 사지가 마비된 상태로 누워 있는 상황이었다. 환자는 이번 입원 중에 죽기를 희망하고 있었다. 한집에 전신 마비 환자 둘이 침대에 누워서 서로를 돕지도 못하고 바라만 보고 있는 상황을 그로서는 도저히 상상할 수가 없었다.

이러한 이중의 비극은 의사 자신의 불안과 '어떤 상태이건 상관없이' 환자의 생명을 조금이라도 연장해보려는 의사의 과도한 노력으로 초래되었다. 그것이 환자가 원하는 바가 아니라는 것을 의사도 알고 있었다. 상황을 더욱 복잡하게 만든 심장 폐색이 일어났을 때에도 의사는 성공적으로 자신의 노력을 지속할 수 있었다. 그는 폐렴과 각종 감염에서 그를 살려냈던 것처럼 또 한 번 싸워서 이겼다. 환자가 모든 합병증에서 회복되기 시작했을 때 그의 머릿속에 한 가지 질문이 떠올랐다. '이제 어쩐다?' 환자는 인공호흡 장치와 24시간 간병이 있어야만 살 수 있었고 말을 할 수도, 손가락을 움직일 수도 없었으며, 정신적으로는 살아 있고 자신이 처한 곤경을 모두 인지하고 있었지만 그것 외에는 그 어떤 기능도 할 수가 없었다. 의사는 그의 목숨을 살리려는 자신의

• 뇌, 척수, 그리고 시신경을 포함하는 중추 신경계에 발생하는 만성 신경 면역계 질환.

노력에 내포된 문제점을 인지하고 있었다. 또한 자신을 향한 환자의 분노와 좌절감도 감지하고 있었다. 이제 어떻게 해야 하나. 더구나, 상황을 되돌리기엔 이미 너무 늦었다. 그는 의사로서 환자의 생명을 연장하기 위해 최선을 다하고 싶었지만 지금은 자신이 성공했기 때문에 환자의 비난(그것이 실제이건 아니건)과 분노를 감수해야 했다.

환자야말로 이 모든 상황에서 가장 중요한 사람이었기 때문에 우리는 그가 있는 자리에서 문제를 해결하기로 했다. 우리가 방문한 이유를 설명하자 환자는 큰 관심을 보였다. 비록 제대로 의사소통을 할 수는 없었음에도 우리가 그를 이 문제에 관한 대화에 참여시키고 그를 한 사람의 인간으로 바라보고 대우한다는 사실을 흐뭇해하는 것이 분명했다. 문제를 설명하면서 나는 그에게 얘기하고 싶지 않으면 고개를 끄덕이거나 아니면 다른 신호로 표현해달라고 부탁했다. 그의 눈빛은 말보다 더 많은 의미를 담고 있었다. 그는 더 말하고 싶어 안간힘을 썼고 우리는 그를 대화에 참여시킬 방법을 고심했다. 자신의 짐을 나눌 수 있게 되었음에 안도한 의사는 창의성을 발휘하여 몇 분에 걸쳐 환자가 숨을 내쉴 때마다 호흡기 튜브를 빼주어서 환자가 말을 할 수 있게 해주었다. 이 인터뷰에서 격한 감정들이 표출되었다. 그는 죽는 게 두렵지 않다고, 오히려 사는 게 두렵다고 강조했다. 그리고 담당 의사의 심정을 이해하지만 그에게 '내가 병마를 이겨낼 수 있도록 그렇게 열정적으로 애써주었으니 이제 제대로 살 수 있게 해달라고' 요구했다. 환자는 미소를 지었고 의사도 미소를 지었다.

그 두 사람이 서로 대화를 나누기 시작한 순간 병실 안에 감돌던 긴장이 해소되었다. 나는 의사가 느끼는 갈등을 환자에게 설명했고 환자도 공감했다. 나는 환자에게 우리가 어떻게 하면 그에게 가장 도움이 될지 물었다. 환자는 말을 할 수도, 글을 쓸 수도, 그 외에 다른 방법으로 의사소통을 할 수도 없는 상태에 대해 커져가는 두려움에 대해 얘기했다. 그는 그렇게나마 의사소통을 할 수 있게 되어서 다행이라고 말했고 덕분에 그로부터 몇 주는 덜 고통스럽게 보낼 수 있었다. 그 이후에 다시 만났을 때 환자가 '인공호흡기와 간병인을 구할 수만 있으면' 퇴원해서 서부 해변에서 요양하고 싶다고 말하는 것도 흐뭇하게 지켜보았다.

위의 사례야말로 수많은 젊은 의사들이 처한 상황을 가장 잘 드러내주고 있다. 그들은 생명을 연장하는 기술을 배웠지만 '삶'의 정의에 관한 토론이나 훈련은 거의 해본 적이 없다. 이 환자는 '뇌까지 죽은' 환자 취급을 당하고 있었고, 모든 상황을 명확히 인식하고 있지만 손가락 하나 움직일 수 없는 비극적인 상황에 놓여 있었다. 튜브가 목을 눌러 통증을 느껴도 그는 간호사에게 말할 수가 없었다. 간호사는 상시 그의 곁을 지켰지만 그와 의사소통하는 법을 터득하지 못했다. 때로 우리는 '할 수 있는 일이 아무것도 없는' 상황을 당연하게 받아들이고, 가장 효율적인 기계보다도 더 중요한 것들을 말할 수 있는 환자의 표정보다 기계에 더 주의를 집중한다. 가려운 곳이 있어도 긁지도, 문지르지도 못할 때 환자는 무력감에 사로잡히고 그러다가 공포감이 엄습해

오고 마침내 '미치기 일보 직전'의 상태가 되고 만다. 규칙적으로 5분간 소통 시간을 갖는 것에 대해 설명해주었을 때 환자들은 한결 편안해했고 자신들의 불편을 더 잘 견딜 수 있었다.

이 대화 덕분에 의사의 고충도 줄었고 죄책감이나 연민이 배제된 좀 더 나은 인간관계를 구축할 수 있었다. 직설적이고 명료한 대화가 환자를 얼마나 편안하게 하고 얼마나 큰 위안이 되는지 직접 확인한 의사는 그런 대화를 지속했다. 우리는 단지 그 대화를 시작하도록 촉매제 역할을 했을 뿐이다.

나는 이런 방식이어야 한다는 확신이 들었다. 환자와 의사의 관계에 문제가 생길 때마다, 혹은 의사가 중요한 문제를 환자와 직접 의논하기를 꺼릴 때마다, 정신과 의사가 달려가는 게 도움이 된다고 생각하지 않는다. 나는 이 젊은 의사가 이러한 환자와의 문제를 외면하지 않고 자신의 한계와 고충을 인정한 것이야말로 참으로 용기 있고 성숙한 행동이었다고 생각한다. 우리의 목표는 죽음을 앞둔 환자를 다루는 전문가를 별도로 양성하는 것이 아니라, 그 어려움을 대면하고 해결책을 찾도록 기존 의료인들을 훈련하는 것이다. 나는 이 젊은 의사가 다음번에 똑같은 비극적인 상황에 처했을 때 훨씬 덜 혼란스럽고 덜 고통스러울 거라고 확신한다. 그는 의사로서 여전히 환자의 생명을 연장하기 위해 노력하겠지만 그러면서도 환자의 욕구를 배려하고 환자와 그 문제를 솔직하게 의논할 것이다. 한 사람의 인간이었던 그 환자는, 자신에게 남아 있는 능력을 활용할 수가 없었기 때문에 살아 있는 것을 견딜 수 없었다. 무기력하고 고통받는 한 인간을 보는 순간 겁에 질려 외면하지만 않는다면, 우리는 힘을 합쳐 어떻게든 환자에게 남아 있는 능력들을 활용할 수 있도록 도울 수 있을 것이다. 내가 말하고 싶은 것은 환자를 비인간적인 방식으로 무기력하게 연명하게 하기보다는 진정으로 살도록 도움으로써 그들의 죽음을 도울 수 있다는 것이다.

죽음과 죽어감에 관한 학제간(學際間) 세미나의 시작

1965년 가을, 시카고 신학 대학원생 넷이 자신들이 선택한 연구 프로젝트를 도와달라며 나를 찾아왔다. 그들의 수업은 '인간 삶의 위기'에 관한 논문을 쓰는 것으로 진행되고 있었는데 학생 중 네 명이 죽음이야말로 인간이 대면해야 하는 가장 큰 위기라는 결론에 도달했다. 당연히 질문이 제기되었다. 자료 수집이 불가능하다면 죽음이라는 주제를 과연 어떻게 연구해야 할 것인가? 수집된 자료를 입증할 수도 없고, 직접 체험해볼 수도 없다면? 우리는 한동안 만남을 가졌고 우리가 그 주제를 연구할 수 있는 최선의 방법은 시한부 환자들에게 우리의 스승이 되어달라고 부탁하는 것이라는 결론에 도달했다. 중환자들을 관찰하고, 그들의 대답과 욕구를 연구하고, 그들을 둘러싼 사람들의 반응을 평가하고, 그들이 허락하는 범위 내에서 최대한 가까이 다가가볼 생각이었다.

우리는 그다음 주에 시한부 환자 한 명을 인터뷰하기로 했다.

시간과 장소를 정했고, 프로젝트 전체가 생각보다 훨씬 쉽고 간단하게 해결될 것 같았다. 학생들은 임상 경험이 전혀 없던 데다 병원에서 시한부 환자들을 만나본 적이 없었기 때문에 학생들 자신도 특별한 감정을 경험하게 될 거라 생각했다. 내가 인터뷰를 진행하고 그들은 침대맡에 서서 관찰하고 기록하기로 했다. 그다음에는 내 연구실로 가서 우리 자신의 반응과 환자들의 답변에 대해 토론해보기로 했다. 우리는 이런 인터뷰를 통해 시한부 환자들의 심리 상태와 그들의 욕구를 파악하고, 가능하다면 그들의 욕구를 기꺼이 충족해줄 생각이었다.

그 어떤 선입견도 없었고 이 주제에 관한 논문이나 출판물을 읽어본 적도 없었기 때문에 우리는 열린 마음으로 우리가 인지한 것들만 기록할 수 있었다. 환자들의 진료 기록은 일부러 보지 않았다. 진료 기록은 우리가 관찰한 것을 희석하거나 왜곡할 수도 있다는 생각에서였다. 우리는 환자의 태도에 대한 그 어떤 선입견도 원치 않았다. 그러나 우리 자신의 생각들을 기록하고 난 뒤에는 최대한 많은 자료를 연구할 준비가 되어 있었다. 이런 방식을 통해 시한부 환자들의 욕구에 우리가 좀 더 민감해지고 인지력이 강화될 거라 생각했고, 바라건대, 다양한 연령대와 배경을 지닌 시한부 환자들을 많이 만날수록 그들에 대한 학생들의 두려움도 무디어질 거라고 생각했다.

우리는 이 계획이 무척 만족스러웠지만 며칠도 못 가서 난관에 부딪히기 시작했다.

우리는 여러 분야의 의사들과 병동에 그들이 담당하는 시한부 환자들을 인터뷰하게 해달라고 부탁했다. 그들의 반응은 제각각이었다. 믿을 수 없다는 듯 놀란 표정을 짓는 사람들도 있었고 황급히 주제를 바꾸려는 사람들도 있었다. 결과적으로 나는 단한 명의 의사에게서도 자신의 환자와 인터뷰해도 좋다는 허락을 얻어내지 못했다. 어떤 의사들은 환자가 너무 아프다거나 너무 지쳤다거나 너무 심약하다거나 말을 할 수 없다는 이유로 자신의 환자를 '보호'하려 했고, 어떤 의사들은 그런 프로젝트에 동참하고 싶지 않다고 잘라 말했다. 그들을 대신해서, 그들의 말이 어느 정도는 일리가 있다는 점을 덧붙이고 싶다. 당시 그 병원에서 나는 이 분야의 연구를 막 시작했던 터였고 나와 내 연구의 방식이나 유형에 대해 아는 사람이 아무도 없었다. 나 자신 외에는 그 누구도, 환자가 정신적 외상을 입는 일은 없을 거라고, 병의 심각성을 알지 못하는 환자들이 진실을 알게 되는 일은 없을 거라고 그들을 안심시켜주지 않았다. 더구나 그 병원 의사들은 내가 다른 병원에서 시한부 환자들과 대면했던 적이 있다는 것도 알지 못했다.

이런 얘기를 하는 것은 그들의 반응을 최대한 공정하게 설명하기 위해서다. 죽음과 죽어감에 관한 얘기가 나오면 의사들은 몹시 방어적인 태도를 취했고 이제 막 병원에 합류한 아직은 낯선 의사로부터 자신의 환자들을 보호하고 싶어 했다. 문득 그 커다란 병원에 시한부 환자가 한 명도 없는 것처럼 느껴졌다. 전화도 걸어보았고 직접 찾아가보기도 했지만 모두 허사였다. 어떤 의사들은 공손하게 생각해보겠노라고 말했고 또 어떤 의사들은 자기 환자들이 그런 질문에 대답하게 하고 싶지 않다고, 환자가 너무 피곤할 것 같다고 말했다. 어떤 간호사는 스물한 살 된 젊은 환자에게 살날이 일주일밖에 남지 않았다고 말해주는 게 재미있을 것 같냐고 쏘아붙이기도 했다. 그녀는 우리의 계획에 대해 더 들어보지도 않고 돌아서서 가버렸다.

그러다가 우리는 마침내 환자 한 명을 만날 수 있었고 그는 우리를 두 팔 벌려 환영했다. 그는 나에게 앉으라고 말했고 무척 얘기하고 싶은 게 분명했다. 나는 지금 당장 그의 이야기를 들을 생각은 아니고 다음 날 학생들과 다시 오겠다고 말했다. 당시 나는 그의 의중을 파악할 만큼 민감하지 못했다. 환자 한 명을 구하기가 너무도 힘이 들었기 때문에 그와의 인터뷰를 다른 학생들과 공유해야 한다고 생각했다. "제발 '지금' 앉으세요."라고 그가 말했을 때 내일은 너무 늦을 수도 있다는 뜻임을 나는 알아차리지 못했다. 다음 날 찾아갔을 때 그는 침대에 꼼짝 않고 누워 있었고 말할 기력이 없었다. 그는 한 팔을 겨우 조금 들고는 "애써줘서 고마워요."라고 희미하게 속삭였고 한 시간 뒤 세상을 떠났다. 그가 우리와 나누고자 했던 것, 우리가 그토록 배우고자 했던 것은 오직 그만이 알고 있었다. 그것이 우리가 배운 첫 번째이자 가장 고통스러운 교훈이었지만, 한편으로는 하나의 실험으로 시작되어 결국에는 많은 이들에게 놀라운 경험을 안겨준 세미나의 시작이었다.

환자와의 만남 이후 학생들은 내 연구실에 모였다. 우리는 우리 자신의 체험에 대해 얘기하고 싶었고 우리의 감정을 이해하기 위해 나누고 싶었다. 그리고 그 과정은 현재까지 계속 지속되고 있다. 그 관점에서 보면 기술적으로는 거의 달라진 것이 없다. 우리는 지금도 일주일에 한 번 시한부 환자들을 만난다. 우리는 환자에게 대화를 녹음해도 되겠냐고 양해를 구하고 환자가 얘기하고 싶은 시간만큼 대화를 나눈다. 우리는 인터뷰 장소를 환자의 병실에서 조그만 인터뷰실로 옮겼고 밖에서는 우리와 환자의 모습을 볼 수 있지만 우리는 관객을 볼 수 없도록 했다. 네 명의 신학 대학원생으로 출발한 모임이 어느새 50여 명에 달했기 때문에 결국 반투명 유리창*이 설치된 공간으로 장소를 옮겨야 했다.

세미나에 참석해줄 환자가 있다는 소식을 들으면 나 혼자, 혹은 학생 한 명과 함께, 혹은 의사 혹은 병원 원내 목사 중 한 명, 혹은 두 사람 모두와 함께 환자를 방문했다. 간단히 소개를 한 뒤 우리는 방문 목적과 시기에 대해 명확하게 설명했다. 우리는 모든 환자들에게 여러 분야의 병원 관계자들이 환자로부터 배움을 얻고자 한다고 말했다. 중증 환자들이나 죽어가는 환자들에 대해 조금 더 알고 싶다는 점을 강조했다. 우리는 잠시 말을 멈추고 환자의 언어적 혹은 비언어적 반응을 기다렸다. 물론 환자들이 얘기를 하고 싶다고 우리를 부른 경우에만 환자를 방문했다. 다음은 환자와의 전형적인 대화다.

---

* 한쪽에서는 다른 쪽이 보이지만, 다른 쪽에서는 보이지 않는 유리창.

의사 안녕하세요, X 씨. 전 로스 박사이고 이쪽은 병원 원내 목사님 N이십니다. 잠깐 얘기하고 싶으신가요?

환자 그럼요, 하고 싶고말고요. 어서 앉으세요.

의사 특별히 부탁드릴 일이 있어서 왔어요. N 목사님과 저는 중증 환자들이나 죽어가는 환자들에 대해 좀 더 알고 싶어 하는 병원 사람들과 일하고 있거든요. 저희가 드리는 질문에 대답을 해주실 수 있으신지요?

환자 일단 물어보세요. 그럼 대답을 할 수 있는지 볼게요.

의사 지금 상태가 어떠신가요?

환자 온몸에 암이 퍼졌어요…….

(어떤 환자는 "이 늙고 죽어가는 할머니하고 얘기를 하고 싶다고요? 선생님은 젊고 건강하시잖아요!"라고 말하기도 한다.)

처음에는 선뜻 받아주지 않는 사람들도 있다. 그들은 자신들이 겪은 극도의 고통에 공감을 얻을 때까지 그들의 통증, 불편함, 분노에 대해 불평하기 시작한다. 그럴 때면 우리는 그들에게 바로 그런 얘기를 다른 사람에게 들려주고 싶다고 말하고, 잠시 후 그 얘기를 한 번 더 해줄 수 있겠냐고 묻는다.

환자가 동의하고, 담당 의사가 인터뷰를 허락하고, 일정이 잡히면 우리는 환자를 인터뷰실로 데려온다. 걸어서 오는 경우는 극히 드물다. 대부분 휠체어를 타고 오거나 환자 운반차에 실려 온다. 정맥 주사나 수액이 필요한 경우에는 그런 기구들도 따라온다. 가족들은 참석하지 않았지만 가끔 환자와 대화를 나눈 뒤에 가족들과 인터뷰하는 경우도 있었다.

환자에 대한 많은 정보를 갖고 있는 사람은 인터뷰에 참석하지 않도록 유의했다. 인터뷰실로 이동하는 동안 인터뷰의 목적을 다시 한 번 설명해주었고 어떤 이유에서건 환자가 원하면 언제든 인터뷰를 중단할 수 있다는 사실을 상기시켜주었다. 그리고 벽에 설치된 유리창을 통해 관객들이 우리를 보고 또 들을 수 있다고 다시 한 번 설명했고 그 방식은 종종 마지막 순간 환자의 걱정이나 두려움을 완화했다.

인터뷰실 안으로 환자가 들어오면, 실제로 녹음된 인터뷰에서 나타나듯이, 일반적인 문제에서부터 사적인 얘기까지, 대화는 순조롭고도 신속하게 진행되었다. 그중 일부가 이 책에서 소개되었다.

인터뷰가 끝나면 환자가 먼저 병실로 돌아갔고 그 뒤에도 세미나는 계속되었다. 환자를 복도에서 기다리게 하는 경우는 없었다. 인터뷰 진행자가 다시 강의실로 돌아가 관객들과 합류하면 모두가 그날의 인터뷰에 대해 토론한다. 합당한 것이건 합당하지 않은 것이건 상관없이, 우리 자신의 즉각적인 반응을 터놓고 얘기한다. 제각기 다른 반응에 대해, 정서적인 반응과 지적인 반응 모두를 아우른다. 인터뷰 진행자와 질문들, 접근법에 따라 다르게 나타난 환자들의 반응에 대해서도 토론하고, 마지막으로 정신역학적 측면에서 환자의 화법을 이해하려 노력한다. 우리는 환자의 강점과 약점을 파악하고 그들을 대하는 우리의 모습에서 우리 자신의 강점과 약점도 연구하고, 환자에게 남아 있는 며칠 혹은 몇 주를 좀 더 편안하게 해줄 수 있는 방식을 제안하는 것으로 토론을 마무리 짓는다.

인터뷰 도중 죽음을 맞이한 환자는 단 한 명도 없었다. 인터뷰 이후 생존 시간은 열두 시간에서 수개월에 이르기까지 다양하다. 최근에 인터뷰한 환자들 중 상당수가 아직 생존해 있으며 상태가 심각했던 환자들 중에도 차도가 있어서 한 번 더 퇴원했던 환자도 꽤 여럿 있었다. 몇 명은 병이 재발하지 않아 건강하게 살고 있다. 나는 실제로 전통적인 의미의 죽어감의 상태에 있지 않았던 환자들과도 우리가 죽음에 대해 얘기하고 있다는 점을 짚고 넘어가기 위해 이 사실을 강조하고 싶다. 환자 중 대다수는 아닐지라도 상당수가, 종종 치명적인 것으로 여겨지는 병을 진단받고 비로소 죽음에 대해 생각해보게 되었기 때문에 우리와 얘기를 나누었다. 우리가 관여한 시점은 진단 직후에서부터 죽음 직전에 이르기까지 다양했다.

우리가 체험을 통해 깨닫게 된 바와 같이 이 토론은 여러 가지 목적에 부합한다. 학생들이 죽음을 다른 사람이 아닌 자신에게 일어날 수 있는 하나의 현실로 받아들여야 할 필요성을 절감하게 되었다는 점이야말로 가장 큰 소득이었다. 그것은 서서히, 그리고 고통스럽게 진행된 의미 있는 둔감화 과정이었다. 처음 세미나에 참석한 학생들 중 상당수가 인터뷰가 끝나기도 전에 자리를 떴다. 인터뷰는 끝까지 견딜 수 있었지만 토론 시간에 자신의 의견을 표출하지 못하는 학생들도 있었다. 자신의 분노와 격한 감정을 다른 학생들이나 인터뷰 진행자, 때로는 환자들에게 쏟아붓는 학생들도 있었다. 학생은 이런 대면에 몹시 흥분한 상태인 데 반해 환자가 죽음을 침착하고 편안하게 받아들일 경우에 발생한 일이었다. 토론 시간에 그 학생은 환자가 죽음을 그토록 편안하게 받아들인다는 사실이 비현실적일 뿐 아니라 심지어는 위선적이라고 생각했음이 밝혀졌다. 누구든 그런 위기를 그토록 품위 있게 맞이하는 것이 그 학생으로서는 도저히 납득할 수 없는 일이었기 때문이다.

어떤 참가자들은 환자와 자신을 동일시하기도 했다. 특히 환자와 나이가 같은데 토론 중에 혹은 그 이후로도 오랫동안 죽음을 다루어야 하는 경우에는 더더욱 그랬다. 그룹 내 학생들이 서로 가까워지고 그 어떤 것도 금기시되지 않는다는 사실을 깨닫게 되면서, 토론은 참가자들을 위한 일종의 그룹 치료가 되었다. 그 시간 동안 학생들은 자신의 감정을 솔직하게 인정했고, 서로를 격려했으며, 때로는 고통스러운 깨달음과 통찰을 얻었다. 환자들은 그들의 인터뷰가 다양한 배경의 수많은 학생들에게 일으킨 반향과 오래도록 지속된 여파를 거의 알지 못했다.

시작한 지 2년이 되었을 때 이 세미나는 의과 대학원생과 신학 대학원생들 사이에서 반드시 수강해야 할 과목으로 자리를 잡았다. 수많은 외부 의사, 간호사, 간호조무사, 병원 잡역부, 사회복지사, 목사와 랍비, 호흡치료사와 작업치료사들이 참석했지만 우리 병원 교수진이 참석하는 일은 극히 드물었다. 그 과정을 정규 과정으로 여기는 의학도와 신학도들은 나와 병원 원내 목사가 번갈아 진행하는 이론 수업에도 참석하고 있다. 그 수업에서는 주로 이론과 철학적·도덕적·윤리적·종교적 질문들을 다룬다.

모든 인터뷰는 테이프에 녹음이 되고 학생이나 교수들이 언제든 들을 수 있도록 했다. 한 분기가 끝나면 학생들은 자기가 원하는 주제를 선택하여 논문을 쓴다. 그 논문들은 훗날 다른 출판물을 통해 소개할 예정이다. 논문의 주제는 죽음의 개념과 두려움에 관한 사적인 단상에서부터 죽음과 죽어감을 다루는 고도로 철학적·종교적·사회학적인 논문에 이르기까지 다양하다.

보안을 유지하기 위해 모든 참가자들은 기밀유지 서약서에 서명을 했고, 모든 녹음 자료에서 실명이나 구체적 사실이 언급된 부분은 음성이 변조되었다.

네 명의 학생으로 시작되었던 비공식 세미나는 이렇게 해서 다양한 서비스 직종에 종사하는 50여 명이 고정적으로 참석하는 세미나로 자리 잡게 되었다. 처음에는 환자 한 명을 인터뷰하려면 담당 의사를 설득하는 데만 한 주 동안 평균 열 시간 정도가 소요되었지만 이제 우리는 더는 환자를 찾아다닐 필요가 없다. 의사와 간호사, 사회복지사들로부터 환자들을 소개받기 시작했고, 가장 고무적인 것은 세미나에 참석했던 환자들이 다른 환자들에게 자신의 경험을 얘기하고 그 얘기를 전해 들은 환자가 인터뷰를 자청하는 경우이다. 때로는 우리에게 호의를 베풀기 위해서이고 때로는 자신의 이야기를 누군가가 들어주기를 원해서다.

스승으로서의 죽어가는 사람

말할 것이냐 말하지 말 것이냐, 그것이 문제로다.

의사, 병원 원내 목사, 간호사들과 얘기를 나누다 보면 환자들이 '진실'을 감당할 수 있을지에 대한 그들의 강한 우려에 놀라곤 한다. "어떤 진실 말인가요?" 우리가 주로 던지는 질문이다. 시한부 판정을 받은 환자들을 대면하는 것은 언제나 곤혹스럽다. 어떤 의사들은 감정의 폭발을 피하기 위해 환자에게는 사실을 숨기고 친지들에게 말하는 방식을 선호한다. 또 어떤 의사들은 환자들의 욕구에 무척 민감해서 그들의 희망을 완전히 빼앗아버리지 않고도 심각한 병에 걸렸음을 성공적으로 알린다.

개인적으로 나는 의사들이 고민해야 할 질문은 그것이 아니라고 생각한다. 그들의 질문은 "말하는 것이 옳은가?"가 아니라 "이 사실을 어떤 방식으로 환자와 공유할 것인가?"가 되어야 한다. 이러한 태도에 관해서는 다음 장에서 설명하겠다. 따라서 자신의 마지막이 얼마 남지 않았음을 갑자기 알게 되었을 때 환자들이 겪게 되는 경험들의 양상을 분류할 필요가 있을 것이다. 앞에서도 간략하게 설명했듯이, 인간은 지상에서 자신의 삶이 끝난다는 사실을 자유로이 그리고 기꺼이 쳐다보지 못한다. 다만 자신이 죽을 가능성을 때때로, 혹은 마지못해, 흘긋 쳐다볼 수 있을 뿐이다. 생명을 위협하는 병에 걸렸다는 것을 알게 되는 것도 그런 경우 중 하나다. 환자는 자신이 암에 걸렸다는 얘기를 들으면 자신이 죽을 수도 있다는 것을 자각하게 된다.

사람들은 종종 악성 종양을 시한부와 동일시하는 경향이 있다. 그것은 기본적으로는 사실이며, 환자와 그 가족이 그 중대한 시기를 어떻게 보내느냐에 따라 축복이 될 수도 있고 저주가 될 수도 있다. 크게 호전되거나 완치되는 사례가 늘어감에도 불구하고, 암은 여전히 대부분의 사람들에게 불치병이다. 나는 누구나 실제로 죽음과 맞닥뜨리기 전에 평상시에 습관적으로 죽음과 죽어감에 대해 생각해보아야 한다고 믿는다. 그렇게 하지 않으면, 가족 중 한 사람이 받는 암 선고가 우리 자신의 죽음을 냉혹하게 일깨워줄 것이다. 따라서 병을 앓는 시간 동안 자신의 죽음과 죽어감에 대해 생각해볼 수 있다면, 실제로 죽음과 조우하게 되건 혹은 삶이 연장되건, 그 시간이 축복일 수도 있다.

만약 의사가 죽음이 임박했다는 말로 들리지 않도록 악성 종양이라는 진단 결과에 대해 환자와 편안히 얘기할 수 있다면 그 의사는 환자에게 아주 큰 도움을 주는 것이다. 그와 동시에 의사는 항상 새로운 약이나 치료법, 새로운 기술과 새로운 연구의 가능성과 같은 희망의 문을 열어두어야 한다. 가장 중요한 것은 결코 완전히 절망적인 상황은 아니라는 것, 그런 진단으로 인해 의사가 그를 포기하지 않으리라는 것, 이것이 그들 모두 (즉 환자와 가족과 의사)가 결국 결과가 어떻게 되건 함께 싸워야 할 전투임을 환자에게 알리는 것이다. 그런 얘기를 들은 환자들은 소외되고, 기만당하고, 거절당할까 봐 두려워하지 않을 것이며, 자신을 맡은 의사의 정직성을 신뢰하고 만약 치료를 위해 해야 할 일이 있다면 그들이 함께 하리라는 것을 알게 될 것이다. 그러한 접근 방식은 그런 상황에서 종종 끔찍한 무력감에 시달리는 가족들에게도 큰 힘이 된다. 환자들은 의사의 언어적 혹은 비언어적 격려에 크게 의존한다. 환자들은 비록 자신의 생명을 연장할 수 없을지언정 고통을 줄이기 위해서라도 가능한 모든 방법이 동원되리라는 것을 알았을 때 용기를 얻는다.

가슴에 멍울이 만져진다며 환자가 찾아왔을 때, 사려 깊은 의사라면 악성 종양의 가능성을 언급하면서 동시에 조직 검사를 통해 종양의 실체를 정확하게 파악할 수 있을 거라고 말할 것이다. 만약 악성 종양이 발견된다면 좀 더 광범위한 수술이 필요할 수도 있다는 사실을 미리 말해둘 것이다. 환자는 암 선고를 받을 가능성에 대해 마음의 준비를 하고 필요한 경우에 좀 더 광범위한 수술을 받아들일 마음의 준비를 할 것이다. 수술 후 환자가 깨어나면 의사는 "유감입니다만 수술이 생각보다 커졌어요."라고 말할 수 있을 것이다. 환자가 "세상에, 양성이죠?"라고 말하면 의사는 "그랬으면 좋았을 텐데 말입니다."라고 말한 다음 내빼지 않고 잠시 그녀의 곁을 지켜준다. 환자는 어쩌면 며칠 동안 아무 얘기도 못 들은 척할 수도 있다. 환자가 그 사실을 들을 준비가 되어 있지 않다고 분명한 의사 표시를 하고 있을 때 의사가 환자에게 사실을 받아들이라고 말하는 것은 너무 잔인한 일이다. 의사가 진실을 말했다는 것만으로도 환자는 의사에 대한 신뢰를 잃어버리지 않을 것이다. 그런 환자는 자신의 병의 치명적인 예후를 감당할 수 있을 정도로 강해졌을 때 다시 의사를 찾을 것이다.

"오, 선생님, 제 상태가 얼마나 심각한가요? 얼마나 살 수 있죠?"라고 묻는 환자도 있다. 그럴 때 의사는 최근에 그런 환자들의 수명을 연장하는 면에서 얼마나 큰 많은 발전이 있었는지 알려주고 경과가 좋은 추가 수술의 가능성에 대해 말해줄 수 있을 것이다. 그녀가 얼마나 살 수 있을지는 아무도 모른다고 솔직하게 말할 수 있을 것이다. 나는 어떤 환자이건, 그가 아무리 강인한 환자일지라도 몇 달 혹은 몇 년이라고 정확한 수치로 수명을 말해주는 것이야말로 최악의 대처 방법이라고 생각한다. 왜냐하면 그런 정보는 어쨌건 잘못된 것이고 어느 쪽으로든 빗나가는 경우가 대부분이기 때문에 고려할 이유조차 없다고 생각하기 때문이다. 드물게는 한 집안의 가장에게 자신의 일을 정리하기 위해 그의 삶이 얼마 남지 않다고 말해주어야 할 필요가 있을 수 있다. 그러나 그런 경우조차도 노련하고 이해심 많은 의사라면 할 일을 너무 미루지 말고 여유가 있고 기력이 있을 때 일을 정리해두는 게 좋을 것 같다고 환자에게 귀띔할 수 있을 것이다. 그런 얘기를 듣는 환자는 암시적인 메시지를 간파하면서도, 자신은 죽을 준비가 되었다고 말하는 환자들을 포함하여 모든 환자들이 간직해야 하는 희망을 유지할 수 있다. 인터뷰를 통해 우리는 모든 환자들이 생존 가능성의 문을 열어두고 있으며, 살 희망이 전혀 없다는 생각을 언제나 고수하고 있는 환자는 단 한 명도 없었다.

의사로부터 어떤 얘기를 들었냐고 환자들에게 물었을 때, 명확하게 얘기를 들었건 듣지 못했건, 모든 환자는 자신이 불치병에 걸렸음을 알고 있었지만 그 소식을 자신에게 바람직한 방식으로 전해준 의사에게 심리적으로 크게 의지하고 있음을 알 수 있었다.

그렇다면 바람직한 방식이란 어떤 것인가? 어떤 환자가 간단한 통보를 원하는지, 또 어떤 환자가 장황한 의학적인 설명을 원하는지, 또 어떤 환자가 그런 대화를 아예 피하고 싶어 하는지 의사는 어떻게 알 수 있을까? 그런 결정을 해야 하는 상황에 직면하기 전에 환자들을 충분히 알지 못한다면 환자가 원하는 방식을 어떻게 알 수 있을까?

그 대답은 다음의 두 가지에 달려 있다. 가장 중요한 것은 불치병과 죽음에 대한 우리 자신의 태도와 능력이다. 만약 죽음이 우리 삶의 큰 문제라면, 우리에게 죽음이 두렵고 끔찍하고 금기시되는 주제로 여겨진다면, 환자와의 관계에서도 결코 죽음을 침착하고도 도움이 되는 방식으로 다룰 수 없을 것이다. 나는 악성 종양인지 아닌지만 대답하면 되는 상황에도 일부러 '죽음'을 언급한다. 악성 종양이라는 말 속에는 임박한 죽음에 대한, 죽음의 파괴적 성향에 대한 암시가 담겨 있고, 그 말은 온갖 복잡한 감정을 유발하기 때문이다. 만약 우리 자신이 죽음을 침착하게 대면할 수 없다면 어떻게 환자들을 도울 수 있겠는가? 그런 경우 우리는 환자들이 제발 그 끔찍한 질문을 하지 말기를 바랄 것이다. 우리는 에둘러 말하면서 온갖 자질구레한 얘기들이나 날씨 얘기를 할 것이고, 민감한 환자라면 우리와 함께 게임을 하면서, 자신이 다가오는 봄까지 살지 못하리란 것을 알면서도 다가올 봄 이야기를 할 것이다. 그런 의사들에게 물어보면, 환자들이 진실을 알고 싶어 하지 않고 절대로 진실을 물어보지 않는다고, 따라서 아무 문제도 없다고 대답할 것이다. 사실 그 의사들은 환자들이 그런 질문을 하지 않은 것에 무척 안도하고 때로는 그들이 환자들의 그러한 반응을 유발했다는 사실을 깨닫지 못한다.

죽음에 관해 얘기하는 것을 다소 불편해하지만 지나치게 방어적이지는 않은 의사들은 병원 원내 목사나 외부 목사를 불러 환자에게 얘기해달라고 부탁한다. 자신에게 주어진 무거운 책임을 다른 사람에게 떠넘겨서 마음이 조금은 편해질 수도 있다. 그것은 그 문제를 완전히 회피하는 것보다는 나을 수도 있다. 반면, 너무도 불안한 나머지 의료진이나 목사에게 절대 환자와 얘기하지 말라는 노골적인 명령을 내리는 경우도 있다. 그러한 노골적인 명령은 그들이 스스로 인정하는 것보다 훨씬 큰 그들 자신의 불안을 드러낸다.

이런 문제를 비교적 덜 힘들어하는 의사들은, 자신이 앓는 병의 심각성에 관해 얘기하기를 꺼리는 환자가 생각보다 많지 않다는 사실을 알고 있는 의사들도 있다. 이 문제에 관해 많은 환자들과 얘기를 나누어본 결과 확신하건대, 죽음을 부정하고 싶어 하는 의사들은 환자들 역시 죽음을 부정하고 싶어 할 것이라고 예상하고, 죽음에 대해 편안하게 얘기할 수 있는 의사들은 환자들도 죽음을 대면하고 인정할 수 있을 것이라고 예상한다. 죽음을 부정하고 싶은 환자의 욕구는 의사 자신의 부정 욕구와 정비례하는 것이다. 그러나 그것은 문제의 일부일 뿐이다.

우리는 환자들이 그 소식을 접했을 때 자신들의 성향, 스타일, 지나온 삶에서 취했던 방식에 따라 다양하게 반응한다는 사실을 확인할 수 있었다. 부정을 주된 방어 기제로 사용해왔던 사람들은 다른 사람들보다 훨씬 더 지속적으로 부정의 방식을 사용한다. 과거 긴장 상황에서도 열린 마음으로 대처했던 사람들은 현재 상황에서도 비슷하게 대처한다. 따라서 새로운 환자의 강점과 약점을 파악하기 위해 환자와 친숙해지는 것은 무척 도움이 된다. 다음은 그중 한 사례다.

서른 살의 백인 여성인 A 부인은 입원 기간 중 우리에게 자신을 방문해달라고 부탁했다. 키가 작고 뚱뚱하고 활달한 척하는 성격이라고 자신을 소개한 뒤 미소를 머금고 자신이 '양성 림프종' 진단을 받아서 방사선 치료와 항암 치료를 포함한 여러 가지 화학 치료를 받았다고 했다. 그 두 가지 요법은 대부분의 악성 종양 환자들이 받고 있는 치료였다. 그녀는 자신의 병에 대해 잘 알고 있었고 많은 자료를 읽어보았다고 순순히 인정했다. 그러더니 갑자기 금방이라도 눈물을 쏟을 것 같은 표정으로 조직 검사 결과가 나왔을 때 가정의가 그녀에게 '양성 림프종'이라고 말해주더라는 측은한 얘기를 들려주었다. "양성 림프종이라고요?" 나는 다소 미심쩍어하는 목소리로 반문하고는 그녀의 곁에 앉아 대답을 기다렸다. "제발요, 선생님, 양성인지 악성인지 알려주세요!" 내게 그렇게 물어놓고는 대답을 기다리지도 않고 아기를 가지려 노력했지만 가질 수 없었다는 얘기를 털어놓기 시작했다. 9년 동안 아기를 가지려 노력했고, 온갖 검사를 받았으며, 마지막으로 아기를 입양하기 위해 입양 알선업체들을 찾아다녔다고 했다. 여러 가지 이유로 그녀는 입양을 거절당했다. 처음에는 결혼한 지 2년 반밖에 되지 않았다는 이유로, 나중에는 정서적으로 불안하다는 이유로. 입양아조차 키울 수 없는 현실을 그녀는 도저히 받아들일 수가 없었다. 병원에 입원한 뒤 그녀는 방사선 치료가 불임을 유발한다고 명확하게 명시되어 있는 동의서에 서명을 할 수밖에 없었고, 그로 인해 그녀는 최종적으로 그리고 영구적으로 아기를 가질 수 없게 되었다. 서류에 서명을 했고 방사선 치료를 받기 위한 준비 작업을 마친 상태였는데도 그녀는 도저히 이 상황을 받아들일 수가 없었다. 그녀의 배에는 방사선 치료를 받을 위치가 표시되어 있었고 다음 날 아침 첫 번째 치료를 받을 예정이었다.

이 대화를 통해 그녀가 아직 진실을 받아들일 준비가 되어 있지 않다는 사실을 알 수 있었다. 그녀는 내게 자신의 종양이 양성인지 악성인지 물었지만 나의 대답을 기다리지 않았다. 그녀는 자신이 방사선 치료에 동의하긴 했지만 그럼에도 불구하고 자신이 아이를 가질 수 없다는 사실을 받아들일 수가 없다고 말했다. 그녀는 자신이 이루지 못한 소망에 대해 세세한 부분까지 장황하게 설명하면서 커다란 물음표가 담긴 눈빛으로 나를 계속 쳐다보았다. 나는 그녀에게 말해주었다. 그녀가 정말 두려워하는 것은 불임이 아니라 그녀의 병인 것 같다고. 그리고 그녀의 마음을 이해한다고. 두 가지 모두 힘든 상황인 것은 사실이지만 전혀 희망이 없는 것은 아니라고. 나는 다음 날 치료가 끝난 뒤 다시 오겠다고 말하고 병실을 나왔다.

첫 번째 방사선 치료를 받으러 가는 길에 그녀는 비로소 자신의 종양이 악성임을 알고 있다는 걸 시인했지만 치료로 완치가 되기를 바라고 있었다. 그 뒤로 이어진 비공식적이고 거의 사적인 방문 시간에 그녀는 아기 얘기와 악성 종양 얘기를 오락가락했다. 점점 더 자주 눈물을 보였고 그 대화 시간에는 활달한 척하기를 그만두었다. 그녀는 모든 두려움을 없애버리고 가슴을 짓누르는 부담을 털어버릴 수 있는 '마법의 버튼'이 있으면 좋겠다고 말했다. 그는 병실을 같이 쓰게 될 환자에 대해서도 몹시 신경을 썼고, 시한부 환자가 들어올까 봐 그녀 자신의 표현대로 '걱정이 되어서 죽을 지경'이었다. 그녀의 병동 간호사들이 무척 이해심이 있는 사람들이었기 때문에 우리는 그녀의 두려움을 그들에게 전했고, 덕분에 그녀는 젊고 활달한 여자와 한 병실을 쓸 수 있게 되었다. 그녀는 그 사실에 무척 안도했다. 간호사들은 그녀에게 항상 미소 짓기를 기대하는 대신 울고 싶을 땐 울어도 된다고 격려했고 그녀는 고마워했다. 그녀에겐 자신의 병 얘기를 나눌 수 있는 사람을 선별하는 능력이 있었고 그런 얘기를 꺼리는 사람들과는 아기 얘기를 했다. 의료진은 그녀가 자신의 미래를 현실적으로 검토할 수 있는 의식과 능력이 있음을 알고 무척 놀랐다.

몇 번의 보람 있는 방문을 하고 난 뒤 그녀는 갑자기 나에게 아이가 있냐고 물었다. 내가 그렇다고 대답하자, 그녀는 갑자기 피곤하다면서 더는 찾아오지 말라고 했다. 그 다음번 만남은 간호사와 심리치료사를 비롯한 수많은 사람들을 향한 그녀의 분노와 독설로 채워졌다. 젊고 건강한 사람들, 특히 모든 것을 가진 것처럼 보였다는 이유로 나에게 느낀 자신의 시기심을 시인할 때까지. 마침내 자신이 때로는 아주 고약하게 구는 환자임에도 불구하고 여전히 거절당하지 않는다는 사실을 깨닫게 되었을 때, 그녀는 서서히 자신의 분노의 근원을 인식하면서 이토록 젊은 나이에 자신을 허무하게 죽게 만든 신에 대한 분노를 상당히 직설적으로 표출하기 시작했다. 다행히 병원 원내 목사는 질책하기보다는 이해하는 사람이었고, 나와 똑같은 방식으로 그녀와 많은 얘기를 나누었다. 마침내 분노가 잦아들어서 우울과, 그리고 바라건대 자신의 운명에 대한 최후의 수용이 일어날 여지가 생길 때까지.

최근까지도 그녀는 자신의 심각한 문제에 대해 상반된 태도를 유지하고 있다. 어떤 사람들에게는 주로 여자로서 아이를 갖지 못하는 고통에 대해서만 얘기했고 나와 목사에게는 자신의 짧은 삶의 의미와 그녀가 간직하고 있는(당연히 그래야 하는) 수명 연장의 소망에 대해 얘기했다. 이 책을 쓰는 지금 이 시점에서 그녀의 가장 큰 두려움은 그녀의 남편이 아기를 낳을 수 있는 다른 여자와 결혼할 수도 있다는 사실이다. 그러나 그녀는 이내 웃으며 "남편이 페르시아 왕은 아니지만 정말 멋진 사람"이라고 인정했다. 그녀는 건강한 사람들에 대한 질투심을 완전히 극복하지는 못했다. 자신의 병을 부정하고 싶은 욕구 혹은 비극적이지만 좀 더 받아들이기 쉬운 다른 문제로 그것을 대체하려는 욕구가 사라질 때 그녀는 자신의 병에 좀 더 훌륭하게 대처할 수 있을 것이다.

D 씨의 경우 역시 "말할 것이냐, 말하지 말 것이냐?"의 문제를

보여주는 또 다른 사례다. 그가 자신의 병을 알고 있는지에 대해서는 그 누구도 확실히 알 수 없었다. 의료진은 그가 자신의 상태가 심각하다는 것을 모른다고 확신했다. 왜냐하면 그는 누구도 가까이 다가오는 것을 허락하지 않았기 때문이다. 그는 자신의 병에 대해 결코 질문을 하는 법이 없었고 병원 사람들은 대체로 그를 두려워했다. 간호사들은 그 문제를 얘기해보자는 나의 제안을 그가 결코 수락하지 않을 거라고 장담했다. 애로가 있을 거라 짐작하면서 나는 그에게 머뭇거리며 다가가 "얼마나 심각한가요?"라고만 물었다. "암이 온몸에 퍼졌어요." 그의 대답이었다. 아무도 그에게 단순하고 직설적으로 묻지 않았다는 게 문제였다. 사람들은 그의 굳은 표정을 닫힌 문으로 받아들였다. 실제로는 그들 자신의 불안감이 환자가 다른 사람과 그토록 간절하게 나누고 싶은 게 무엇인지를 못 보게 막고 있었다.

만약 악성 종양이 살 가망이 없는 병이고 "어쩌겠어요? 저희가 할 수 있는 일이 아무것도 없는데."라는 식으로 환자에게 전달된다면, 환자와 그의 주변 사람들에게 힘겨운 시간이 시작될 것이다. 환자는 갈수록 소외감을 느낄 것이고, 담당 의사가 자신에게 관심이 없다고 느낄 것이고, 소외감과 함께 절망감도 커질 것이다. 그는 급속도로 상태가 악화되거나 깊은 절망에 빠질 것이고 누군가가 그에게 희망을 심어주기 전에는 결코 다시 일어나지 못할 수도 있다.

그런 환자의 가족들은 환자의 슬픔과 무력감, 좌절감과 절망을 함께 느낄 것이고, 환자의 안정에 결코 도움이 되지 않을 것이다. 환자들은 남아 있는 짧은 시간을 깊은 절망 속에서 허비해버리릴 것이다. 의사가 앞서 설명한 것 같은 태도를 취하는 경우에 종종 환자들이 겪게 되는 풍요로운 체험 대신 말이다.

환자의 반응이 전적으로 의사가 그에게 말하는 태도에만 달려 있는 것은 아니라는 점을 짚고 넘어가야 할 것 같다. 그러나 환자에게 나쁜 소식을 전달하는 방식은 아주 중요한 문제임에도 지나치게 간과되고 있기 때문에, 의과 대학 학생들을 가르칠 때에나 젊은 의사들을 관리할 때 좀 더 강조되어야 할 것이다.

요약하자면, 나는 "환자에게 말을 해야 할 것인가?"라는 질문은 "내가 알고 있는 지식을 환자와 어떻게 공유할 것인가?"로 바꾸어야 한다고 믿는다. 의사는 먼저 악성 종양이나 죽음에 대해 자신이 어떤 생각을 갖고 있는지 점검해보고, 그 어두운 주제에 대해 과도한 불안 없이 얘기할 수 있어야 한다. 그리고 환자가 기꺼이 진실을 감당할 준비가 되어 있는지 판단하기 위해 환자가 보내는 신호에 귀를 기울여야 한다. 환자 주변에 그가 악성 종양 진단을 받았다는 사실을 알고 있는 사람이 많을수록 환자는 좀 더 빨리 진실을 깨닫게 된다. 환자 가족들 중 오랫동안 거짓으로 명랑한 표정을 지을 수 있을 정도로 연기력이 뛰어난 배우는 거의 없기 때문이다. 전부 다는 아니더라도 대부분의 환자들이 결국엔 진실을 알게 된다. 환자들은 달라진 관심, 사람들이 자신을 대하는 낯설고 다른 태도, 낮춘 목소리나 회진의 기피, 친지들의 눈물 젖은 얼굴, 감정을 숨길 수 없는 가족들의 불길한 미소를 통해 감지할 수 있다. 의사와 친지들이 그의 상태에 대해 말할 수 없을 때 환자들도 자신의 상태를 모르는 척 연기한다. 환자들은 기꺼이 그런 얘기를 할 수 있으면서도 환자 자신이 얘기하고 싶은 욕구를 느낄 때까지 스스로를 방어하는 것을 용인해주는 사람을 원한다.

명확하게 통보를 들었건 그렇지 않건 환자는 결국 이러한 깨달음에 도달하게 되고 자신에게 거짓말을 한 의사, 혹은 자신의 신변을 정리할 여력이 있을 때 병의 심각성을 인식하도록 돕지 않은 의사에 대한 신뢰를 잃을 수도 있다.

끔찍한 소식을 환자에게 전하는 데는 특별한 기술이 필요하다. 단순하게 전달할수록, 설령 그 당시에는 '알아듣지' 못할지라도, 나중에 되새겨볼 때 환자가 이해하기가 쉽다. 우리가 만난 환자들은 사람들이 북적이는 병원 복도보다는 조그만 방에서 조용히 얘기를 듣는 것을 선호했다.

우리가 만난 모든 환자들은 끔찍한 소식 자체보다는 감정 이입의 정도가 더 중요하다는 점을 강조했다. 그것은 곧 치료를 위해 모든 수단이 동원될 것이며, 그들이 결코 '버려지지' 않을 것이며, 시도해볼 치료법이 남아 있고, 희망이 있다는 —— 심지어 상당히 병이 진행된 경우조차도 —— 확신이었다. 그런 방식으로 환자에게 상황을 전달할 수 있다면, 환자는 여전히 의사에 대한 신뢰를 유지할 수 있을 것이며, 낯설고 긴장되는 삶의 상황에 어떻게 대처해야 할지 생각할 시간을 벌 수 있을 것이다.

다음 장에서는 우리가 죽어가는 환자들로부터 배운 것들을 대응 기제의 측면에서 정리해보았다.

제3장

제1단계 : 부정과 고립

인간은 스스로에게 방어벽을 친다.

타고르, 「길 잃은 새들」 79

우리가 인터뷰했던 200여 명이 넘는 죽음을 앞둔 환자들 대부분은 자신이 불치병에 걸렸다는 사실을 처음 알았을 때 "아니야. 내가 그럴 리 없어. 사실이 아닐 거야."라는 반응을 보였다. 이러한 '초기' 부정은 발병 초기에 불치병이라는 얘기를 들은 경우는 물론이고, 명확하게 얘기를 듣지 못한 경우나 추후에 스스로 그런 결론에 도달한 경우에도 마찬가지였다. 우리가 만난 환자 중 한 명은 자신의 부정을 뒷받침하기 위해 치른, 그녀의 표현에 따르면, '길고도 값비싼 의식'에 대해 설명해주었다. 처음에 그녀는 엑스레이에 착오가 있었을 거라 생각했다. 엑스레이 판독 결과가 그렇게 빨리 나올 리가 없다며 다른 환자의 엑스레이에 실수로 자신의 이름이 적힌 게 아닌지 확인해줄 것을 요구했다. 그녀의 주장이 사실이 아님이 확인되자 그녀는 '자신의 병을 좀 더 잘 설명해줄' 의사를 찾겠다며 당장 퇴원하겠다고 했다. 이 환자는 수많은 의사들을 만나며 '병원 쇼핑'을 했다. 어떤 의사는 그녀를 안심시켰고 어떤 의사는 앞선 의사들의 의심을 사실로 확인해주었다. 의사가 사실을 확인해주건 그렇지 않건 그녀는 똑같은 태도로 일관했다. 마음 한편으로는 최초의 진단이 옳다는 것을 알면서도 그 진단이 실수였음을 확인해줄 추가 검사를 찾았고 그러면서도 또 한편으로는 그녀가 말한 대로 '어느 때고' 도움을 받을 수 있도록 의사 한 명과 연락을 유지했다.

진단 결과를 듣고 난 뒤에 이어지는 환자의 불안한 부정의 태도는 환자를 잘 알지 못하는 사람이 서툴거나 느닷없이 사실을 전달하거나 환자가 마음의 준비가 되었는지 고려하지 않고 빨리 '해치워버린' 경우에 좀 더 빈번하게 나타난다. 부정은, 적어도 부분적 부정은, 병의 초기 단계 혹은 그 직후의 단계에서는 물론이고, 그 이후에도 때때로, 거의 모든 환자들에게서 나타난다고 볼수 있다. "항상 태양을 바라볼 수 없는 것처럼, 항상 죽음을 생각할 수도 없다."라고 말한 사람이 누구였던가? 이 환자들은 자기자신의 죽음의 가능성들을 한동안 생각해볼 수는 있겠지만 그러다가도 삶을 추구하기 위해서는 그런 생각을 밀어낼 수밖에 없다.

내가 이 점을 유독 강조하는 이유는, 그러한 방식이 환자들이꽤 오랫동안 겪어야 할 불편하고 고통스러운 상황에 대처하는일종의 건전한 방식이라고 보기 때문이다. 부정은 예기치 못했던충격적인 소식에 대한 완충 장치 역할을 하고, 환자로 하여금 마음을 추스를 시간을 벌어주고, 시간이 지날수록 환자는 전보다 덜 과격한 방어 기제들을 동원한다. 그러나 그것이 환자가 나중에는 반드시 다른 사람과 자신의 죽음에 대해 기꺼이, 심지어는 기쁘게 그리고 편안하게 얘기할 수 있게 된다는 의미는 아니다. 그런 대화는 전적으로 환자의 편의에 따라, 환자가(듣는 사람이 아니라!) 준비가 되었을 때 이루어지고 또 반드시 그래야만 한다. 환자가 더는 그 사실을 감당할 수 없거나 이전 부정의 상태로 돌아간다면 대화는 중단되어야 한다. 대화가 진행되는 시기는 언제건 상관이 없다. 우리는 종종 의사가 시한부 환자로 생각하지 않는 환자들에게 죽음에 관한 얘기를 한다는 비난을 받곤 한다. 그러나 나는 환자가 원한다면 실제로 죽음이 닥치기 훨씬 이전에 죽음과 죽어감에 관한 얘기를 나누는 것을 선호한다. 좀 더 건강하고 좀 더 기력이 있는 사람들이 죽음에 더 잘 대처할 수 있고, 우리 환자 중 한 명이 너무도 정확하게 표현한 바와 같이, 죽음이 '바로 코앞에' 닥쳤을 때보다는 '저만치 멀리' 있을 때 죽음이 덜 두렵게 느껴지기 때문이다. 가족의 입장에서도 가장이 자신의 역할을 수행할 수 있는 비교적 건강하고 편안한 상태일 때 자녀들을 비롯한 가족들을 위한 재정적인 대책을 논의하는 편이 한결 수월할 것이다. 그런 논의를 미루는 것은 종종 환자를 위한 것이라기보다는 우리 자신의 방어 심리를 충족하기 위한 것이다.

부정은 대체로 일시적인 방어 기제이며 머지않아 부분적 수용으로 대체된다. 부정의 태도가 마지막 순간까지 유지될 경우 반드시 혼란을 가중하는 것은 아니다. 하지만 그런 경우는 지극히 드물다. 우리가 인터뷰했던 200여 명의 시한부 환자 중에서 마지막 순간까지 자신의 죽음이 임박했음을 부정했던 사람은 단 3명이었다. 그들 중 두 여성은 죽어감에 대해 간략하게 얘기했지만 "잠자는 중에 찾아오면 다행인 피할 수 없는 골칫거리"로 언급했고 "고통 없이 오기를 바란다."라고 말했다. 그 말을 한 뒤 그들은 다시 자신의 병에 대한 부정으로 돌아갔다.

세 번째로 소개할 환자 역시 중년의 미혼 여성이었는데, 그녀는 거의 평생에 걸쳐 부정의 태도로 일관해온 것이 분명했다. 그녀는 가슴 쪽에 육안으로 확인되는 궤양성 유방암이 있었지만 치료를 거부하다가 죽기 직전 잠깐 동안 치료를 받았다. 그녀는 크리스천 사이언스•의 신자였고 마지막까지 자신의 신앙을 지켰다. 부정의 태도를 취했음에도 불구하고 마음 한편으로는 자신의 병을 받아들였는지 그녀는 결국 입원을 했고 병원에서 제안한 몇 가지 치료를 받았다. 나는 수술을 앞두고 있는 그녀를 찾아갔고 그녀는 수술을 "상처 일부를 잘라내 좀 더 잘 아물게" 하는 것이라고 표현했다. 그녀는 자신의 입원과 관련하여 "병과 상관없는" 얘기만 듣고 싶다는 점을 분명히 했다. 몇 차례의 방문을 통해 나는 그녀가 자신의 병에 대한 부정을 무너뜨릴 얘기, 이를테면 그녀의 암이 상당히 진행되었다는 얘기를 의료진으로부터 듣게 될까 봐 두려워하고 있음을 알 수 있었다. 몸이 쇠약해질수록 그녀의 화장은 점점 더 괴기스러워졌다. 처음에는 붉은

• 기독교 교파의 하나. 물질세계는 실재가 아니며 병도 기도만으로 치유할 수 있다고 믿음.

색 립스틱만 엷게 발랐지만 나중에는 화장이 점점 더 요란해지고 점점 더 붉어져서 광대를 닮아갔다. 마지막이 다가올수록 그녀의 옷차림도 똑같이 요란해지고 알록달록해졌다. 마지막 며칠 동안 그녀는 거울을 보는 것을 피하면서도 급격하게 흉측해져가는 외모와 깊어가는 절망감을 감추기 위한 가면무도회를 멈추지 않았다. 우리가 도울 일이 없겠냐고 물었을 때 그녀는 "내일 오세요."라고 대답했다. "절 그냥 내버려두세요."라든가, "귀찮게 하지 마세요."라고 대답하는 대신 어쩌면 내일은 더는 자신을 방어할 수 없게 되고 도움을 받는 것이 불가피해질 수도 있다는 가능성을 열어둔 것이었다. 그녀의 마지막 말은 "더는 도저히 못 하겠어요."였다. 그녀는 그로부터 한 시간도 채 안 되어 세상을 떠났다.

대부분의 환자들은 부정의 태도를 지속적으로 취하진 않았다. 환자들은 자신이 처한 상황의 진실을 잠깐 얘기하다가도 느닷없이 더는 현실적으로 상황을 바라볼 수 없음을 보여주곤 했다. 환자들이 더는 진실을 대면하기를 원치 않는다는 것을 어떻게 알 수 있을까? 그 경우 환자는 자신의 생명과 관련된 이야기를 할 수도 있고, 죽음 자체에 대한, 혹은 죽음 이후의 삶(그 자체로 하나의 부정이다.)에 대한 얘기를 할 수도 있지만 이내 화제를 바꾸고 조금 전에 그가 했던 이야기와 전혀 상반된 얘기를 한다. 그런 환자의 얘기를 듣다 보면 환자가 생명을 위협하는 불치병에 걸린 게 아니라 아주 가벼운 질병에 걸린 것 같은 기분이 든다.

그럴 때 우리는 그 신호를 포착하고 환자가 좀 더 밝고 좀 더 유쾌한 쪽을 보기를 원한다는 사실을 (우리 스스로) 받아들여야 한다. 우리는 환자로 하여금, 비록 그것이 불가능한 일이라고 해도, 좀 더 행복한 일들에 대해 꿈을 꾸도록 허용해야 한다(우리는 불가능한 것처럼 보이는 꿈을 꾸는 환자 몇 명을 만난 적이 있고 놀랍게도 그들의 꿈은 현실이 되었다.). 내가 강조하고자 하는 것은 부정의 욕구는 거의 모든 환자들에게 때때로 나타나는 증상이며, 마지막이 가까웠을 때보다는 불치병의 진단 초기에 더 많이 나타난다는 사실이다. 그 이후 부정의 욕구는 나타났다 사라지곤 하는데, 민감하고 통찰력 있는 사람이라면 그것을 인지하고 환자로 하여금 자신의 모순적인 태도를 의식하지 않고 스스로를 방어하도록 허용해줄 것이다. 환자가 자신의 방어 기제로 부정 대신 고립을 사용하는 것은 한참 뒤의 일이다. 그 단계가 되면 환자는 자신의 건강과 자신의 질병, 자신의 죽을 운명과 자신의 불멸성을 마치 동시에 존재하는 것이 허용된 쌍둥이라는 듯 얘기할 수 있게 되고, 따라서 죽음을 대면하면서도 여전히 희망을 간직할 수 있을 것이다.

요약하자면, 이러한 환자의 첫 반응은 충격으로 인한 일시적인 상태로 환자는 서서히 그 상태에서 회복된다. 초기의 멍한 상태가 잦아들기 시작하면 다시 정신을 차리게 되는데, 그때 대부분이 보이는 반응은 "나한테 이런 일이 일어날 리가 없어."이다. 우리의 무의식 세계에서 우리는 모두 불멸의 존재이고, 우리 자신도 죽음을 맞이해야 한다는 사실을 인정하는 것은 거의 상상하기 어려운 일이다. 어떤 방식으로 전달받았느냐에 따라, 불가피한 일을 서서히 받아들이기까지 얼마나 많은 시간이 걸리느냐에 따라, 그리고 지금껏 살아오면서 긴장 상황에 대처할 준비를 얼마나 잘 해왔느냐에 따라 환자는 서서히 부정을 버리고 덜 과격한 방어 기제를 채택할 것이다.

또한 우리가 만난 환자들 중 상당수가, 저마다의 이유로 부정을 사용하는 의료진을 대할 때면 환자 자신도 그런 태도를 취한다는 것을 알게 되었다. 그런 환자들은 자신의 병이나 다가오는 죽음에 관한 문제를 의논할 상대를 가족이나 병원 관계자들 중에서 상당히 심사숙고하여 선별할 뿐 아니라, 그들의 죽음을 감당할 수 없을 것 같은 사람들에게는 자신의 병이 호전되는 척한다. 특정 환자가 자신의 병을 아는 것이 좋을지에 대한 판단이 갈리는 것도 바로 그런 이유 때문일 수도 있다.

다음은 장기간에 걸쳐 강력한 부정의 태도를 취했던 K 부인의 사례로, 입원 시점부터 몇 달 뒤 죽음에 이르기까지 우리가 환자를 어떻게 대했는지를 보여준다.

K 부인은 스물여덟 살의 백인 가톨릭 신자이고 취학 전 자녀 둘을 둔 어머니였다. 그녀는 말기 간 질환으로 병원에 입원했다. 세심한 식이 요법과 매일의 수치 측정이 그녀의 생존에 필수적이었다.

우리는 그녀의 입원 이틀 전에 소식을 접했다. 그녀는 병원을 방문했고 회복될 가망이 없다는 얘기를 들은 상태였다. 가족들은 환자가 "완전히 무너졌다."라고 전했고 그러다가 이웃 한 명이 어떤 상황에서도 희망은 있는 법이라고 그녀를 안심시키면서, 많은 환자가 치유되었다는 어느 교회에 가볼 것을 권했다. 환자는 조언을 구하기 위해 신부를 찾아갔지만 신부로부터 심령치료사*를 찾아가지 말라는 말을 들었다.

병원을 방문한 다음 날인 토요일, 환자는 심령치료사를 찾아갔고 '곧바로 기분이 좋아졌다.' 그런데 일요일 시어머니가 혼수상태에 빠져 있는 그녀를 발견했다. 남편은 출근하고 없었고 아이들은 제대로 먹지도 못한 상태로 방치되어 있었다. 남편과 시어머니가 그녀를 병원으로 데리고 왔지만 그들은 의사가 오기도 전에 사라져버렸다.

환자는 '기쁜 소식'을 전하겠다며 병원 원내 목사를 불러줄 것을 요구했다. 목사가 병실에 들어서자 그녀는 몹시 들뜬 상태로 그를 환영했다. "목사님! 정말 신기한 일이 일어났어요! 제가 완전히 치유되었어요. 하나님이 저를 치유하시리라는 걸 의사들한테 보여줄 거예요! 이제 전 건강해요!" 그녀는 심령치료사를 찾아가는 것을 반대한 신부의 충고를 언급하면서 "제가 다니는 성당에서조차 하나님이 일하시는 방식을 이해하지 못해요."라며 속상해했다.

자신의 병을 거의 전적으로 부정하면서 음식 섭취와 관련하여

• 신앙 요법으로 병을 치료하는 사람. '신앙 요법'이란 초자연적 존재의 힘을 믿고 의지하는 기도로 병을 치료하는 정신 요법 중의 하나다. 믿음에 의하여 환자의 정신을 안정시키고 병을 이기는 확신을 갖게 한다.

무분별한 태도를 보였기 때문에 K 부인은 의사들에게 골칫거리였다. 때로는 혼수상태에 빠질 정도로 먹었고 때로는 의사의 지시를 순순히 따랐다. 그런 이유로 결국 심리 상담이 처방되었다.

우리가 처음 환자를 보았을 때, 그녀는 이상할 정도로 기분이 좋았고, 웃고 키득거렸고, 자신이 완전히 나았다고 우리를 안심시켰다. 그녀는 자신이 무척 신뢰하고 있는 의사에게 선물을 사준다며 병원을 돌아다니며 환자와 직원들을 만나 돈을 모았다. 그러한 행동은 환자가 부분적으로나마 자신의 처지를 인지하고 있음을 암시했다. 음식과 약물의 섭취에 관한 환자의 태도를 신뢰할 수 없는 데다 '환자답게 처신하지 않았기' 때문에 그녀는 다루기 힘든 골칫거리 환자였다. 자신의 건강에 대한 그녀의 믿음은 요지부동이었고 그녀는 어떻게든 자신이 옳다는 말을 듣고 싶어 했다.

남편과의 대화를 통해 우리는 그녀의 남편이 단순하고 냉정한 사람임을 알 수 있었다. 그는 장기 입원과 끝없이 늘어만 가는 병원비, 고질적인 병세의 기복을 감당하면서 고통을 연장하느니 그녀가 남아 있는 짧은 시간을 집에서 아이들과 함께 보내는 편이 낫다고 확고하게 믿고 있었다. 그는 아내의 감정에 거의 공감하지 못했고, 자신의 감정을 이성적 사고로부터 효율적으로 분리했다. 그는 주중에 자신이 야근을 하고 아이들은 다른 곳에서 지내야 하는 이런 방식으로는 제대로 된 가정을 유지하는 게 불가능하다고 덤덤하게 말했다. 그의 얘기를 듣고 그의 입장이 되어보면서, 우리는 그가 이 상황에 오직 냉정한 태도로만 일관할 사람이라는 것을 알 수 있었다. 그가 환자의 상태에 공감하게 되면 환자의 부정 욕구가 줄어들고 좀 더 효율적인 치료를 받을 수 있을지도 모른다는 생각에 환자가 그에게 바라는 것이 무엇인지 전달하려 했지만 그럴 수 없었다. 그는 마지못해 숙제를 하러 온 사람처럼 상담이 끝나자마자 자리를 떴다. 그의 태도는 바꿀 수 없는 것이 분명했다.

우리는 K 부인을 정기적으로 방문했다. 그녀는 주로 일상적인 얘기나 필요한 것들을 묻는 우리와의 대화를 즐거워했다. 그녀는 서서히 쇠약해졌고 두어 주 동안은 그저 졸면서 우리의 손을 잡을 뿐 별로 말이 없었다. 그녀는 갈수록 정신이 혼미해졌고, 남편이 가져온 향기로운 꽃들로 가득 채워진 아름다운 침실의 환상을 보았다. 정신이 맑을 때면 그림이나 공예를 하면서 소일하도록 우리가 그녀를 도왔다. 그 이전에 그녀는 이중문을 닫은 채로 방에서 혼자 많은 시간을 보냈고, 의료진은 자신들이 할 수 있는 일이 거의 없다고 생각했기 때문에 거의 그녀를 찾아보지 않았다. 의료진은 그들 자신의 회피를, "환자가 사실을 알면 혼란스러울 것 같아요."라거나 "환자가 너무 황당한 생각을 갖고 있어서 뭐라고 말해야 할지 모르겠어요."라는 식으로 정당화했다.

이러한 소외감과 커져가는 외로움을 느끼는 동안 그녀는 단지 '사람 목소리가 듣고 싶어서' 전화기를 들곤 하는 모습이 종종 목격되곤 했다.

무단백질 식단이 제공되면서 그녀는 점점 더 허기를 느꼈고 몸무게도 많이 줄었다. 그녀는 침대에 앉아 조그만 설탕 봉지들을 손에 들고는 "이 설탕이 결국 날 죽이고 말 거야."라고 중얼거렸다. 내가 그녀의 곁에 앉자 그녀가 내 손을 잡고 말했다. "손이 참 따뜻하시네요. 제가 점점 더 차가워질 때 제 곁에 있어주시면 좋겠어요." 그녀가 의미심장한 미소를 지어 보였다. 그녀도 나도, 그 순간 그녀가 부정의 태도를 버렸음을 알았다. 그녀는 자신의 죽음에 대해 생각하고 말할 수 있었고 곁에 있어줄 누군가의 작은 위로와 너무 굶주리지 않는 마지막 시간을 부탁했다. 우리는 앞에서 말한 것 이상의 대화를 주고받지 않았다. 그저 잠시 말없이 앉아 있었다. 내가 일어설 때 그녀는 '가족들이 보면서 자신을 기억할 수 있도록' 가족들에게 선물할 가죽 공예품을 만드는 것을 도와준 그 훌륭한 작업치료사를 데리고 다시 방문해줄 수 있냐고 물었다.

병원 관계자들은, 의사이건, 간호사이건, 사회복지사이건, 병원 원내 목사이건, 그런 환자들을 회피할 때 그들이 놓치고 있는게 뭔지 알지 못한다. 인간 행동에 관심 있는 사람이라면, 극도의 스트레스에 대처하기 위해 인간이 사용하는 적응 혹은 방어 기제에 관심이 있는 사람이라면, 그런 상황이야말로 배움의 기회임을 알 것이다. 그들 곁에 앉아 이야기를 들어주고, 첫 번째 혹은 두 번째 만남에서 환자가 얘기하고 싶어 하지 않더라도 다시 그들을 찾아간다면, 환자는 머지않아 자신을 걱정하는 사람, 달려와 줄 사람, 곁에 있어줄 사람이 있다는 확신을 갖게 될 것이다.

대화를 나눌 준비가 되었을 때 그들은 마음을 열고 자신의 외로움을 털어놓을 것이다. 때로는 말로, 때로는 작은 몸짓이나 비언어적 의사소통 방식으로. K 부인의 경우 우리는 결코 그녀의 부정을 깨뜨리려 하지 않았고, 그녀가 자신의 건강을 장담할 때에도 절대 반박하지 않았다. 다만, 아이들이 있는 집으로 돌아가려면 약을 먹고 식이 요법을 따라야 한다는 점을 강조했다. 금지된 음식들을 잔뜩 먹은 날이면 다음 날 두 배의 고통에 시달려야 했다. 그것은 용인될 수 없는 일이었으므로 우리는 그녀에게 그렇게 말했다. 그것만큼은 우리가 그녀의 부정에 동조할 수 없는 부분이었다. 어떻게 보면 우리는 은연중에 그녀가 실제로는 몹시 아픈 상태임을 알려준 셈이었다. 그러나 결코 노골적으로 말하지는 않았다. 그녀가 자신의 병에 관한 진실을 받아들일 준비가 되어 있지 않은 상태임이 너무도 분명했기 때문이다. 그로부터 한참 뒤, 반 혼수상태와 극단적인 금단 증상, 남편이 꽃으로 사랑을 표현한다는 망상 증세를 동반한 혼란의 단계를 거친 뒤 그녀는 서서히 자신이 처한 상황의 진실을 대면할 용기를 낼 수 있었고, 좀 더 그녀의 입맛에 맞는 음식들을 제공해줄 것과 마지막을 함께해줄 것을 우리에게 부탁하기에 이르렀다. 그녀는 그런 것들을 가족들이 해주지 않으리라는 것을 알고 있었다.

그녀와의 길고도 소중했던 관계를 돌이켜 보건대, 우리가 그런 관계를 맺을 수 있었던 것은 자신의 병을 최대한 오랫동안 부정하려는 그녀의 소망을 우리가 존중해주리라는 것을 그녀가 감지했기 때문이다. 비록 그녀의 상황 대처 능력에 상당한 문제가 있긴 했지만 우리는 그녀를 함부로 판단하지 않았다(물론 그녀의 균형 잡힌 식단에 대한 책임을 질 필요도, 하루 종일 그녀로 인해 짜증스러운 상황을 감내해야 할 필요도 없었기 때문에 우리는 그렇게 하기가 한결 쉬웠던 것은 사실이다.). 우리는 그녀가 완전히 이성을 잃은 상태가 되어 우리 얼굴도 못 알아보고, 우리의 역할도 기억하지 못할 때에도 방문을 지속했다. 결국 자신의 죽음이라는 복잡한 문제를 충분히 극복한 상담치료사의 끈기와 보살핌이, 환자로 하여금 다가오는 죽음에 대한 불안과 공포를 극복하도록 돕는다. K 부인은 입원 기간 막바지에 두 사람을 찾았다. 한 명은 상담치료사였는데 당시 그녀와 거의 대화를 나누지도 않았고, 때로는 그저 손만 잡고 있었으며, 시간이 흐를수록 음식, 통증 혹은 불편에 대한 우려의 표출도 줄어들었다. 또 한 명은 작업치료사였는데, 그녀로 하여금 잠시 현실을 잊고 그녀가 창의적이고 생산적인 사람이 되어 가족들에게 남겨줄 선물, 어쩌면 자그마한 불멸의 상징일 수도 있는 물건들을 만들 수 있게 도와주었다.

우리가 환자들에게 그들이 불치병에 걸렸음을 항상 노골적으로 알리지는 않는다는 것을 보여주기 위해 위의 사례를 소개했다. 우리는 먼저 환자의 욕구를 파악하려 애쓰고, 그들의 장점과 약점을 인지하려고 노력하고, 주어진 상황에서 환자가 얼마나 현실을 직시하고 싶어 하는지 파악할 수 있는 명백한 혹은 숨겨진 표현을 헤아린다. 여러 면에서 예외적이었던 이 환자는 처음부터 자신이 정상적인 정신 상태를 유지하기 위해서는 부정의 태도가 필수적이라고 생각한다는 점을 매우 분명히 암시했다. 병원 사람들은 그녀를 정신병자 취급했지만 검사를 통해 그녀의 현실 감각은 정상인 것으로 나타났다. 그러나 겉으로 드러나는 행동은 그렇지 않았다. 그녀는 가족들이 자신의 죽음을 '가급적 빨리' 보고 싶어 한다는 사실을 받아들일 수가 없었고, 이제 막 어린 아이들을 키우는 재미를 맛보기 시작했는데 삶을 끝내야 하는 현실을 받아들일 수가 없었으며, 그래서 자신의 건강을 장담하는 심령치료사에게 절박한 심정으로 매달렸다.

그러나 마음 한편으로 그녀는 자신의 병을 잘 알고 있었다. 퇴원을 하려 애쓰지도 않았고, 오히려 그곳을 편하게 꾸몄다. 마치 병원에 오래 머물 작정을 한 듯 친숙한 물건들을 주위에 늘어놓았다(그녀는 한 번도 병원을 떠나지 않았다.). 그녀는 또한 우리가 제시한 제약 조건들을 받아들였다. 가끔 극단으로 치닫는 경우를 제외하면 자신이 먹어야 할 음식들을 먹었다. 훗날 그녀는 제약이 너무 많아서 죽는 것 자체보다 그 고통이 더 끔찍하다고 시인했다. 금지된 음식을 폭식하는 행위는 일종의 자살행위라고도 볼 수 있을 것이다. 의료진의 강력한 제재로 관리되지 않으면 갑작스러운 사망으로 이어질 수도 있었다.

어떻게 보면, 이 환자는 자신의 병에 대한 완전한 부정과, 죽음을 부르려는 반복적인 시도 사이를 끊임없이 오갔다고 볼 수 있다. 가족들로부터 거절당하고 의료진에게서조차 외면당하거나 무시당하면서 그녀는 침대 한 귀퉁이에 앉아 사람 목소리가 그리워 전화기를 붙잡고 있는, 부스스한 몰골의 천덕꾸러기 젊은 여자가 되었다. 자신의 실제 삶에서는 가질 수 없었던 아름다움과 꽃, 정성스러운 간호에 대한 망상에서 일시적 위안을 얻었다. 그녀에게는 이 시련을 이겨내는 데 도움이 될 신앙심이 없었기 때문에, 우리는 수개월에 걸쳐 종종 말없이 그녀의 곁에 있어주는 것으로 마침내 그녀가 자살과 광기 없이 자신의 죽음을 받아들이도록 도울 수 있었다.

이 젊은 여성에 대한 우리의 반응도 다양했다. 처음에는 도저히 믿을 수가 없었다. 극도로 제한된 음식만을 섭취하고 있으면서 어떻게 그렇게 건강한 척 연기할 수 있을까? 자신의 건강을 그토록 확신한다면, 왜 여전히 병원에 머물면서 온갖 검사를 받을까? 우리는 머지않아 그녀가 그러한 우리의 질문들을 귀 담아들을 수 있는 상태가 아니라는 것을 깨달았고 덜 고통스러운 얘기들을 함으로써 그녀에 대해 조금씩 알아갔다. 그녀가 젊고 명랑하고, 어린아이들을 두고 있으며, 가족들이 비협조적이라는 사실이, 그녀의 장기적인 부정에도 불구하고 우리가 그녀를 돕기 위해 노력하는 중요한 요인이 되었다. 우리는 그녀의 생존에 필요한 기간만큼 부정을 용인해주었고 입원 기간 내내 그녀의 곁에 있어주었다.

의료진이 그녀의 고립에 동조할 때면, 우리는 화가 나서 일부러 병실 문을 열어놓곤 했지만 다음번에 찾아가면 어김없이 병실 문이 닫혀 있었다. 그러나 그녀의 특이한 행동에 익숙해질수록 그런 행위들이 점점 더 덜 이상하게 느껴졌고, 오히려 그럴 만하다는 생각이 들었으며, 환자를 기피하는 간호사들의 태도를 이해하기가 더 힘들어졌다. 마지막이 가까워 올 무렵, 그것은 너무도 감정적인 문제가 되어서, 우리는 마치 소통이 불가능한 사람과 외국어로 대화하는 것 같은 기분이 들었다.

우리가 통상적인 병원 관계자의 관여 수준을 넘어 이 환자의 상황에 좀 더 깊이 관여했던 것은 의심할 여지가 없는 사실이다. 그러한 관여의 이유를 설명하자면, 이 가엾은 환자를 위해 가족이 좀 더 도움이 되는 역할을 수행해주지 않는 현실에 대한 우리의 분노가 표출된 것이라는 점도 덧붙여야 할 것이다. 어쩌면 우리는 환자가 남편에게 기대했던 위로자의 역할을 대신함으로써 우리의 분노를 표출했던 것인지도 모른다. 또 누가 알겠는가, 우리의 앞날에도 그런 운명이 기다리고 있을지? 그런 상황에서 우리 자신의 역할을 확대하고자 한 것은 우리가 그런 상황에 놓였을 때 그녀처럼 거절당하고 싶지 않다는 무의식의 표현일 수도 있었다. 어쨌건 그녀는 어린 자식 둘을 키우는 젊은 여성이었다. 돌이켜보면, 나에게 과연 그녀의 부정을 지지하고 싶은 마음이 조금도 없었는지 의구심이 들 때도 있다.

이것은 곧 환자를 대할 때의 우리 자신의 반응을 좀 더 면밀하게 관찰해볼 필요가 있음을 일깨워준다. 우리의 반응은 반드시 환자의 행동에 투영되고 환자의 평안과 쇠락에 엄청난 영향을 미칠 수 있기 때문이다. 우리 자신의 모습을 기꺼이 정직하게 바라볼 수 있다면, 그것은 우리 자신의 성장과 성숙에 도움이 될 것이다. 이를 위해 중증 환자나 연로한 환자, 혹은 죽어가는 환자들을 만나는 것보다 더 적합한 일은 없다.

제4장

제2단계 :
분노

S e c o n d

S t a g e :

A n g e r

우리가 세상을 잘못 읽고서 세상이 우릴 속였다고 말한다.

타고르, 「길 잃은 새들」 75

끔찍한 소식을 접했을 때 첫 번째 반응이 "아니, 사실이 아니야. 아니, 나한테 이런 일이 일어날 리 없어."라면, 이 반응은 머지않아 새로운 반응, 즉 "아, 그렇군, 나한테 일어난 일이 맞네. 착오가 아니었어."로 바뀌게 된다. 다행히도 혹은 불행히도, 죽는 순간까지 자신이 건강하고 평안한 척 연기할 수 있는 사람은 극히 드물다.

첫 번째 부정의 단계가 더는 유지될 수 없을 때, 그 단계는 분노와 광기, 시기, 원한의 감정으로 채워진다. 그다음에 자연스럽게 떠오르는 질문은 "왜 하필 나야?"이다. 우리가 인터뷰한 환자들 중 한 명인 G 박사는 이렇게 표현했다. "저와 같은 상황에 처한 사람이라면 누구나 다른 사람을 바라보면서, 왜 저 사람이 아니고 나일까 하는 생각을 하지 않습니까? 그런 생각이 몇 번 들더군요. 〈중략〉 제가 어렸을 때부터 알던 노인을 우연히 만났습니다. 여든두 살이고, 적어도 우리 같은 사람들이 보기엔 아무짝에도 쓸모없는 인간 같았어요. 류머티즘 환자에, 절름발이고, 불결하고…… 절대 되고 싶지 않은 그런 인간이었죠. 문득 그런 생각이 강하게 들더군요. 왜 나 대신 저 늙은 조지 영감이면 안 되는 거지?"(G 박사와의 인터뷰에서 발췌)

부정의 단계와는 대조적으로 이러한 분노의 단계는 가족이나 의료진의 입장에서 대처하기가 무척 힘들다. 그들의 분노는 거의 사방으로 분출되고 때로는 거의 무작위로 주변에 투사되기 때문이다. 의사들은 아무짝에도 쓸모없는 사람들이다. 그들은 환자에게 어떤 검사를 해야 하는지, 환자에게 어떤 식단을 처방해야 하는지 알지 못한다. 그들은 환자를 너무 오래 병원에 붙잡아두고, 환자들의 소망을 그들의 특권으로 여겨주고 존중할 줄 모른다. 사적인 공간과 휴식을 위해 엄청난 비용을 지불하고 있는데, 상태가 심각한 환자와 한 병실을 쓰게 만든다. 간호사들은 더 빈번하게 분노의 표적이 된다. 간호사들이 하는 일은 전부 다 잘못하는 것이다. 그들이 병실을 나서는 순간 호출 벨이 울린다. 근무 교대를 위해 교대자에게 업무를 보고하는 바로 그 시간에 호출 등이 켜진다. 베개를 흔들고 침대를 반듯하게 정리하려고 하면, 환자를 도무지 가만히 내버려두질 않는다고 비난한다. 환자를 가만히 내버려두면, 호출 등이 켜지고 침대를 좀 더 편안하게 정돈해달라고 요구한다. 문병 온 가족들과의 만남도 즐거움이나 기대감이라고는 거의 없고 면회 시간은 고통스러운 시간이 된다. 가족들은 환자를 슬픔과 눈물, 죄책감과 수치심으로 대하거나 면회를 회피하게 되고, 그것은 환자의 불편과 분노를 가중할 뿐이다.

　문제는 이런 상황에서 환자의 입장이 되어보고 그들의 분노가 어디서 연유한 것인지 궁금해하는 사람이 거의 없다는 것이다. 만약 우리 삶의 모든 행위들이 그토록 일찌감치 좌절당한다면 우리 자신도 화가 날지도 모른다. 예를 들어, 우리가 착공한 건물들이 미완성으로 남겨지고 다른 사람에 의해 완공되어야 한다면, 몇 년 동안 휴식을 취하고 즐기고 여행을 하고 취미 생활을 하려고 열심히 일해서 돈을 모아두었는데 결국 "나한테 그런 날은 오지 않아."라는 현실에 직면하게 된다면 말이다. 그 모든 것들을 누리고 있는 것처럼 보이는 사람들에게 우리의 분노를 발산하는 것 외에 달리 무엇을 할 수 있겠는가? 더는 혼자 힘으로 일어설 수조차 없다는 사실을 일깨워줄 뿐인 바쁘게 뛰어다니는 사람들에게. 불쾌한 검사를 지시하고 온갖 한계와 제약, 비용을 감당해야 하는 입원 기간을 연장하지만 일을 마치고 나서 집으로 돌아가 삶을 즐기는 사람들에게. 여전히 제대로 움직일 수 있는지 확인해보기 위해 벌떡 일어나 뭐라도 해보고 싶은데, 정맥 주사나 수액 바늘을 다시 꽂아야 하는 일이 없도록 가만히 누워 있으라고 말하는 사람들에게 말이다.

　이 시기 환자는 어디를 보아도 불만스러울 뿐이다. TV를 켜면 젊고 행복한 젊은이들이 춤을 추는 모습이 나와서, 모든 움직임이 고통스럽고 제한되어 있는 환자를 짜증나게 만든다. 서부 영화를 보면 사람들이 총에 맞아 죽어가는데도 구경하는 사람들은 여전히 맥주를 마신다. 환자는 그들을 자신의 가족이나 의료진들과 비교한다. 파괴, 전쟁, 폭격, 비극에 관한 뉴스를 들어도 그와는 먼 나라 이야기일 뿐이고 머지않아 잊힐 한 개인의 사투와 고통에는 누구도 관심이 없다. 그래서 환자는 사람들에게 잊히지 않기로 마음먹는다. 목소리를 높이고, 이런저런 요구를 하고, 불평하고, 관심을 가져달라고 말한다. 그것은 "난 살아 있어요! 그걸 잊지 마세요! 내 목소리 들리죠! 난 아직 죽지 않았어요!"라는 마지막 외침일지도 모른다.

존중받고 이해받은 환자, 관심과 시간을 할애받은 환자는 머지않아 목소리를 낮추고 성난 요구들을 멈출 것이다. 그들은 자신이 한 사람의 소중한 인간이고, 보살핌을 받고 있으며, 여건이 허락하는 범위에서 가장 높은 수준의 활동이 허용된다는 것을 알게 될 것이다. 그가 짜증을 부리지 않아도 그의 얘기에 귀를 기울여줄 것이고, 그를 돌보는 것이 어쩔 수 없는 의무가 아닌 하나의 즐거움이기 때문에 벨을 누르지 않아도 간호사들이 자주 들러줄 것이다.

환자의 분노는 분노의 표적이 되는 사람과는 전혀 혹은 거의 무관한데도, 환자들이 분노를 표출하는 이유를 생각해보지도 않고 감정적으로 받아들이는 것이야말로 비극적인 일이다. 의료진이나 가족들이 환자의 분노에 반응하거나 심지어는 더 큰 분노로 대응하게 되면 환자의 적대적 행동을 조장할 뿐이다. 그런 경우 그들은 회피로 일관하거나, 환자를 방문하거나 진료하는 시간을 줄이거나, 환자의 분노가 그런 것들과는 전혀 무관한 일임을 알지 못한 채 자신의 입장만 옹호하려 하다가 불필요한 논쟁에

휘말리게 된다.

X 씨의 사례는 간호사의 태도가 정당한 분노를 유발한 사례라고 말할 수 있다. 그는 몇 달 동안 침대에 누워 있다가 낮 시간 중 몇 시간 동안은 호흡기를 떼어도 좋다는 허락을 이제 막 받은 터였다. 그는 다양한 활동을 즐기던 사람으로 극단적으로 행동이 제한되는 상황을 몹시 힘들어했다. 자신에게 살날이 얼마 남지 않았다는 사실을 상당히 명확하게 인지하고 있었고 가장 큰 바람은 다양한 자세로 자신의 몸을 움직여보는 것이었다(그는 목까지 마비된 상태였다.). 그는 관 속에 누워 있는 것 같은 기분이 든다면서 침대의 사이드레일을 절대 올리지 말아달라고 간호사에게 애원했다. 환자에게 몹시 적대적이었던 간호사는 사이드레일을 항상 내려놓겠다고 했다. 환자의 개인 간호사였던 그녀는 자신의 독서가 방해받는 것을 몹시 싫어했고 환자가 원하는 대로만 해주면 그가 잠자코 있을 거라고 생각했다.

내가 마지막으로 방문했을 때, 평상시에는 품위를 잃지 않았던 X 씨가 격한 분노에 휩싸여 있었다. 그는 도저히 믿을 수 없다는 듯 간호사를 쏘아보면서 "나한테 거짓말을 했어!"라고 반복해서 외치고 있었다. 나는 그에게 왜 그렇게 화가 났냐고 이유를 물었다. 그는 '한 번 더' 다리를 침대 밖으로 내려놓아보려고 간호사에게 몸을 일으켜달라고 부탁했는데, 그가 일어나 앉자마자 간호사가 사이드레일을 올렸다고 했다. 간호사 때문에 그와의 대화는 여러 차례 중단되었다. 간호사 역시 몹시 화가 나 있었고 자기 입장을 주장하고 있었다. 간호사의 말에 따르면, 사이드레일을 올린 것은 그가 원하는 대로 해주려고 도움을 청하러 가기 위한 것이었다. 격한 말다툼이 오갔고 그 와중에 그녀가 했던 말에 그녀의 분노가 잘 나타나 있었다. "만약 내가 사이드레일을 올리지 않았더라면 당신은 아마 침대에서 떨어져서 머리가 박살 났을 거라고요!" 그날 일을 되돌아보면서 두 사람을 함부로 판단하기보다는 이해하려 노력해보자면, 우리는 간호사 자신도 병실 한구석에서 문고판 책을 읽으며 회피의 태도를 취하고 있었으며 '무슨 수를 써서라도' 환자를 잠자코 있게 만들려고 했음을 알수 있다. 그녀는 시한부 환자를 돌보는 일이 무척 불편했고 환자를 자발적으로 대면하거나 환자와 대화하려는 노력을 전혀 하지 않았다. 그녀는 환자와 한 병실에 있는 것으로 자신의 '의무'를 다했지만, 감정적으로는 최대한 그에게서 멀리 떨어져 있었다. 그것이 그녀가 이 일을 할 수 있는 유일한 방식이었다. 그녀는 그가 ('머리가 박살 나서') 죽기를 바랐고, (마치 그가 이미 관에 들어가 있는 것처럼) 그에게 등을 대고 반듯하게 가만히 누워 있으라고 명확하게 요구했다. 그가 자세를 바꾸어줄 것을 요구하자 그녀는 몹시 화가 났다. 그에게는 그것이 자신이 살아 있다는 유일한 징표였지만 그녀에게는 부정하고 싶은 사실이었다. 간호사는 환자의 죽음이 가까워 오는 것에 두려움을 느끼고 있었고 회피와 고립으로 죽음으로부터 자신을 방어하고 있었다. 환자가 조용히 움직이지 않고 누워 있기를 바라는 간호사의 바람은 환자로 하여금 자신의 마비 상태와 죽음에 대한 두려움을 더욱 강화할 뿐이었다. 환자는 소통의 기회를 박탈당했고, 그 자신의 고통과 커져가는 두려움 속에서 완전히 무기력했을 뿐 아니라 외롭고 소외감을 느꼈다. 그의 마지막 요구가 더 많은 제한(사이드레일을 올림으로써 상징적으로 그를 가둔 것)에 부딪치자, 지금까지 표출되지 못했던 분노가 이 비운의 사건을 통해 폭발해버렸다. 간호사가 자신의 파괴적인 소망에 대해 그토록 심한 죄책감을 느끼지 않았더라면, 덜 방어적이고 논쟁적이었을 것이고, 그런 일은 애초에 일어나지 않았을 것이고, 간호사는 환자로 하여금 그의 감정을 표현하도록 허용했을 것이며, 덕분에 환자는 좀 더 편안하게 죽음을 맞이할 수 있었을 것이다.

나는 환자의 이성적인 혹은 비이성적인 분노에 대한 우리의 인내심이 얼마나 중요한지를 강조하기 위해 이 사례를 제시했다. 말할 것도 없이 우리는 오직 두려움을 느끼지 않을 때에만, 그래서 방어적인 태도를 취하지 않을 때에만 이 일을 할 수 있다. 우리는 환자의 말에 귀를 기울여야 하고, 그들의 비이성적인 분노도 받아들여야 한다. 때로는 환자가 분노를 표출함으로써 안도감을 느끼게 되고, 안도감을 느끼면 마지막 시간을 받아들이는 데 도움이 되기 때문이다. 이는 죽음에 대한 우리 자신의 두려움, 우리 자신의 파괴적인 욕망을 직시해야만, 그리고 우리의 방어 기제가 환자를 돌보는 일에 지장을 줄 수 있다는 사실을 인지해야만 할 수 있는 일이다.

또 다른 문제의 환자는 평생 자기 삶의 통제권을 쥐고 있다가 어쩔 수 없이 그 통제권을 포기해야 하는 상황에서 분노와 노여움으로 반응하는 사람이다. O 씨가 그 예이다. 호지킨병*으로 입원한 그는 자신이 나쁜 식습관 때문에 그런 병에 걸렸다고 주장했다. 부유하고 성공한 사업가였던 그는 음식 때문에 문제가 생겼던 적은 한 번도 없었고, 몸무게를 줄이기 위해 식습관을 조절해야 했던 적도 없었다. 그의 설명은 전혀 현실적이지 않았지만 그는 이런 '허약함'을 유발할 수 있는 사람은 오직 자기 자신뿐이라고 주장했다. 방사선 치료와 그의 학식과 지성에도 불구하고 그는 이런 식의 부정을 고수했다. 그는 자신이 좀 더 먹기로 결심하기만 하면 언제든 일어나 병원을 걸어 나갈 수 있을 거라고 믿었다.

어느 날 그의 아내가 눈물을 머금고 연구실로 나를 찾아왔다. 그녀는 더는 도저히 견딜 수가 없다고 했다. 그는 항상 독재자였고 회사에서나 집에서나 모든 것을 엄격하게 통제해온 사람이었다. 입원 중인데도 업무상 해야 할 일에 대해 누구에게도 알려주지 않았다. 그녀가 그를 면회했을 때 그는 화를 냈고 그녀가 질문을 하거나 충고를 하려고 하면 과민 반응을 보였다. O 부인은 항상 군림하고, 요구하고, 통제하는 사람이었던 남편이 자신의 한계를 받아들이지 못하고 공유해야 할 현실적인 문제에 관한 소통을 거부하고 있다며 도움을 청했다.

---

* 대개 목 부위의 림프샘이 붓는 데서 시작되어 주기적인 발열이 나타나는 악성 림프종. 식욕 부진, 권태, 체중 감소, 빈혈 등이 발생한다.

나는 그녀에게 ― 그가 자신의 '허약함'을 자신의 탓으로 여기고 있다는 점을 예로 들면서 ― 모든 상황의 통제권을 자신이 쥐고 있어야만 하는 사람이라면 그에게 실제로 그런 기분이 들게 해줄 방법은 없는지 물었다. 부인은 예전과 다름없이 매일 그를 면회했지만 먼저 전화를 걸어 가장 편한 시간이 언제인지, 얼마나 오래 머무는 게 좋을지에 대해 그에게 물어보는 것으로 그 해결책을 찾았다. 면회 시간과 길이를 그 자신이 결정하게 되자 면회는 짧고 즐거운 시간이 되었다. 아내는 더는 남편에게 무엇을 먹어야 하는지 얼마나 자주 일어나야 하는지에 대해 조언을 하지 않았고 대신, "언제 무얼 먹어야 할지는 오직 당신만 알겠지."라고 말했다. 모든 의료진과 친지들이 그에게 이래라저래라 하는 것을 중단하자 그는 다시 제대로 식사를 할 수 있었다.

　간호사들도 동일한 접근 방식을 채택했다. 정맥 주사, 침대보 교체의 횟수 등을 그가 통제하도록 했고 그는 ― 어쩌면 당연한 일이지만 ― 거의 예전과 똑같은 횟수를 지정했지만 대신 분노와 저항이 사라졌다. 그의 아내와 딸은 면회 시간을 한결 편안하게 보냈고 덜 분노했으며, 몹시 아픈 아버지이자 남편인 환자에 대한 그들 자신의 반응에 대해 죄책감도 덜 느꼈다. 그는 건강할 때에도 함께 살기 힘든 사람이었지만 자신이 처한 상황의 통제권을 잃는 과정에서 거의 견디기 힘든 사람으로 변해가고 있던 터였다.

　상담사나 정신과 의사, 병원 원내 목사, 그 외 병원 관계자들은 시간은 제한되어 있는 반면 업무 강도가 높기 때문에 그런 환자들을 다루기가 무척 힘들다. 우리가 마침내 짬이 나서 O 씨 같은 환자들을 방문할 수 있게 되면, "지금은 안 돼요. 다음에 오세요."라는 말을 듣곤 한다. 그렇게 되면 그런 환자를 잊어버리기가 쉽고, 결국에는 그들이 그랬던 것처럼 우리도 그들을 대상에서 제외하게 된다. 그들은 기회가 주어졌지만 흘려보냈고 우리의 시간은 제한되어 있다. 그러나 O 씨 같은 환자야말로 가장 외로운 사람이다. 그가 다루기 힘든 사람이라서 그런 것은 물론이고, 그가 일단 처음에는 거절하고 자신이 원할 때 받아들이는 사람이기 때문이다. 그런 관점에서 보면, 부유하고 성공했으며, 모든 것을 통제하려 드는 VIP야말로 이런 상황에서는 가장 불쌍한 사람이다. 그의 삶을 그토록 안락하게 만들었던 바로 그것들을 잃어야만 하기 때문이다. 결국 모든 인간은 다 똑같지만, O 씨 같은 사람들은 그 사실을 인정할 수가 없다. 그들은 마지막까지 그 사실을 받아들이지 않고 겸허한 죽음의 수용에 도달할 소중한 기회를 놓치고 만다. 그들은 거부와 분노를 유발하지만 그럼에도 정작 그들 자신이 가장 비참하다.

다음의 인터뷰는 시한부 환자가 느끼는 분노를 보여준다. I 수녀는 호지킨병으로 다시 입원한 젊은 수녀였다. 다음은 그녀가 열한 번째로 병원에 입원했을 때, 나와 병원 원내 목사, 그리고 환자가 대화한 내용을 그대로 기록한 것이다.

I 수녀는 분노에 휩싸인, 요구가 많은 환자여서 병원 안팎에서 미움을 사고 있었다. 정상적인 생활이 힘들어질수록, 그녀는 특히 간호사들에게 다루기 힘든 골칫거리가 되어가고 있었다. I 수

녀는 입원 기간 동안 병실을 돌아다니면서 중증 환자들을 방문하고 그들의 요구 사항을 알아내는 습관이 있었다. I 수녀는 간호사의 데스크로 가서 이 환자들에게 관심을 가져줄 것을 요구했고 간호사들은 그런 그녀의 행동이 지나친 간섭이자 부적절한 행동이라며 불쾌해했다. 그녀 자신도 중증 환자였기 때문에 간호사들은 그녀의 도를 넘은 행동에 대해 대놓고 따지지는 않았지만, 대신 그녀의 병실 방문을 줄이고, 그녀와의 접촉을 피하고, 대면 시간을 최소화하는 것으로 증오심을 표출했다. 상황은 갈수록 악화되었고 우리가 찾아갔을 때 자신들 외의 누군가가 I 수녀를 돌보겠다고 나섰다는 사실에 모두가 안도하는 것 같았다. 우리는 I 수녀에게 세미나에 참석해서 그녀의 생각이나 감정에 관해 얘기해줄 수 있겠냐고 물었다. 그녀는 흔쾌히 수락했다. 다음은 그녀가 세상을 떠나기 몇 달 전에 나눈 대화이다.

목사 자, 우리는 오늘 아침에 이 세미나의 목적에 대해 잠시 얘기를 나누었죠. 아시다시피, 우리 병원에서는 어떻게 하면 중증 환자분들을 좀 더 효율적으로 돌봐드릴 수 있을지 고민하고 있습니다. 이 병원에 상주하신다고는 말할 수 없지만, 많은 사람들이 수녀님을 알더군요. 몇 걸음 걸었을 뿐인데 네 명의 직원이 수녀님께 인사를 건네던데요.

환자 목사님이 들어오시기 직전에 청소부가 바닥에 왁스칠을 하다가 문을 열고는 "안녕하세요!" 하고 인사를 건네더군요. 처음 보는 여자였어요. 난 좀 황당한 일이라고 생각했어요. 이렇게 말하더라고요. "도대체 어떤 분인지 한번 보고 싶었어요. (웃음) 왜냐하면, 제가 아직 수녀님을……."

의사 병원에 입원한 수녀를 보고 싶었을까요?

환자 침대에 누워 있는 수녀를 보고 싶었겠죠. 아니면 복도에서 제 목소리를 들었거나 절 보고는 얘기나 한번 해보자고 생각 했다가 그럴 시간이 없다는 생각이 들었을 수도 있고요. 전 정 말 모르겠지만, 어쨌든 좀 황당하긴 했어요. "인사나 하고 싶었 어요."라고 하더군요.

의사 입원하신 지는 얼마나 되셨나요? 간단하게 경위를 기록해 두려고요.

환자 오늘이 열하루 째예요.

의사 언제 입원하셨죠?

환자 2주 전, 월요일 밤에요.

의사 전에도 입원하신 적이 있으시죠?

환자 이번이 열한 번째 입원이에요.

의사 열한 번째라면……, 언제부터죠?

환자 1962년부터요.

의사 1962년부터 이 병원에 열한 번 입원을 하셨단 말씀이신 가요?

환자 네.

의사 같은 병으로 입원하신 건가요?

환자 아뇨. 처음 진단받은 건 1953년도였어요.

의사 흠. 어떤 진단을 받으셨나요?

환자 호지킨병요.

의사 호지킨병이라…….

환자 그런데 우리 병원에 없는 고방사선 치료기가 이 병원에 있거든요. 처음 이 병원에 입원했을 땐 제가 예전에 정확한 진단을 받은 것인지에 대한 의문이 있었어요. 제가 이 병원 의사를 만나고 불과 5분 만에 제가 생각했던 병명이 맞는다는 걸 확인할 수 있었죠.

의사 그게 호지킨병이었나요?

환자 네. 제 슬라이드를 본 다른 의사들은 그게 아니라고 했거든요. 마지막으로 이 병원에 입원했을 때 온몸에 발진이 있었어요. 사실 발진이라기보다는 상처였어요. 왜냐하면 제가 가려워서 긁었거든요. 온몸이 상처로 뒤덮여 있었다고 해도 과언이 아니었죠. 나병 환자가 된 것 같은 기분이었고 사람들은 저한테 정신적인 문제가 있다고 생각했어요. 저는 호지킨병이라고 말했는데 그 사람들은 제가 정신병이 있어서 제가 그 병에 걸렸다고 우기는 거라고 생각하더군요. 그 사람들이 예전에 만져졌던 림프샘이 만져지지 않는다고 했는데, 사실 먼저 병원에서 방사선 치료로 림프샘의 크기를 줄여서 그런 거였거든요. 그래서 저는 지금도 있다고, 왜냐하면 제 몸 상태가 예전과 똑같다고 느껴지기 때문이라고 했어요. 그랬더니 의사가 묻더라고요. "그래서 수녀님은 어떻게 생각하시죠?" 그래서 제가 대답했죠. "전 이 모든 증상이 호지킨병 때문인 것 같아요."라고. 그랬더니 의사가 말하더군요. "수녀님 생각이 절대적으로 옳습니다."라고요. 그 순간 그 의사가 저의 자존심을 회복시켜주었어요. 그제야 저와 함께 치료를 위해 노력할 사람, 제가 실제로는 병이 없다고 우기지 않는 사람을 만났다는 생각이 들더군요.

의사 그러니까…… (들리지 않음.) 심인성 질환으로 봤군요.

환자 네. 이건 어디까지나 제가 해결할 문제라고, 저는 분명히 호지킨병을 앓고 있다고 생각했었는데, 그건 아주 현명한 일이었어요. 림프샘이 만져지지 않았는데 정맥 조영도에는 나타났고 일반 사진이나 심박에서는 나타나지 않았으니까요. 불운한 일이었지만 제가 겪어야만 했던 일이었어요. 그렇게밖엔 말할 수가 없네요.

목사 그래서 오히려 안도하셨군요.

환자 네, 안도했어요. 제가 육체적인 병을 앓고 있다는 사실을 증명하기 전에는 저의 정신 상태에 문제가 없다는 걸 밝힐 수가 없었으니까요. 더는 그 문제를 다른 사람들과 의논할 수도 없었고 안도할 수도 없었어요. 그 사람들은 제가 아프다는 걸 믿지 않는 것 같았거든요. 제 말이 무슨 말인지 아시겠어요? 하마터면, 제 상처들을 다 숨기고, 피 묻은 옷을 직접 세탁할 뻔했다니까요. 제가 할 수 있는 일들이 그런 것들뿐이었어요. 절 받아들여주지 않았어요. 아마 그 사람들은 제가 제 문제를 알아서 해결할 때까지 기다렸던 것 같아요.

의사 직업이 간호사이신가요?

환자 네, 그렇습니다.

의사 어디서 근무하시죠?

환자 S. T. 병원에서요. 이 모든 일이 시작되었을 때는 제가 막 수간호사가 되었을 때였어요. 석사 과정을 6개월 정도 한 상태였는데, 윗사람들이 제게 다시 학교로 가서 해부학과 생리학을 가르치라고 했어요. 그런데 제가 못한다고 했죠. 요즘은 화학하고 물리학이 통합되어 있는데, 제가 마지막으로 화학 강의를 들은 지가 벌써 10년이 되었고, 요즘 화학은 전혀 다르기 때문이에요. 그래서 그해 여름에 절 유기화학 코스에 등록시켜주었는데 그만 낙제를 하고 말았어요. 낙제를 하기는 그때가 처음이었어요. 그해 아버지가 돌아가셨고 집안 사업이 파산했고 그건 곧 누가 사업을 이어갈 것인지에 대한 세 아들의 갈등을 의미했죠. 그 불화가 가족 안에서 있어서는 안 될 고통을 일으켰어요. 남자 형제들이 저에게 지분을 팔 것을 요구했어요. 저는 가족 사업 지분의 일부라도 제가 받을 수 있다는 사실에 감격한 상태였는데, 결국 저는 중요하지 않았고 이 사업에서의 제 역할은 다른 사람으로 대체될 수 있는 것이었고, 저는 전혀 준비가 되지 않은 교사 일을 해야 하는 상황이었어요. 저는 제게 심리적으로 여러 가지 문제가 있다는 것을 알고 있었고 여름 내내 그 상태가 지속되었어요. 그러다가 12월이 되면서 열이 나고 한기가 느껴지기 시작했어요. 가르치는 일을 시작했는데, 그 일이 너무 힘들고 몸도 너무 아파서 의사를 불러달라고 했어요. 그리고 난 뒤에도 저는 병원에 가지 않았어요. 저는 항상 끝까지 버텼어요. 저의 증상이 객관적이고 열이 아주 높아서 아무도 설득할 필요가 없어야 한다고 생각했어요. 그 사람들이 절 간호하기 전에 말이에요.

의사 저희가 평상시 듣는 얘기와는 상당히 다르네요. 환자들은 보통 자신의 병을 부정하려 하잖아요. 하지만 수녀님의 경우에는 자신이 환자라는 걸 본인이 증명하려고 애쓰셨네요.

환자 그렇게라도 하지 않으면 치료를 받을 수 없었던 데다, 그렇게 해야만 제가 정말 열이 펄펄 끓어서 불쏘시개가 된 것 같은 기분이 들 때 침대에 누울 자유를 얻을 수 있으니까요. 그래서 안 아픈 척 연기를 하면서 버티고…….

의사 심리적인 문제에 관해 도움을, 그러니까 전문가의 도움을 받을 수 없었나요? 아니면 심리적인 문제들을 겪는 것이 용인이 안 되었나요?

환자 제 생각에 그 사람들은 대증 요법만 하려 했던 것 같아요. 그 사람들은 제가 아스피린을 먹는 걸 막지는 않았지만 제가 병을 밝혀내지 않으면 근본적인 치료를 받을 수가 없는 상황이었어요.* 그래서 정신과 의사를 찾아갔죠. 그 의사는 제가 오랫동안 신체적인 질병을 앓아왔기 때문에 정서적으로 문제가 있는 거라고 했어요. 그 의사는 저를 육체의 병이 있는 환자로 대해주었어요. 휴가를 내야 한다고, 적어도 하루에 10시간은 쉬어야 한다고 했어요. 엄청난 양의 비타민을 처방해주었고요. 일반 의사들은 제가 정신과 치료를 받기를 원했고, 정신과 의

---

* 환자는 꾀병을 앓는다는 비난을 받았지만 환자 자신은 자신의 다양한 증상이 육체적 질병에 의한 것이라고 확신했다. 그 사실을 확인하기 위해 정신과 의사를 찾아갔고 정신과 의사가 그녀의 생각이 옳음을 확인해주었다. - 저자 주

사는 저를 의학적으로 다루었어요.

의사 뒤죽박죽이네요, 그렇죠?

환자 맞아요. 정신과 의사를 만나기 전에 얼마나 두렵던지. 저한 테 새로운 문제가 있다고 말할지도 모른다고 생각했는데, 그러 지 않았어요. 사람들이 절 괴롭히지 못하게 막아주었어요. 저 를 그 의사한테 보내고 나서는 사람들도 만족했어요. 정말 우 스운 노릇이죠. 왜냐하면 그 의사야말로 제가 받아야 할 대우 를 해주었으니까요.

목사 일반 의사들이 그렇게 대했어야 했죠.

환자 그러게요. 머지않아 전 방사선 치료를 받기 시작했어요. 처 음엔 약을 처방받았었는데, 저한테 대장염이 있다면서 그 약 을 먹는 것을 중단시켰어요. 방사선 전문의는 복부 통증은 대 장염 때문이라는 결론을 내렸어요. 그래서 방사선 치료를 중단 했어요. 어느 정도 효과는 있었지만 저의 증상이 서서히, 완전 히 사라질 정도는 아니었어요. 저라면 그렇게 했을 텐데 말이 에요. 하지만 그 사람들은 림프샘을 보질 못했어요. 림프샘을 촉진으로 알아내지 못했고 그래서 그저 제가 아프다고 말하는 부위를 치료하는 식이었어요.

의사 전체적으로 좀 더 명확히 하기 위해 이 상황을 정리해보자 면, 호지킨병 진단을 받을 당시, 그 외에도 많은 문제들이 있었 던 거죠? 아버지가 비슷한 시기에 돌아가셨고, 가족의 사업이 와해되는 과정이었고, 형제들이 수녀님의 지분을 포기해줄 것 을 요구했고요. 그리고 직장에서는 원하지 않는 업무에 배정이 되었고요.

환자 네.

의사 그래서 사람들은 수녀님의 가려움증을, 호지킨병의 가장 흔한 증상으로 알려진 증상인데도, 질병의 한 증상으로 여기지 않았던 거군요. 그저 심리적인 문제로만 여겼던 거예요. 그리고 일반 의사는 수녀님을 정신과 의사처럼 대했고, 정신과 의사는 일반 의사처럼 대했고요.

환자 네. 일반 의사들은 절 방치했어요. 저에 대한 치료를 중단했어요.

의사 왜죠?

환자 왜냐하면 저는 그 사람들의 진단을 받아들이지 않았고, 그 사람들은 제가 정신을 차리기를 기다렸으니까요.

의사 그랬군요. 호지킨병이라는 진단은 어떻게 받아들이셨죠? 그 진단이 수녀님한테 어떤 의미가 있었나요?

환자 그러니까 그게…… 처음 혹이 만져졌을 때부터 저는 그렇게 진단했어요. 그래서 그 병에 대해 찾아보고 나서 의사한테 그렇게 말했더니, 처음부터 그렇게 나쁜 쪽으로 생각할 필요가 없다는 거예요. 그러더니 수술을 하고 나서는 저한테, 제가 앞으로 1년 이상은 못 살 거래요. 저는 몸 상태가 좋지 않았는데도 그 사실을 잊어버리고는, 어떻게든 살겠지 생각하고 있었거든요. 하지만 모든 문제들이 나타나기 시작했던 1960년 이후로는, 한 번도 건강을 회복한 적이 없었어요. 가끔은 진짜 심하게 아팠던 때도 있었어요. 지금은 모두가 그 사실을 인정하고 있고, 의사들이 제가 아프지 않다고 생각한다는 느낌은 없어요. 그리고 수녀 병원의 의사들은 저한테 아무 말도 하지 않았어요. 방사선 치료와 다른 모든 치료를 중단했던 의사에게로 다시 돌아갔는데, 그 사람도 한마디도 한 적이 없어요. 다만 제가 다시 림프샘을 발견하고 돌아갔을 때, 그때 그 의사가 휴가 중이었는데, 휴가에서 돌아왔을 때 제가 얘기를 했죠. 그래도 그 사람은 솔직했어요. 제 병이 절대 호지킨병이 아니라고 냉소적으로 말하면서, 제 배 속에 생긴 림프샘은 그저 염증성 혹일 뿐이라고 했던 의사들도 있었거든요. 우리가 당신보다 더 잘 안다, 모든 건 우리가 결정한다, 뭐 그런 식의 냉소적인 태도였죠. 하지만 그 의사는, 적어도 솔직했어요. 무슨 말이나 하면, 그 의사는 객관적인 증상이 나타나기를 기다리고 있었던 거예요. 그 의사는 저에게, 자기 평생 호지킨병 환자를 한 다섯 명쯤 봤는데, 다섯 명 모두 다 증상이 조금씩 달랐다고 했어요. 저로선 이 모든 상황을 이해하기 힘들었어요. 바로 그 의사가 이 병원으로 전화를 해서 이 병원의 담당 의사한테 저에게 처방되는 약과 치료법을 일일이 확인하고 있는 사람이에요. 전 그 의사가 오랫동안 저를 치료하고 있는 게 두려워요. 유능한 의사 같지가 않거든요. 솔직히 제가 계속 이 병원을 찾아오지 않았으면 아마 전 지금까지 살아 있지도 못했을 거예요. 제가 일하던 병원에는 이 병원에 있는 것 같은 좋은 장비들이 없는데다, 그 의사는 사실 약에 대해 잘 모르거든요. 여기선 이미 50명의 환자들한테 처방했던 약들을 저한테 처방하지만, 그 병원에서는 매번 환자들한테 처음 처방하는 거니까요.

의사 젊은 나이에 결국 죽음에 이르게 되는 병에 걸린 심정이 어떠신가요? 머지않아 닥칠 수도 있는 일인데요.

환자 전 젊지 않아요. 마흔세 살인걸요. 마흔세 살이 젊다고 생각하시는 것이길 바랍니다.

의사 '수녀님'이야말로 그렇게 생각하셨으면 좋겠네요. (웃음)

목사 박사님을 위해서인가요? 아니면 우릴 위해서인가요?

의사 저를 위해서요.

환자 설령 그렇게 생각했던 적이 있었다고 해도, 지금은 그렇게 생각하지 않아요. 왜냐하면, 지난여름만 해도, 제가 여기 여름 내내 있었는데요, 열네 살짜리 남자아이가 백혈병으로 죽는 걸 봤거든요. 열아홉 살짜리 여자아이가 여름 내내 아파서 고생하는 것도 봤고요. 그 아인 친구들하고 해변으로 놀러갈 수 없었어요. 제가 그 아이들보다 오래 살았어요. 물론 그렇다고 제가 할 일을 다 했다고 생각한다는 의미는 아니에요. 저도 죽고 싶진 않아요. 전 삶을 사랑합니다. 하지만 두어 번인가 제 주위에 아무도 없고, 아무도 찾아오지 않을 것 같을 때는 두려웠어요. 전 제가 할 수 있는 일을 굳이 간호사들한테 시키는 그런 환자는 아니거든요. 하지만 그래서인지, 간호사들은 제가 실제로 어떤 상태인지 모르는 것 같아요. 아무도 병실에 와서 제 상태를 물어봐주지 않으니까요. 제 말은, 진짜 등이 가려울 때도 있는데, 간호사들이 규칙적으로 들어와서 자기들이 아프다고 생각하는 다른 환자들한테 으레 해주는 일을 저한테는 해주지 않는다는 거예요. 전 등을 끌을 수가 없어요. 담요도 제가 꺼내고, 침대도 제가 내려요. 때로는 아주 천천히, 통증을 느끼면서 할 수밖에 없는데도, 모든 일을 직접 하고 있어요. 이렇게 하는 편이 저한테도 좋다고 생각해요. 하지만 간호사들이 이런 일을 하지 않으니, 그 사람들은 정말이지…… . 마지막 순간에, 그러니까 언젠가 제가 피를 흘리거나 쇼크 상태가 되면, 의료진이 아니라 청소부가 저를 발견하게 될 것 같아요. 그 사람들은 그냥 들어와서 하루에 두 번 약을 주는 것뿐이거든요. 제가 진통제를 달라고 하지 않으면요.

의사 이런 상황에 대해 어떤 기분이 드시죠?

환자 네?

의사 이런 상황에 대해 어떤 기분이 드시냐고요.

환자 통증이 아주 심할 때나, 일어나 앉고 싶지만 통증이 심해서 일어날 수가 없는데 아무도 도와주지 않을 때를 제외하면 괜찮아요. 제가 요구할 수도 있겠지만 요구하지 않아도 해주어야 하잖아요. 간호사라면 환자들의 상태를 항상 파악하고 있어야 하는 것 아닌가요? 제가 병을 숨기거나 하는 것도 아닌데, 제 경우엔 제가 할 수 있는 일을 최대한 하려고 애쓰면서 병원비를 부담하는 셈이잖아요. 실제로 심하게 아팠던 적도 몇 번 있었어요. 나이트로젠 머스타드*의 부작용으로 설사가 엄청

---

* 최초의 항암제. 제2차 세계대전에서 화학 무기로 사용된 독성 물질이다. 악성 종양에 효과가 있다는 사실이 확인되면서 1943년 호지킨병 치료에 사용됐는데, 정상 세포, 특히 세포 분열이 활발한 조직 세포까지 공격해 탈모·구토·합병증 등의 강한 부작용이 있다.

심했어요. 그런데 대변을 확인해보는 사람도 없고 열 번이나 일어났냐고 물어봐주는 사람도 없었어요. 어떤 이상이 있는지 제가 간호사들한테 직접 말해야 했어요. 열 번이나 대변을 봤다고 말이에요. 어젯밤에 바륨을 너무 많이 투여해서 오늘 아침 엑스레이 촬영이 제대로 되지 않으리란 걸 알고 있었어요. 그래서 오늘 엑스레이를 찍으려면 바륨을 여섯 알만 먹어야 한다고 제가 알려주었죠. 제가 이런 것들을 알고 있어서 그렇기도 하지만 여기서는 제가 저 자신을 간호하고 있어요. 수녀 병원에서는 그래도 간호사들이 수시로 들여다봐주고 절 환자로 대해주었어요. 하지만 여기서는, 어쩌면 제가 상황을 이렇게 만든 건지도 모르겠어요. 하지만 그게 수치스럽다는 의미는 아니에요. 제가 스스로 할 수 있는 일을 해왔던 건 잘한 일이라고 생각해요. 하지만 두어 번인가 엄청난 통증에 시달렸는데, 아무도 호출에 응답하지 않았어요. 실제로 저에게 무슨 일이 일어나더라도 그 사람들이 올 것 같지가 않아요. 저한테 이런 식이라면 다른 환자들한테도 이런 식일 거라는 생각이 들었어요. 그래서 지난 몇 년 동안 병실을 돌아다니면서 환자들한테 필요한 게 뭔지 알아내서 그 사람들 대신 어떤 환자한테 뭐가 필요한지 간호사들한테 알려주었죠.

의사 간호사들이 어떻게 반응하던가요?

환자 저마다 달라요. 절 아주 싫어하는 간호사는 꼭 한 사람 떠오르는데, 야간 간호사예요. 얼마 전에 다른 병실 환자 한 명이 제 병실로 들어오더니 제 침대에 저와 함께 눕는 거예요. 다행히 그 환자에 대해 알고 있었고 제가 간호사라 두렵진 않았죠. 저는 호출 버튼을 누르고 기다렸어요. 그날 밤 그 여자 환자는 사이드레일을 넘어 침대를 빠져나온 거였어요. 벨트를 채웠어야 했죠. 저는 그 일에 대해 아무에게도 말하지 않았어요. 저는 간호사를 불렀고 간호사와 제가 그 환자를 병실로 데려갔어요. 그리고 그날 밤 다른 환자가 침대에서 떨어졌을 때, 제가 옆 병실에 있었기 때문에 가장 먼저 달려갔죠. 그러니까, 간호사보다도 제가 더 먼저 갔어요. 그땐 어떤 여자애가, 한 스무 살쯤 된 여자애가, 죽어가고 있었던 터라 밤마다 큰 신음 소리를 냈어요. 그래서 그즈음엔 어차피 잠을 잘 수가 없었어요. 새벽 3시 이후에는 수면제를 처방하지 않는 게 이 병원 방침이라고 하더군요. 이유는 모르겠지만 하여튼 그래요. 약한 진정제 한 알 정도는 다음 날까지 멍하지도 않고, 지금 저에게는 도움이 될 텐데 말이에요. 여기선 병원 방침이 환자들의 숙면 한두 시간보다 훨씬 더 중요한 것 같더군요. 그게 이 병원 방침이래요. 비습관성 약물도 여기선 다 똑같이 관리되고 있어요. 의사가 4시간 간격으로 코데인* 한 알 반을 처방하면 다섯 시간째가 되기 전에는 약을 먹을 수가 없어요. 그러니까 '무슨 일이 있어도' 4시간이 되기 전에는 안 된다는 개념이죠. 습관성이건 아니건 말이에요. 아직 개념이 바뀌지 않았어요. 환자에게 통증이 있고, 그 약은 통증이 있을 때 필요한 약이잖아요. 4시간

• 아편에 들어 있는 알칼로이드. 중독의 위험이 적어 기침약, 진통제 등으로 쓰인다.

간격이라는 게 무슨 의미가 있냐고요? 더구나 습관성 약물도 아닌데.

의사 그러니까 환자 개인에게 좀 더 관심을 가져주지 않는 게 불만이신가요? 개인적인 간호랄까? 수녀님의 감정은 거기서 연유하는 건가요?

환자 환자 개인에 관한 문제가 아니에요. 그 사람들은 고통이 뭔지 몰라요. 그 사람들이 한 번도 그런 고통을……

의사 수녀님이 가장 걱정하시는 부분이 바로 고통인가요?

환자 제가 만났던 암 환자들과 제가 가장 걱정하는 부분이죠. 아편 중독자가 될 만큼 오래 살지도 못할 사람들한테 진통제를 충분히 주지 않는다는 사실에 분노를 느껴요. 별관 건물에는 주사기를 등 뒤에 숨기고 다니는 간호사도 있더군요. 주사를 놓기 직전까지 가능한 한 진통제를 맞지 말라고 설득하기 위해서 말이에요. 그 간호사는 자기가 환자를 마약 중독자로 만들까 봐 두려운 거겠죠. 하지만 환자는 그만큼 오래 살지도 못해요. 환자들은 진통제를 쓸 자격이 있어요. 먹을 수도 없고, 잠을 잘 수도 없고, 엄청난 고통 속에서 겨우 살아 있는 것뿐이잖아요. 진통제를 맞으면, 최소한 몸이 편안해지고, 제대로 살 수가 있고, 즐길 수도 있고, 얘기를 할 수도 있어요. 진정으로 살아 있는 거죠. 하지만 그렇지 않으면 그저 누군가가 자비를 베풀어서 고통이 사라지게 해주기만을 절망적으로 기다리고 있어야 해요.

목사 이 병원에 오기 시작하면서 경험하신 일들인가요?

환자 네. 그래요. 제가 직접 보았어요. 어떤 층에서는 그런 일들이 흔하게 일어나요. 같은 그룹의 간호사들이 근무를 하니까요. 우리 마음속 무언가가, 더는 고통을 존중하지 않는 것 같아요.

목사 그걸 어떻게 설명하시겠어요?

환자 바빠서 그렇겠죠. 부디 바빠서 그런 것이면 좋겠습니다.

의사 무슨 뜻이죠?

환자 지나가다가 간호사들이 수다를 떨면서 쉬고 있는 모습을 봐요. 그러면 정말 화가 나죠. 간호사의 휴식 시간 중에는 간호조무사가 와서는, 열쇠를 갖고 있는 간호사가 아래층에 내려갔다면서 좀 기다리라고 말해요. 사실 환자는 간호사가 식사하러 가기 전에 약을 달라고 했는데 말이에요. 저는 각 층마다 진통제를 처방하는 사람이 한 명씩 있어야 한다고 생각해요. 그러면 누가 와줄 때까지 30여 분 동안 진땀을 흘리면서 기다릴 필요가 없잖아요. 어쩔 땐 45분씩 기다리기도 해요. 간호사들은 환자를 최우선으로 돌보지 않아요. 그저 전화를 받고 의사들이 남겨놓은 새로운 업무, 새로운 지시 사항만 들여다볼 뿐이죠. 그 사람들은 이 일을 최우선으로 생각하고 진통제가 필요한 환자가 있는지 살피지 않아요.

의사 이제 화제를 좀…… 바꾸어도 될까요? 되도록 다양한 주제를 다루고 싶어서요. 괜찮으시겠습니까?

환자 그럼요.

의사 전에 다섯 살짜리와 열아홉 살짜리 아이가 죽어가는 것을 보았다고 말씀하셨죠? 그 문제에 대해 어떤 생각을 갖고 계신 가요? 이 문제에 대해 어떤 그림이나 환상 같은 걸 갖고 계신 가요?

환자 그러니까 그 문제를 어떻게 받아들이고 있냐고요?

의사 네. 사실 수녀님께서는 이미 이 질문에 부분적으로 대답을 하셨어요. 혼자 있고 싶지 않다고 하셨죠. 위급한 상황에 처했을 때, 즉 통증 때문이건 설사 때문이건 혹은 그 외에 누군가의 도움이 필요한 상황에 말입니다. 그 얘긴, 혼자 있고 싶지 않다는 뜻이겠죠? 또 한 가지는 통증에 관한 거죠. 만약 죽게 된다면, 분노와 통증과 외로움이 없는 죽음을 원하신다는 거죠.

환자 바로 그거예요.

의사 그 외에 중요하다고 생각하는 점들이 있으신가요? 저희가 생각해야 할 것들이랄까요? 수녀님뿐 아니라 다른 환자들과 관련해서?

환자 D. F. 씨가 떠오르는군요. 그 사람은 자기 병실에 앉아서 텅 빈 벽을 바라보고 있는 걸 끔찍이 싫어했어요. 텅 빈 벽은 참 보기 싫죠. 그런데 아까 말했던, 그 진통제를 안 주는 간호사가 아름다운 스위스 풍경이 담긴 사진들을 그에게 가져다주었어요. 그래서 우리가 그 사진들을 그 병실 벽에 붙였죠. 그 사람이 죽기 전에, 간호사한테 그 사진들을 저한테 주라고 했다더군요. 그 사람 병실에 몇 번 갔었는데 그 사진들이 그에게 얼마나 큰 의미가 있는지를 알았기 때문에 액자로 만들었어요. 아까 말했던 그 열아홉 살짜리 여자아이 엄마가 병원에서 매일 딸과 함께 지냈는데, 그분이 판지를 가져다주어서 그걸 오려서 사진을 그 위에 붙였어요. 관리자에게 허락을 구하진 않았어요. 테이프 같은 건 벽을 망가뜨리지 않으니까요. 그런데 관리자가 그게 못마땅했나 봐요. 이 병원에는 관료주의가 만연해 있어요. 그러니까 제 말은, 그 아름다운 사진들을 보면서 환자들이 하나님까지는 아니더라도 삶과 인생에 대해서 생각해 볼 수 있잖아요. 사실 전 자연에서 신의 존재를 느끼거든요. 제가 하고 싶은 얘기는, 우리가 이 세상의 일부임을 깨닫게 해주는 무언가가 있으면 외롭지 않다는 거죠. 그만큼 D. F. 씨에겐 그 사진들이 소중했어요. S라는 여자아이는 항상 꽃에 둘러싸여 있었고, 수도 없이 전화가 왔고, 면회가 허락되었고, 친구들이 자주 찾아왔어요. 만약 아이의 상태가 위중하다고 찾아온 사람들을 모두 돌려보냈다면 아마 그 아인 무척 힘들어했을 거예요. 극심한 통증을 느낄 때조차도 곁에 사람이 있으면 그 아이는 생기가 도는 것 같았어요. 말조차 할 수 없었는데도 말이에요. 가끔 그 아이 생각이 나요. 제 동료 수녀들은 일주일에 한 번씩 절 찾아와요. 그나마도 어쩔 땐 건너뛰기도 하죠. 그래서 전 이곳을 찾아오는 사람들이나 여기서 제가 방문했던 환자들하고 최대한 가깝게 지내려고 노력해요. 눈물이 나거나 우울할 때면 저 자신에 대한 생각, 통증이 있는지 없는지에 대한 생각을 멈추고 몸을 일으켜서 다른 사람들에게 가서 그들에게 집중해요. 그러면 제 문제들을 잊을 수가 있고…….

의사 더는 그렇게 할 수 없을 땐 어떻게 하시죠?

환자 그러면 저는…… 그럴 땐 저에게도 사람들이 필요한데 사람들이 오지 않아요.

의사 하지만 수녀님, 그런 문제라면 저희가 도와드릴 수 있어요.

환자 네. 그런데 지금까진 아무도 그렇게 해준 적이 없어요. (울음)

의사 하지만 이젠 그렇게 될 거예요. 그게 저희 목표 중 하나거든요.

목사 그러니까 아무도 찾아와주지 않았다는 건가요? 수녀님이 필요로 할 때?

환자 아주 드문 일이었어요. 제가 말한 것처럼, 사람들은 아픈 사람들한테 가까이 오지 않아요. 몸이 아프면 얘기조차 하고 싶지 않을 거라고 생각하죠. 하지만 대답을 할 수 없어도, 그냥 곁에 있어주기만 해도, 혼자가 아니라는 생각이 들잖아요. 병문안을 온 사람들이라면 그래야 하잖아요. 그 사실을 아는 사람들이라면, 기도에 관해 열변을 토하는 대신 그저 가만히 앉아 주의 기도를 함께 나지막이 읊어준다면, "하늘에 계신 우리 아버지" 하고 나서 그다음 구절이 영 떠오르지 않아 한동안 기도를 하지 못했던 환자들을 위해 그렇게 해준다면 얼마나 좋을까요. 그러면 환자는 다시금 뭔가 의미 있는 일을 떠올릴 수 있게 되잖아요. 제가 아무것도 베풀 수 없게 되면 사람들은 절 떠나요. 제가 베풀 수 있다면……. 하지만 제가 얼마나 그들을 필요로 하는지는 모르는 사람들이 많아요.

의사 맞아요. (대화 겹침.)

환자 제가 심하게 아프지 않을 땐 저도 사람들한테 도움을 많이 받아요. 하지만 그땐 제가 그렇게 절박하지가 않아요.

의사 수녀님은 아무것도 베풀 수 없을 때 가장 절박해지시죠.

환자 맞아요. 그리고 몸이 아플 때마다 전 경제적인 문제에 관한 걱정을 많이 해요. 이번엔 또 병원비가 얼마나 들까? 어떤 때 제가 다시 퇴원을 하게 되면 다시 일을 할 수 있을지도 걱정돼요. 또 어떤 땐 내가 앞으로도 계속 이렇게 심각하게 아파서 항상 누군가에게 의지하면서 살아야 하면 어쩌나 걱정되기도 해요. 매번 항상 다른 문제가 있기 때문에 전 항상 도움이 필요해요.

의사 병원 밖은 어떻게 돌아가고 있나요? 저희는 수녀님의 배경이라든가 어떻게 생활하시는지에 관해서는 전혀 아는 바가 없어요. 다시 일을 할 수 없게 되면 어떻게 되죠? 그러면 교단에서 도움을 주나요? 아니면 일하던 병원이나 가족이 도움을 주나요? 누가 수녀님을 돕죠?

환자 물론 다들 도움을 주죠. 제가 일하던 수녀 병원에는 세 차례나 입원했었어요. 야간 근무를 하다가 너무 통증이 심해서 숨을 쉴 수도 없었어요. 간신히 복도를 걸어가서 간호사실에 노크를 했더니 주사를 한 대 놓아주고는 절 양호실에 있게 하더군요. 거긴 수녀 병원이에요. 수녀들만 갈 수 있는 병원이라 참 쓸쓸하죠. TV도 라디오도 없어요. 그런 것들은 우리의 삶에 아예 없어요. 가끔 교육적 목적으로 보는 걸 제외하면요. 하지만 찾아오는 사람들이 없을 땐 그런 것들이 필요하잖아요. 그런데 절대 안 된다는 거예요. 통증이 잦아들고 어느 정도 견딜 만해졌을 때 의사한테 가서 그런 얘기를 했더니, 바로 절 퇴원시키더군요. 심리적인 측면에서 사람들하고 어울려야 한다고 판단한 거죠. 혼자 힘으로 방으로 가서 누울 수 있고 하루에 네댓 번 옷을 갈아입을 수 있고 식사를 하러 내려갈 수 있을 땐, 적어도 제가 이 세상의 일부라는 생각이 들어요. 그렇게 외롭지는 않아요. 비록 성당에서 수시로 앉아야 하고, 몸이 아파서 기도조차 할 수 없지만, 그래도 다른 사람들과 함께 있잖아요. 무슨 뜻인지 아시겠어요?

의사 알고말고요. 수녀님이 외로움을 그토록 끔찍하게 싫어하는 이유가 뭐라고 생각하세요?

환자 제 생각엔, 아니, 제가 외로움 자체를 끔찍하게 싫어하는 건 아니에요. 왜냐하면 저도 혼자 있고 싶을 때가 있으니까요. 그런 얘기가 아니에요. 하지만 제가 저 자신을 돌볼 수 없을 때 혼자 방치되는 게 문제죠. 제 상태가 좋아져서 사람들의 도움이 필요하지 않을 땐 괜찮겠죠. 하지만 전, 혼자 죽는 것 자체가 두려운 건 아니에요. 머리를 쥐어뜯고 싶은 통증으로 고문당하는 게 두려운 거죠. 며칠 동안 목욕을 하지 못해도 어쩔 수가 없어요. 목욕을 하는 게 보통 힘든 일이 아니니까요. 하지만 그렇게 점점 덜 인간다워지는 거잖아요.

목사 그러니까 최대한 품위를 지키며 살고 싶다는 말씀이시군요.

환자 네. 그리고 때로는 그게 혼자 힘으로 안 될 때가 있어요.

의사 저희가 지난 1년 동안 여기서 해왔던 일들, 여러 방면으로 애써왔던 일들에 대해 많은 얘기해주고 계시네요. 그 점을 정확히 짚어주셨어요.

환자　여전히 인간답게 살고 싶은 거죠.

의사　한 사람의 인간으로요.

환자　다른 얘기를 해드리죠. 작년에 이 병원에서 퇴원을 했어요. 다리가 부러져서 휠체어를 타고 수녀 병원으로 돌아가야 했죠. 병적 골절*이었어요. 그런데 제 휠체어를 밀어주었던 친절한 사람들은 제가 가고 싶은 곳이 아니라 자기들이 가고 싶은 곳으로 저를 끌고 다녔어요. 어디를 가고 싶다고 매번 말할 수는 없잖아요. 모든 사람들에게 화장실에 가고 싶다고 말하고 그 사람들을 화장실 밖에서 기다리게 하느니, 차라리 팔이 아프더라도 혼자 휠체어를 밀고 가는 편이 낫겠더라고요. 무슨 뜻인지 아시겠어요? 사람들은 제가 무척 독립적이라고들 하는데, 실은 그렇지가 않아요. 그 사람들이 저의 품위를 훼손하기 때문에 제가 지키려고 하는 것뿐이에요. 제가 정말 도움이 필요한 상황이라면 그런 생각 때문에 그들의 도움을 거절하진 않겠죠. 하지만 많은 사람들이 주는 이런 식의 도움은 오히려 저를 힘들게 해요. 무슨 뜻인지 아시겠어요? 그들이 좋은 마음으로 하는 일이라는 건 알지만 전 그 사람들이 빨리 가주기만 바라죠. 예를 들면, 우리 수녀원에 항상 우리를 돌봐주고 이런저런 도움을 주겠다고 나서는 수녀님이 한 분 계신데, 제가 도움을 마

---

* 뼈에 기초적 질환이 있어 약해져 있는 상태여서, 통상적으로 골절되지 않는 미미한 외부의 압력에 의해 골절이 일어나는 현상.

다하면 거절당했다고 생각하시는 거예요. 그 수녀님 도움을 거절하면 죄책감이 들어요. 그 수녀님은 척추 보조기를 하셨거든요. 건강도 좋지 않은, 나이가 일흔일곱인 수녀들을 간호 수녀로 배정했다니까요. 저는 항상 아침에 일어나서 다른 사람이 도와주기 전에 제 침대 등판을 세워요. 그 수녀님이 와서 그걸 해주겠다고 하시는데 제가 거절을 하면, 제가 간호사로서의 그 수녀님을 거부했다고 생각하시는 거예요. 저는 이를 악물고는 제발 다음 날 그 수녀님이 절 찾아와서, 간밤에 등이 얼마나 아팠는지 하소연하지 말았으면 좋겠다고 생각하죠. 왜냐하면 그게 다 저 때문인 것 같거든요.

목사 그러니까 그분은, 어떤 식으로든 대가를 치르게 하시는군요.

환자 맞아요.

목사 화제를 바꾸어볼까요?

의사 힘드시면 언제든 말씀하세요. 아셨죠?

환자 그럴게요. 계속하세요. 어차피 하루 종일 쉬는 게 일인걸요.

목사 종교적인 측면에서 보면, 투병 생활이 신앙에 어떤 영향을 미쳤나요? 병이 신에 대한 믿음을 강하게 만들었나요, 아니면 약하게 만들었나요?

환자 제 병이 신앙에 영향을 미쳤다고 생각하지 않아요. 그런 관점에서 생각해본 적은 한 번도 없어요. 저는 수녀가 되어 저의 삶을 하나님께 바치기로 마음먹은 사람이에요. 의사가 되어서 선교 활동을 하고 싶었어요. 물론, 그런 일들을 하나도 하지 못했지만요. 전 이 나라를 떠나본 적이 없어요. 오랫동안 병을 앓았으니까요. 지금은 그 일을 하기엔……. 하나님을 위해서 무슨 일을 할지 일찌감치 결정을 한 셈이죠. 그런 일들에 마음이 끌렸고, 그게 하나님의 뜻이라고 생각했어요. 하지만 그게 아니었나 봐요. 그래서 말하자면, 마음을 접었어요. 하지만 만약 다시 건강을 찾게 된다면 그런 일을 해보고 싶어요. 의학을 공부해보고 싶어요. 의사가 되어 선교 활동을 한다는 건 대단한 일이잖아요. 간호사보다 훨씬. 정부가 간호사들에 대해서는 규제를 너무 많이 해요.

하지만 저의 신앙은, 제 생각에는, 이 병원에 와서 가장 큰 시련을 겪은 것 같아요. 제가 앓았던 병 때문이 아니라, 맞은편 병실에 있던 환자 때문이었죠. 아주 친절한 유대인 남자였어요. 저쪽에 있는 조그만 방, 엑스레이실에서 만났어요. 우리 둘 다 촬영을 기다리고 있었는데 그 사람이 느닷없이 저한테, "뭐가 그렇게 기분이 좋으세요?" 하고 묻더군요. 전 그 사람을 바라보고 말했어요. "특별히 기분이 좋다고 말하긴 좀 그렇지만 저한테 일어날 일이 두렵진 않아요. 그걸 묻는 거라면요." 그 사람 표정이 참 냉소적이었어요. 우린 그렇게 처음 알게 되었는데, 알고 보니 그 사람과 전 서로 맞은편 병실을 쓰고 있더라고요. 유대인인데도 그 사람은 유대교 전통을 일절 따르지 않았고, 그동안 자기가 만났던 모든 랍비들을 경멸한다고 했어요. 그 사람이 저한테 오더니, 이 세상에 신 따위는 존재하지 않는다고 하더군요. 인간이 필요에 의해서 만들어낸 것일 뿐이라고. 전 한 번도 그렇게 생각해본 적이 없었는데, 그 사람은 정말 그렇게 믿고 있었어요. 아마 사후 세계를 믿지 않기 때문에 그렇게 생각했던 것 같아요. 제 옆에 있던 간호사는 불가지론자였는데, 물론 이 세상을 창조한 신은 있을지도 모른다고 하더군요. 두 사람이 저에게 얘기를 하는 걸 보니, 아마 저한테 그런 얘기를 하고 싶었나 봐요. 두 사람이 먼저 시작했어요. 그 간호사가 저한테 이렇게 말했어요. "하지만 세상을 만들어놓은 뒤에는 신이 별로 신경을 안 쓴 것 같아요." 솔직히 여기 오기 전엔 그렇게 말하는 사람들을 만나본 적이 없었어요. 그때 저의 신앙심이 처음 시험대에 올랐어요. "물론 하나님은 있어요. 자연을 보세요."라고 말할 때마다 말이에요. 전 그렇게 배웠거든요.

목사 그 사람들이 수녀님에게 도전을 한 건가요?

환자 네. 그뿐만 아니라, 절 가르쳤던 사람들에게도 도전한 거죠. 절 가르쳤던 사람들이 이런 것들을 스스로 깨우친 이 사람들보다 더 많이 안다고 말할 수 있을까요? 무슨 뜻이냐 하면, 생각해보니 저에겐 종교가 없더라고요. 전 다른 사람의 종교를 믿고 있었던 거예요. 제가 M 때문에 이렇게 됐어요. 다 M 때문이에요. 조금 전에 말했던 그 사람요. 그 사람은 항상 냉소적이에요. 간호사의 경우엔 이런 식이에요. "전 로마 가톨릭교회를 끔찍이 싫어하는데, 왜 수녀님을 보살펴드려야 하는지 모르겠어요." 약을 주면서 저한테 그렇게 말하는 거예요. 절 화나게 하려고, 아주 살짝 화나게 하려고 그러는 거죠. 하지만 M은 아주 정중하죠. 그 사람은 저한테 이렇게 말해요. "수녀님, 무슨 얘기를 하고 싶으세요? 전 바라바* 얘기를 하고 싶은데요." 그러면 제가 "이봐요, M. 예수님 얘기 대신 바라바 얘기를 할 순 없어요."라고 말해요. 그럼 그 사람이 "저, 그런데 그 두 사람이 어떻게 다르다는 거죠? 기분 상해하진 마시고요, 수녀님." 하고 물어요. 그 사람은 항상 저에게 정중하려고 노력하지만 그러면서도 항상 시비를 걸어요. 꼭 장난을 치는 것처럼요.

의사 그 사람을 좋아하세요?

환자 좋아해요. 지금도 좋아해요.

의사 이게 지금 일어나고 있는 일인가요? 지금도 이 병원에 계신 분인가요?

환자 아뇨. 제가 두 번째로 입원했을 때 일어났던 일이에요. 하지만 그 뒤로 친구로 지내고 있죠.

의사 지금도 연락을 하시나요?

환자 얼마 전에 왔었어요. 네, 저한테 꽃다발도 보내주었어요. 그 사람을 통해서 전 다시 신앙을 얻었어요. 이제 다른 사람의 신앙이 아닌, 진짜 저의 신앙이 된 셈이죠. 다른 사람의 이론이 아니에요. 하나님의 섭리를 전부 다 이해할 수는 없고, 이 세상에는 많은 일들이 일어나고 있지만, 하나님이 위대한 분이라는 건 분명히 알고 있어요. 죽어가는 아이들을 보면, 그들의 부모들과 모든 사람들은 말하죠. 종교고 뭐고 다 쓸데없다고. 그럼 전 말해요. "하나님은 사랑입니다."라고. 그리고 이제 그건 저

• 예수 대신 석방된 도둑의 이름.

의 진심이에요. 그냥 하는 말이 아니라 진심으로 그렇게 믿어요. 만약 하나님이 사랑이라면, 그 사람의 삶에서 가장 적절한 때가 언제인지도 아시겠죠. 만약 그들이 조금 더 산다면, 혹은 조금 덜 산다면, 그들은 영원을 얻지 못하거나 처벌로서의 영원을 얻게 되고, 그렇게 되면 지금보다 더 나쁠 거예요. 이게 바로 하나님의 사랑 안에서 제가 어리고 죄 없는 아이들의 죽음을 이해하는 방식이에요.

의사 아주 개인적인 질문을 드려도 될까요?

목사 잠깐 한 가지만, 한 가지만 짚고 넘어갈게요. 제가 이해한 바로는, 처음 발병했을 때보다 수녀님은 신앙 안에서 좀 더 강해졌고 자신의 병을 더 잘 받아들이게 되었다고 말씀하시는 것 같은데, 맞나요?

환자 아니요. 이건 제 병과 상관없이 종교적인 관점에서 말한 거예요. 병 때문이 아니라, M이 저의 신앙에 도전했기 때문이었어요. 본인은 그럴 의도가 없었지만.

의사 이젠 다른 사람이 가르쳐준 믿음이 아니라 수녀님 자신의 믿음이라는 거군요.

목사 인간관계를 통해 얻으셨군요.

환자 이곳에서 얻었어요. 바로 여기 이 병원에서 일어난 일이에요. 그러니까 제 말은, 지난 몇 년 동안 노력했고 그 속에서 제가 성장했어요. 그래서 지금은 진정한 믿음과 신뢰가 무엇인지 알고 있어요. 예전에는 그 두 가지를 잘 이해하기 위해 항상 여기저기 기웃거렸죠. 물론 전보다 많은 걸 알게 된 지금도 여전히 알아야 할 게 많다는 사실은 변하지 않았지만요. 전 M한테 이렇게 말해요. "만약 이 세상에 신이 없다면, 난 잃을 게 없어요. 하지만 신이 있다면, 난 그분이 받아 마땅한 경배를, 지금 내가 할 수 있는 최대한의 경배를 드리고 있는 거예요." 예전에는 다른 사람의 신앙이었고, 일종의 자동화였고, 제가 받은 교육의 결과였어요. 전 하나님을 찬양하는 게 아니었어요. 전 그렇다고 생각했지만요. 하지만 그때 만약 누가 저에게, 당신은 하나님을 믿는 게 아니라고 말했다면, 아마 전 모욕감을 느꼈을 거예요. 하지만 지금은 그 차이를 알게 되었어요.

목사 박사님, 다른 질문을 하려고 하셨죠?

의사 네. 그런데 5분 뒤에 마쳐야 해요. 다음에 계속해야 할 것 같아요.

환자 어떤 환자가 제게 했던 말을 해드리죠. "제발 저한테 와서 이게 하나님의 뜻이라고 말하지 마세요."라고 하더군요. 저는 그 환자의 말에 분개하는 사람을 한 명도 못 봤어요. 그 환자는 세 아이를 남겨두고 떠나야 하는 스물일곱 살 엄마였거든요. "사람들이 그런 말을 할 때 정말 듣기 싫어요. 저도 알고 있지만 전 지금 고통 속에 살고 있잖아요. 아파서 괴로워할 때 상처에 소금을 뿌려선 안 되잖아요."라고 하더군요. 그럴 땐 그저 "많이 아프시죠." 같은 말들이 훨씬 나아요. 고통을 외면하면서 거기다 무언가를 더 보태어주는 대신 누군가 고통을 이해해주는 것 같은 기분이 드니까요. 건강해지면 그땐 괜찮겠지만요. 또 한 가지 하고 싶은 말은 사람들은 '암'이라는 단어를 쓰지 못한다는 거예요. 그 단어가 고통을 부르나 봐요.

의사 그런 단어들이 몇 가지 있죠.

환자 다른 사람들은 저보다 그런 단어들을 훨씬 더 많이 갖고 있더군요. 하지만 여러 면에서 암은 착한 병인 것 같아요. 저는 그 병을 통해 많은 걸 얻었어요. 친구도 많이 사귀었고 사람들도 많이 만났어요. 심장병이나 당뇨병이 암보다 훨씬 더 낫다고 봐야 하는지는 잘 모르겠어요. 복도에서 둘러보면, 제가 다른 병이 아닌 이 병을 갖고 있어서 다행이라는 생각이 들거든요. 다른 사람이 부럽지 않아요. 하지만 많이 아플 땐 이런 생각이 안 들죠. 그저 가만히 누워서 저 사람이 날 아프게 할지 아니면 도와줄지만 생각하게 되죠.

의사 어렸을 땐 어떤 소녀였나요? 수녀가 되기로 결심한 계기가 있나요? 가족의 결정 같은 거였나요?

환자 저희 가족 중에 수녀는 저 혼자예요. 형제가 모두 열 명이에요. 남자 다섯, 여자 다섯. 전 아주 어렸을 때부터 꼭 수녀가 되고 싶었어요. 하지만 심리학을 공부하고 나서는 가끔 이런 생각이 들더군요. 혹시 튀고 싶어서 그런 진로를 선택한 건 아니었는지. 가족들에게 훨씬 더 사랑을 받았던 다른 자매들과 완전히 다른 선택을 하고 싶었던 건 아니었는지. 어머니는……다른 자매들은 집안일을 잘했는데 전 집안일보단 책을 더 좋아했거든요. 하지만 세월이 흐르면서 그게 아니라는 생각이 들더군요. 가끔은, 정말이지 너무나 힘이 들어서 수녀인 게 싫을 때면, 저는 이게 하나님의 뜻이라면 이 일을 받아들여야 한다는 사실을 떠올려요. 그렇지 않다면 오래전에 저에게 다른 길을 보여주셨을 테니까요. 사실 이 문제도 오랫동안 생각해봤는데, 저는 평생 저에겐 이 길뿐이라고 생각하면서 살았지만, 지금은 제가 어머니나 아내가 될 수도 있었을 거란 생각도 해요. 하지만 그때는 오직 이 일만이 내가 할 수 있고 해야만 하는 일이라고 생각했어요. 제 자유의사로 선택했기 때문에 결코 강요는 아니었지만 그땐 잘 몰랐어요. 수녀원에 들어간 게 열세 살 때였고 서원을 한 게 스무 살 때였으니 결정을 하기까지 6년이라는 시간이 있었던 셈이죠. 종신 서원을 하기까지 몇 년이 있었고요. 그러니까 결혼과 마찬가지로 모든 게 저 자신의 선택이었어요. 받아들이거나 혹은 거부하거나. 좀 더 완전한 삶을 만드는 것은 자신의 몫이죠.

의사 어머니가 아직 살아 계신가요?

환자 네, 살아 계세요.

의사 어머니는 어떤 분이신가요?

환자 아버지 어머니는 두 분 다 XY에서 이민 오셨어요. 어머니는 영어를 독학으로 배웠어요. 어머니는 아주 따뜻한 분이죠. 어머니는 아버지를 잘 이해하지 못했던 것 같아요. 아버지는 예술가였고 훌륭한 세일즈맨이었지만, 어머니는 내성적이고 말수가 적은 분이었어요. 이제 와서 생각해보면 어머니가 약간 불안 증세가 있지 않았나 하는 생각이 들어요. 어머니는 항상 삼가고 조심하는 태도를 중요하게 생각하는 분이라 우리 집안에는 외향적인 성격을 경시하는 분위기가 있었어요. 저에게 좀 그런 성향이 있었죠. 저는 밖으로 돌아다니기를 좋아했는데, 다른 자매들은 집에서 자수를 했고 어머닌 그걸 무척 뿌듯해 하셨어요. 전 여러 클럽에도 가입했어요. 그런데 요즘은 사람들이 절 보고 내성적이라고 하더군요. 전 평생 내성적이라는 말은……

의사 전 수녀님이 내성적인 분이라고 생각하지 않아요.

환자 2주 전에 그런 말을 들었다니까요. 사실 일상적인 대화 이상의 대화를 나눌 사람을 찾기가 쉽지는 않아요. 제가 관심을 갖고 있는 일들이 무척 많거든요. 그런 얘기를 나눌 사람이 없었어요. 단체 생활을 할 때면 종종 있는 일인데, 회계 담당자와 한 테이블에 앉게 되는 경우가 있잖아요. 수녀들 중에는 제가 받은 것 같은 교육을 받지 못한 사람들이 많은데, 그런 사람들은 저처럼 교육받은 사람들을 싫어하죠. 그러니까 그런 사람들이 자기들한테 우월 의식 같은 걸 느낄 거라고 생각하는 거예요. 그래서 그런 사람을 만나게 되면 곧바로 입을 다물고, 그런 생각을 할 빌미를 주지 않겠다고 작정해요. 하지만 교육은 사람을 오히려 겸손하게 만들지, 오만하게 만들진 않아요. 게다가 전 말투를 바꿀 생각이 없어요. 적절한 말이다 싶으면, 좀 더 쉬운 단어로 바꾸지 않아요. 그러면 그 사람들은 제가 무슨 대단한 얘기를 하는 거라고 생각하는데 사실은 그렇지 않아요. 저도 다른 사람들처럼 어린아이한테는 쉬운 말로 얘기할 수 있지만, 제가 만나는 사람들한테 일일이 맞추기 위해 대화의 수준을 바꾸진 않아요. 그럴 수 있으면 좋겠다고 생각한 적도 있어요. 제 말은 다른 사람이 원하는 사람이 되어야 한다고 생각한 적도 있다는 거죠. 하지만 이젠 그러고 싶지 않아요. 이젠 그 사람들도 절 받아들이는 법을 터득해야 한다고 생각해요. 그 사람들이 저를 너무 요구가 많은 사람이라고 여길 수도 있고, 그저 잠자코 기다리는 사람이라고 여길 수도 있겠지만, 어느 쪽이건 저에겐 큰 상관이 없어요. 사람들은 저에게 화를 내지만, 그 사람들이 제풀에 화를 내는 거죠. 딱히 제가 그들을 화나게 만드는 건 아니에요.

의사 수녀님도 사람들한테 화가 나시는군요.

환자 네, 화가 나요. 정작 본인들은 익숙하지 않은 주제에 관한 토론에는 전혀 관심도 없으면서, 절 보고는 내성적이라고 말하는 그 사람들한테도 화가 나요. 뉴스에도 관심이 없고 그날 무슨 일이 일어났는지도 관심이 없으면서. 그 사람들하고는 시민의 권리에 관한 얘기는 절대로 할 수가…….

의사 지금 누구 얘기를 하시는 건가요?

환자 우리 수녀원 수녀들요.

의사 아, 그렇군요. 계속 얘기를 하고 싶지만 이만 마쳐야 할 것 같습니다. 우리가 얼마나 오래 얘기했는지 아세요?

환자 아뇨. 한 시간쯤 됐나요?

의사 한 시간이 넘었어요.

환자 그랬군요. 대화에 몰입하다 보면 시간이 훌쩍 가버리죠.

목사 혹시 저희에게 묻고 싶은 게 있으신가요?

환자 제 얘기를 듣고 놀라셨나요?

의사 아뇨.

환자 저의 즉흥적인 성격 때문에요. 어쩌면 제가 기존에 갖고 계시던 이미지를 파괴한 건 아닌가…….

의사 수녀에 대한 이미지 말인가요?

환자 네.

목사 큰 감명을 받았어요, 그 점은 말씀드릴 수 있어요.

환자 하지만 저의 이미지 때문에 누군가에게 상처를 주었다면 그건 정말 제가 원치 않는 일이에요.

의사 아뇨, 그러지 않으셨어요.

환자 말하자면, 수녀들이나 의사들이나 혹은 간호사들에 대해 나쁜 인식을 갖지 않으셨으면 좋겠어요.

의사 그럴 것 같진 않습니다. 아시겠죠? 저희는 그저 있는 그대로의 수녀님의 모습을 보고 싶었습니다.

환자 가끔은 제가 그 사람들을 힘들게 하는 게 아닌가 하는 생각이 들어요.

의사 가끔은 그럴 때도 있을 거예요.

환자 말하자면, 제가 간호사이고 또 수녀이기 때문에 그 사람들이 절 다루기 힘든 건 아닐까 하는 생각을 해요.

의사 수녀라는 신분의 가면을 쓰지 않은 모습을 볼 수 있어서 저는 기뻤어요. 본래의 수녀님 모습을요.

환자 이건 또 다른 얘긴데요. 그러니까 말하자면 저의 또 다른 문제인데요. 수녀원에서는 수녀복을 입지 않고는 방에서 나오지 않거든요. 여기선 그러기가 쉽지 않고…… 때로는 가운만

입고 병실을 나와야 하는 상황이 있어요. 저의 그런 행동에 수녀원 수녀들은 엄청 충격을 받았어요. 그것 때문에 수녀들이 절 이 병원에서 쫓아내려고 했어요. 제가 제대로 처신을 못하고 있고 사람들이 원하면 아무 때나 사람들을 제 병실에 들인다면서요. 그 모든 게 그 수녀들한테는 너무 충격적이었나 봐요. 정작 내게 필요한 걸 줄 생각은 안 하면서요. 좀 더 자주 찾아와주는 것 말이에요. 수녀원 양호실에 있을 때보다 여기 있을 때 더 자주 찾아와주면 좋겠는데, 두 달을 누워 있는데도 찾아와주는 수녀가 거의 없었어요. 물론 이해는 해요. 병원에서 일하는 수녀들이다 보니 여가 시간에는 병원에서 되도록 멀리 벗어나고 싶겠죠. 어쩐 일인지 제가 그 사람들을 필요로 하지 않는다는 인상을 주었나 봐요. 다시 와달라고 해도 안 믿는 눈치예요. 그 사람들을 저에게 힘이 있고 혼자서도 더 잘할 수 있고 그 사람들을 중요하지 않다고 생각하는 줄 알아요. 어쨌든 제가 애원할 수는 없는 노릇이잖아요.

목사 그렇게 되면 병문안의 의미가 없어지겠죠.

환자 그건 옳은 일이 아니에요. 저에게 필요한 것을 얻자고 애원할 수는 없어요.

목사 제 생각엔, 수녀님이 저희에게 아주 잘 설명해주셨어요. 아주 의미심장한 말씀이었어요. 환자로서의 품위의 중요성에 대해서요. 구걸할 필요도 주눅들 필요도 조종당할 필요도 없는 거죠.

의사 간단한 조언으로 오늘 인터뷰를 마무리할까 합니다. 조언이라는 말은 별로 마음에 안 듭니다만. 때로 우리가 엄청난 고통과 번민에 휩싸여 있는데 수녀님처럼 건강해 보인다면, 간호사로서는 수녀님이 언제 자신을 원하는지 혹은 원하지 않는지 알아내기가 무척 힘들 것 같아요. 때로는 요구하는 게 더 힘들겠지만 그건 애원하는 것과는 아주 다르다고 생각해요. 그렇지 않은가요? 어쩌면 그게 더 힘든 일일 수도 있어요.

환자 제가 지금 허리가 몹시 아파요. 방으로 돌아가는 길에 간호실에 들러서 진통제를 달라고 요구해야겠네요. 모르긴 해도 진통제를 요구하는 것 자체만으로 충분한 거 아닌가요? 멀쩡해 보이건 아니건, 통증이 있다는 뜻이니까요. 의사들이 그러더군요. 편안하게 지내려고 노력하라고. 다시 일을 시작하게 되면 통증이 있건 없건 식은땀을 흘리면서 수업을 끝내야 할 거라고. 다 좋은데, 전 의사들이 우리 환자들도 가끔은 통증으로부터 자유로워야 한다는 걸, 그저 휴식을 취하기 위해서라도 그래야 한다는 걸 좀 알아주었으면 좋겠어요.

이 인터뷰를 통해서 우리는 이 환자가 원하는 것이 무엇인지 분명히 알 수 있었다. 그녀는 분노와 증오로 가득 차 있었고 그러한 감정의 기원은 어린 시절로 거슬러 올라간다. 그녀는 열 형제 틈에서 소외감을 느끼며 자랐다. 다른 자매들이 집에서 자수를 하면서 어머니를 기쁘게 하는 동안 그녀는 아버지처럼 새로운 일을 하고 싶어 했고 여기저기 돌아다니고 싶어 했다. 그것은 어머니를 기쁘게 하는 일이 아니었다. 다른 자매들과 다르고 싶었고, 자기만의 정체성을 찾고 싶었고, 어머니가 원하는 착한 딸이 되고 싶었던 자신의 욕구를 수녀가 되는 것으로 타협했던 것 같다. 30대 후반이 되어서 병이 들고 요구가 많아지면서 '착한 딸'로 남아 있기가 더욱 힘들어졌다. 수녀들에 대한 그녀의 증오는 부분적으로는 그녀를 충분히 받아주지 않았던 어머니와 자매들에 대한 증오의 되풀이이며, 어린 시절에 느꼈던 거절당한 기분의 되풀이였다. 주변 사람들은 그녀의 분노와 증오의 기원을 이해하기보다는 그녀의 행동을 감정적으로 받아들이고 실생활 속에서 그녀를 더욱 외면했다. 그녀는 이러한 소외감을, 다른 환자들을 찾아가서 그들에게 필요한 것을 파악하고 그들을 대신해서 나서는 것으로 해소할 수 있었다. 그들의 욕구(실제로는 그녀 자신의 욕구)를 해소하면서 그와 동시에 그녀 자신의 불만을 표출하고 관심의 부족을 비난할 수 있었다. 바로 그런 적대적인 요구가 당연히 간호사들과의 관계를 소원하게 만들었고 그로 인해 그녀의 적대감을 좀 더 합리화할 수 있게 되었다.

인터뷰를 통해 그녀의 욕구 몇 가지가 해소되었다. 그녀는 비난이나 사적인 감정의 개입 없이, 적대적이고 까다로운 본래의 모습을 드러내는 것이 허용되었다. 그녀는 비난받기보다는 이해되었다. 분노를 발산하도록 허용되었다. 그 짐을 벗어던지는 순간 그녀는 또 다른 자신의 모습을 드러낼 수 있었다. 따뜻한 여자의 모습이었고, 사랑, 직관, 애정을 지닌 여자의 모습이었다. 그녀는 유대인 남자를 사랑한 것이 분명했고, 자신이 진정한 신앙을 찾은 것을 그의 공으로 돌렸다. 그는 그녀가 긴 자기 성찰의 시간을 갖도록 마음의 문을 열어주었고, 하나님에 대한 표면적인 믿음 대신 본질적인 믿음을 찾게 해주었다.

인터뷰 말미에 그녀는 이런 식으로 얘기할 기회를 더 갖게 해달라고 부탁했다. 그녀는 그 얘기를, 역시 화난 목소리로, 진통제를 요구하는 형태로 표현했다. 우리는 계속 그녀를 방문했다. 놀랍게도 그녀는 다른 죽어가는 환자들을 방문하는 것을 중단했고 간호사들에게도 훨씬 고분고분한 환자로 변해 있었다. 그녀가 간호사들을 덜 귀찮게 하자 간호사들은 그녀를 더욱 자주 들여다보았다. 그러다가 결국 '환자를 더 잘 이해하기 위해' 우리와 만나고 싶다고 부탁하기에 이르렀다. 이 얼마나 큰 변화인가!

마지막에 가까워서 그녀를 방문했을 때 한번은 그녀가 나를 쳐다보면서, 그때까지 내가 한 번도 받아본 적 없었던 부탁을 했다. 바로 성경 한 챕터를 읽어달라는 것이었다. 그 무렵 그녀는 이미 몹시 쇠약해진 상태였기 때문에 머리를 베개에 기댄 채 어떤 페이지를 읽을지 어떤 페이지를 넘어갈지만 알려주었다.

사실 나는 그 일이 별로 내키지 않았다. 내가 들어주곤 했던 다른 환자들의 부탁과는 전혀 다른, 좀 이상한 부탁이었다. 등을 긁어달라거나 변기를 비워달라는 식의 부탁을 했더라면 아마 훨씬 마음이 편했을 것이다. 그러나 그녀의 부탁을 들어주겠다고 말했던 것을 기억하고 있었고, 그 순간 환자가 절실해 보였기 때문에 병원 원내 목사를 부르는 것은 좀 야박한 행동이라는 생각이 들었다. 문득 동료 의사들이 와서 날 보고 웃을지도 모른다는 섬뜩한 생각이 스쳤지만 내가 성경을 읽는 동안 다행히 아무도 병실에 들어오지 않았다.

나는 성경을 읽기는 했지만 건성으로 읽었다. 그녀가 눈을 감고 있었기 때문에 그녀의 반응을 파악하기도 어려웠다. 나는 그녀에게, 혹시 이게 수녀님의 마지막 행동화*냐고, 아니면 내가 이해하지 못하는 다른 무언가가 있냐고 물었다. 그때 그녀의 호탕한 웃음소리를 처음이자 마지막으로 들을 수 있었다. 감사와 유머가 담긴 웃음이었다. 그녀는 둘 다 맞지만 주요 목적은 아주 좋은 것이라고 말했다. 그 부탁은 나에 대한 마지막 시험일 뿐 아니라, 나에게 전하고 싶은 자신의 마지막 메시지라고 말했다. 그녀가 죽은 뒤 아주 오랜 시간 동안 자신을 기억해주길 바란다고……

며칠 뒤, 그녀가 수녀복을 갖추어 입고 작별 인사를 하려고 내 방으로 찾아왔다. 그녀는 기분이 무척 좋아 보였고, 행복해 보이기까지 했다. 그녀는 더는 모두에게 소외당한 성난 수녀가 아니었으며 수용까지는 아니더라도 마음의 평화를 얻고 수녀원으로 돌아가는 길이었다. 그녀는 얼마 후 수녀원에서 세상을 떠났다.

우리 중 상당수가 여전히 그녀를 기억하고 있다. 그녀가 일으킨 분란 때문이 아니라 그녀가 많은 이들에게 남긴 가르침 때문이었다. 그렇게 그녀의 생의 마지막 몇 달 동안, 그녀는 자신이 그토록 원하던 사람이 되었다. 다른 사람들과는 다르지만, 그럼에도 사랑받고 이해받는 사람.

• 말보다는 행동을 통해 강한 감정을 표현하는 것.

제5장

제3단계:
협상

Third
Stage:
Bargaining

목수의 도끼가 나무에게 자루를 달라 애원합니다. 나무가 그것을 내어줍니다.

타고르, 「길 잃은 새들」 71

3단계는 협상의 단계로, 이 시기에 대해서는 비교적 덜 알려져 있지만, 비록 짧은 시간일지라도 환자에게는 무척 도움이 되는 시간이다. 환자는 첫 단계에서 슬픈 사실을 받아들일 수 없었고 두 번째 단계에서 신에게 분노했다면, 그다음엔 피할 수 없는 일을 조금 미룰 수도 있는 일종의 협상 단계에 성공적으로 진입하게 된다. 말하자면, '만약 하나님이 기어이 나를 지상에서 데려가실 생각이고 분노에 찬 나의 기도에 응답하지 않으실 거라면, 내가 좀 더 공손하게 부탁하면 들어주실지도 몰라.'라고 생각하는 시기다. 이것은 처음엔 고집을 부리다가 나중엔 애원하는 아이들의 모습을 통해 우리가 익히 알고 있는 반응이다. 아이들이 친구 집에서 하룻밤 자고 오겠다고 할 때 우리가 "안돼."라고 하면 아이들은 그 말을 받아들이지 않는다. 그들은 심통을 부리고 발을 동동 구른다. 방으로 들어가 문을 잠그고 우리를 거부하는 것으로 자신들의 분노를 표출한다. 그러나 그러면서도 한편으로는 다른 방법을 궁리한다. 그들은 다른 접근법을 생각해본다. 아이들은 결국 방에서 나와 보통 때 같으면 시켜도 하지 않았을 집안일을 돕겠다고 나선다. 그리고 이렇게 묻는다. "일주일 내내 말 잘 듣고 저녁마다 설거지하면 보내주실 거예요?" 협상이 받아들여지고 아이들이 앞서 거부당했던 것을 얻게 될 확률은 당연히 높지 않다.

시한부 환자들도 아이들과 비슷한 작전을 취한다. 환자는 과거의 경험을 통해 자신의 선한 행동이 보상을 받고 특별히 그의 소망이 이루어질 확률이 높지 않다는 것을 알고 있다. 그들의 소망은 거의 예외 없이 삶의 연장이며, 고통이나 육체적 불편이 없는 며칠을 보내는 것이 그다음이다. 종양으로 턱과 얼굴이 일그러진 어느 오페라 가수는 더는 무대에 설 수 없게 되자, "한 번만 더 공연을 할 수 있게 해주세요."라고 기도했다. 그것이 불가능한 일임을 깨닫는 순간, 그녀는 아마도 자신의 삶에서 가장 감동적인 공연을 펼쳤다. 그녀는 세미나실로 와서 반투명 유리창 뒤에서가 아니라 관객들 앞에서 얘기하고 싶다고 했다. 그녀는 병실로 돌아오라는 연락을 받을 때까지 자신이 살아온 이야기, 자신의 성공, 그리고 비극을 펼쳐놓았다. 담당 의사와 치과 의사가 방사선 치료를 위해 그녀의 치아를 전부 다 뽑을 준비를 하고 있다고 했다. 그녀는 자신의 얼굴을 영원히 가리고 다니게 되기 전에, 우리를 위해 한 번 더 노래를 부르고 싶다고 했다.

또 다른 환자는 극심한 통증과 불편을 호소했고 진통제 주사에 의존하고 있었기 때문에 집으로 돌아갈 수가 없었다. 그녀에게는 아들이 있었는데, 그는 환자가 소망했던 대로 결혼식을 준비하고 있었다. 그 멋진 날에 자신이 참석할 수 없으리라는 생각에 그녀는 몹시 상심했다. 그는 장남이었고 그녀가 가장 사랑하는 아들이었다. 여러 명이 힘을 합쳐 애쓴 덕분에 우리는 자기 최면법을 통해 몇 시간 동안 편안한 상태를 유지하는 방법을 그녀에게 가르쳐줄 수 있었다. 그녀는 아들의 결혼식에 참석할 수만 있다면 무슨 일이든 하겠다고 여러 가지 약속들을 했다. 결혼식 당일, 그녀는 우아한 부인이 되어 병원을 나섰다. 그녀가 실제로 어떤 상태인지 말했다면 그 누구도 믿지 않았을 것이다. 그녀는 '세상에서 가장 행복한 사람'이었고 환하게 빛을 발했다. 나는 그녀가 협상했던 시간이 지나고 나면 어떤 반응을 보일지 궁금했다. 병원으로 돌아왔을 때의 그녀의 모습을 지금도 잊을 수가 없다. 그녀는 몹시 지치고 피곤해 보였고, 내가 인사를 건네기도 전에, "저한테 아들이 하나 더 있다는 거 잊지 마세요!"라고 말했다.

협상이란 사실 다가올 일을 미루기 위한 노력에 다름 아니다. 협상에는 '선한 행동'에 대한 보상의 요구와, 스스로 정한 '시한'이 포함되어 있다(이를테면 한 번의 공연이나 아들의 결혼식 같은). 또한 이 한 가지 조건만 받아들여진다면 더는 바라지 않겠다는 철석같은 약속도 포함된다. 우리 환자들 중 그 누구도 '약속을 지키지 않았다'. 마치 "한 번만 용서해주시면 다시는 동생하고 싸우지 않을게요."라고 말하는 어린아이처럼. 말할 것도 없이 그 꼬마는 동생과 다시 싸운다. 오페라 가수가 한 번 더 공연하고 싶어

했던 것처럼. 그녀는 결국 공연을 더 하지 않고는 살 수 없다고 판단하고 이를 뽑기 전에 퇴원했다. 바로 위에서 설명했던 환자는 자신에게 아들이 한 명 더 있고 그 아들의 결혼식도 봐야 한다는 걸 우리가 인정하기 전에는 우리를 만나지 않으려 했다.

대부분의 협상은 하나님을 상대로 이루어지고 대체로 비밀에 부쳐지거나 아니면 함축적으로 언급되거나 목사의 집무실에서 드러난다. 관객 없이 개인적으로 이루어진 인터뷰에서 조금만 더 살 수만 있다면 "하나님께 내 삶을 바치겠다."거나 "평생 교회에서 봉사하며 살겠다."라고 말한 환자들이 상당수인 것이 놀라웠다. 환자 중 상당수는 (의사들이 자신들의 생명을 연장하는 데 그들의 지식을 사용해준다면) 자신의 신체 일부 혹은 전체를 의학계에 기증하겠다고 말했다.

심리학적으로 협상은 드러나지 않는 죄책감과 관련이 있기 때문에 환자들의 그러한 태도를 외면하지 않는 것이 좋다. 세심하고 현명한 목사나 의사라면 그런 말을 들었을 때, 환자가 교회에 좀 더 열심히 나가지 않은 것에 죄책감을 느끼고 있는지 아니면 그런 죄책감을 일으키는 좀 더 깊은 무의식적 소망이 있는지 알아볼 것이다. 환자를 돌보는 데 학제간의 협력이 도움이 된다고 보는 것도 바로 그런 이유에서이다. 목사는 종종 그런 근심을 가장 먼저 듣는 사람이기 때문이다. 우리는 그 시점에서 나서서, 환자가 지나친 죄책감('시한'을 넘긴 뒤의 추가 협상이나 지키지 못한 약속 때문에 가중된 죄책감) 때문에 과도한 두려움을 느끼거나 처벌을 바라지 않도록 돕는다.

제6장

제4단계 : 우울

Fourth

Stage:

Depression

인간의 마음의 현(絃)에 온 세상이 밀려들어 슬픔의
선율을 만들어냅니다.

타고르, 「길 잃은 새들」 44

시한부 환자가 더는 자신의 병을 부정할 수 없을 때, 수술이나 입원을 강요당할 때, 명확한 신체적 증상들이 나타나기 시작할 때, 수척해지고 허약해질 때, 환자는 자신의 상황을 웃어넘길 수가 없다. 무던함이나 극기심, 분노와 광분은 곧 엄청난 상실감으로 대체된다. 이 상실에는 여러 가지 유형이 있다. 유방암에 걸린 여자 환자는 외모에 대한 상실감을 느낄 것이고, 자궁암에 걸린 여자는 더는 자신이 여자가 아니라고 생각할 것이다. 오페라 가수였던 환자는 이를 뽑고 얼굴을 수술해야 한다는 통보를 듣고 충격, 혼란, 그리고 깊은 절망에 휩싸였다. 그러나 이것은 환자가 감당해야 할 여러 가지 상실 중 한 가지일 뿐이다.

광범위한 치료와 입원으로 인한 재정적 부담도 가중된다. 처음엔 더는 사치를 누릴 수 없을 것이고 나중에는 반드시 필요한 것들까지 감당할 여력이 없어질 것이다. 치료와 입원으로 인한 막

대한 의료 비용으로 인해 환자들은 자신들이 가진 유일한 자산을 처분해야 하는 상황에 처한다. 노후에 살기 위해 지어놓은 집을 더는 유지할 수 없고, 자식을 대학에 보낼 수 없고 그 외에도 많은 꿈들을 이룰 수 없다.

잦은 결근 때문에 혹은 정상적으로 일을 할 수가 없어서 직장을 잃기도 하고, 어머니와 아내들이 갑자기 가장이 되기도 하고, 아이들은 전과 같은 보살핌을 받을 수 없다. 어머니가 아픈 경우 어린아이들이 남의 집에 맡겨지기 때문에 환자의 슬픔과 죄책감이 가중된다.

지금까지 말한 것들은 환자를 돌보는 사람들이라면 누구나 알고 있는 우울증의 요인들이다. 그러나 준비성 우울의 단계야말로 시한부 환자들이 이 세상과 작별을 고하기 위해 스스로를 준비시키는 시간이라는 사실을 우리는 자주 잊는다. 우울을 두 가지로 구분한다면, 나는 반응성 우울과 준비성 우울로 구분하겠다. 첫 번째 유형인 반응성 우울은 본질적으로 준비성 우울과 다른 것이므로 다른 방식으로 다루어져야 한다.

이해심이 깊은 사람이라면 큰 어려움 없이 환자의 우울증의 원인을 짚어내고 우울증에 수반되는 불필요한 죄책감이나 수치심을 줄여줄 수 있을 것이다. 자신이 더는 여자가 아니라는 생각에 괴로워하는 환자에게는 그녀가 지닌 특별히 여성스러운 면을 칭찬해주어서 수술받기 이전과 마찬가지로 그녀가 여전히 여자임을 확인시켜줄 수도 있을 것이다. 유방 보형물은 암 환자들의 자긍심에 크게 기여하고 있다. 사회복지사나 의사, 병원 원내 목사는 환자의 고민을 남편과 상의하여 그녀가 자긍심을 회복할 수 있도록 도울 수도 있을 것이다. 환자의 집안 형편을 파악함으로써 큰 도움을 줄 수도 있을 것이다. 사회복지사나 병원 원내 목사는 가정의 상황을 개선함으로써 큰 도움을 줄 수 있을 것이다. 특히 어린아이들이나 외로운 노인들이 있는 경우에는 그들의 거처를 다시 고려해야 할 수도 있다. 우리는 중요한 문제들이 해결되었을 때 환자의 우울감이 얼마나 해소되는지를 보고 항상 놀라곤 한다. 제10장에 수록된 C 부인과의 인터뷰는 돌보아야 할 사람이 너무도 많고 그 어떤 도움도 기대할 수 없는 상황에서 자신의 병과 다가오는 죽음을 받아들일 수 없었던 환자의 사례를 보여준다. 그녀는 자신의 역할을 수행할 능력을 잃었지만 그녀의 역할을 대신할 사람이 아무도 없었다.

두 번째 유형인 준비성 우울은 과거의 상실 때문에 나타나는 것이 아니라 다가올 상실 때문에 나타나는 것이다. 슬퍼하는 사람들에 대한 우리의 초기 반응은, 너무 나쁜 쪽으로 혹은 절망적으로 생각하지 말라고 말하면서 기운을 북돋워주려고 애쓰는 것이다. 그것은 종종 우리 자신의 욕구의 표현이고 너무 오랫동안 우울한 얼굴을 참아주지 못하는 우리 자신의 무능함의 표현이다. 이러한 방식은 시한부 환자들 중 첫 번째 유형인 반응성 우울 증세를 보이는 사람들에게는 효과적인 접근 방식이다. 그런 어머니들은 아이들의 아버지가 일하는 동안 아이들이 집 정원에서 즐겁게 놀고 있음을 아는 것이 도움이 될 것이다. 아이들이 여전히 웃고 장난을 치고 파티에 가고 좋은 성적표를 받아 온다는 사실을 아는 것도 도움이 될 수 있다. 어머니가 없어도 아이들이 별 탈 없이 살아가고 있다는 증거이기 때문이다.

그러나 자신이 사랑하는 모든 것들을 곧 잃게 될 것을 준비하는 방편으로서의 우울, 수용의 단계로 접어들기 위한 방편으로서의 우울이라면 그러한 격려와 확인은 그다지 큰 의미가 없다. 그럴 때 환자에게 밝은 쪽으로 생각하라고 해서는 안 된다. 그것은 곧 다가올 죽음에 대해 생각하지 말라는 의미이기 때문이다. 그런 상황에서 환자에게 슬퍼하지 말라고 말하는 것은 이치에 맞지 않는다. 사랑하는 사람 한 명을 잃어도 슬픈 게 인지상정인데, 환자는 자기가 사랑하는 모든 것과 모든 사람을 잃어야 하는 상황이기 때문이다. 자신의 슬픔을 편안하게 표현하는 것이 허용될 때, 환자는 마지막 수용의 단계로 훨씬 더 수월하게 접어들고, 끊임없이 슬퍼하지 말라고 말하지 않고 우울의 단계에 그의 곁을 지켜주는 사람들에게 고마움을 느낄 것이다. 첫 번째 단계인 반응성 우울의 경우 환자는 하고 싶은 얘기가 많고 많은 언어적 교류를 원하며 종종 다양한 분야 전문가들의 적극적인 개입을 요구하는 반면, 두 번째 단계인 준비성 우울은 비교적 조용하다. 이 단계에서는 말이 전혀 혹은 거의 필요치 않다. 말보다는 말 없는 감정의 교류가 더 중요하고 때로는 그저 손을 잡아주거나, 머리를 쓰다듬어주거나, 조용히 곁에 있어주는 게 훨씬 더 효과적이다. 이 시기에 환자들은 그저 기도를 부탁하고, 지나간 일보다는 다가올 일에 몰두하기 시작한다. 이 시기에 환자의 기운을 북돋워주려는 문병객의 지나친 개입은 그의 감정적 준비 과정에 도움이 되기보다는 오히려 방해가 된다.

H 씨의 사례는 주변 사람들, 특히 환자의 직계 가족들이 환자의 욕구를 제대로 인지하고 이해하지 못해서 오히려 악화된 우울의 단계를 보여준다. 그는 건강했을 때 자신이 저지른 '잘못', 가족과 함께할 시간이 있을 때 그 기회를 놓쳐버린 것, 가족들을 좀 더 잘 부양할 수 없는 것에 대한 슬픔에 대해 설명하면서 두 가지 유형의 우울을 모두 보여주고 있다. 갈수록 몸이 허약해지고 한 남자로서 그리고 가장으로서의 능력을 상실해감에 따라 그의 우울도 깊어졌다. 예후가 좋다는 추가 치료의 기회가 생겨도 그의 기분은 나아지지 않았다. 인터뷰를 통해 우리는 그가 기꺼이 자신의 삶을 떠날 준비가 되었음을 알 수 있었다. 그는 자신이 죽을 준비가 되어 있는데도 살기 위한 투쟁을 강요당하는 상황을 서글퍼하고 있었다. 환자의 소망이나 죽음을 기꺼이 받아들이려는 마음가짐이 주위 사람들의 기대와 달라서 환자에게 엄청난 슬픔과 혼란을 야기하는 경우라고 말할 수 있다.

환자에게 도움을 주는 전문가들이 환자와 가족들 간의 괴리 혹은 갈등을 좀 더 명확히 인지한다면, 그들이 가족들에게 상황을 알려줌으로써 가족들에게 그리고 환자에게 큰 도움을 줄 수 있을 것이다. 이런 유형의 우울이야말로 환자가 수용과 평화의 상태에서 죽음을 맞이하기 위해 필요할 뿐 아니라 이로운 단계임을 알아야 한다. 고통과 불안을 이겨낸 환자들만이 그 단계에 도달할 수 있다. 만약 환자의 가족들이 이런 인식을 공유할 수 있다면 그들 역시 많은 불필요한 괴로움으로부터 벗어날 수 있다.

다음은 H 씨와의 첫 번째 인터뷰이다.

환자   아주 큰 소리로 말해야 합니까?

의사   아뇨, 괜찮습니다. 잘 안 들리면 저희가 얘기할게요. 편안한
한도 내에서 최대한 크게 말씀해주시면 됩니다. 본인이 커뮤니
케이션을 공부해왔기 때문에, 저희가 선생님을 정신적으로 활
기찬 상태로 유지할 수 있게 한다면, 아주 좋은 대화를 나눌
수 있을 거라고 말씀하셨죠?

환자   제가 지금 육체적으로 무척 어지럽고 지친 상태이기 때문
에 그런 말씀을 드렸습니다.

의사   '정신적으로 활기찬 상태'란 정확히 어떤 의미인가요?

환자   육체적으로 그런 상태가 아닌데도 좋은 것 같은 기분이 들
수도 있다는 거죠. 정신적으로 활기찬 상태라면 말입니다. 말
하자면, 좋은 소식을 듣거나 했을 때 기분이 무척 좋아지는 것
처럼요. 제 말은 그런 뜻이었습니다.

의사   나쁜 얘기는 접어두고 좋은 얘기만 하고 싶다는 의미인가요?

환자   그러실 건가요?

의사   그걸 원하세요?

환자   아, 아니에요. 전혀요⋯⋯.

목사   제가 보기엔 상담을 하는 동안 정신적인 지지가 필요하다
는 말씀이신 것 같은데요.

의사   네, 당연히 그래야죠.

환자 그러니까 제 말은, 제가 5분 이상 앉아 있으면 바닥으로 쓰러질 것 같거든요. 너무 피곤하고 통 앉아 있어보질 않아서요.

의사 좋습니다, 그렇다면 저희가 하고 싶은 얘기로 바로 들어가 보죠.

환자 좋습니다.

의사 저희는 사실 선생님에 대해 전혀 아는 바가 없습니다. 아무것도 아는 게 없어요. 저희는 환자의 차트부터 훑어보지 않고 한 사람의 인간으로서 환자와 대화를 나누는 법을 배우려고 노력하고 있거든요. 그러니까 인터뷰를 시작하기 위해, 나이, 직업, 병원에 얼마나 계셨는지에 대해 간단하게 말씀해주세요.

환자 입원한 지는 대충 2주 정도 되었고요. 직업은 화학공학 엔지니어입니다. 화학공학 학위가 있고 대학에서 커뮤니케이션 과목도 들었습니다.

의사 (잘 안 들림.)

환자 글쎄요, 별로 그런 것 같진 않아요. 제가 그 과목을 들을 땐 커뮤니케이션 과목이 있었는데, 제가 그 과목 수강을 마친 뒤에는 폐지됐거든요.

의사 그렇군요.

목사 어떤 계기로 커뮤니케이션에 관심을 갖게 되셨습니까? 화학공학 엔지니어로서 직업의 일부였나요? 아니면 그냥 본인이 관심이 있으셨나요?

환자 제가 관심이 있었습니다.

의사 이번에 이 병원에 어떻게 오게 되었죠? 입원은 처음이신가요?

환자 이 병원 입원은 처음입니다.

의사 어떤 병으로 오셨나요?

환자 암에 대한 추가적인 치료가 필요해서요. 4월에 수술을 받았는데…….

의사 올해 4월인가요?

환자 …… 다른 병원에서요.

의사 올해요? 그때 암 진단을 받으셨고요?

환자 그때 추가적 진단 없이 제가 이 병원에 입원시켜달라고 요구했고 병원에서 받아들여주었습니다.

의사 그 소식을 어떻게 받아들이셨죠? 4월에 암이 발견됐다고 하던가요?

환자 네.

의사 어떻게 받아들이셨죠? 어떤 방식으로 얘기하던가요?

환자 당연히 충격이었죠.

의사 물론 그러셨겠죠. 하지만 똑같은 충격이라도 사람마다 반응이 다르니까요.

환자 사실 충격 이상이었어요. 전혀 희망을 주지 않았거든요.

의사 전혀요?

환자 전혀요. 의사 말이 자기 아버지도 저하고 같은 병원에서 같은 의사한테 비슷한 수술을 받았는데 회복되지 못하고 1년 반만에 저와 같은 나이에 돌아가셨다고 하더라고요. 제가 할 수 있는 일이라고는 쓸쓸한 종말을 기다리는 것뿐이라는 식이었어요.

의사 그건 너무 잔인하네요. 자기 가족에게 일어난 일이라 그 의사가 그렇게 말했던 건지 궁금하네요.

환자 네, 결과적으로는 잔인했죠. 아마 그 의사가 실제로 그런 경험을 했기 때문에 그랬을 겁니다.

의사 그게 변명이 된다고 생각하시는군요. 이해할 수 있는 일이라고.

환자 네.

목사 의사가 그런 말을 했을 때 어떻게 반응하셨나요?

환자 그야 당연히 우울했고 그래서 의사 말대로 집에 머물면서 너무 무리하지 않고 쉬었어요. 하지만 결국 무리를 하고 말았죠. 좀 돌아다니기도 했고, 여기저기 방문하고, 이런저런 일들을 했어요. 그러다가 이 병원에 입원해서 제 상태에 희망이 있고 그리 절망적이지 않다는 사실을 알게 되었을 때, 제가 그동안 잘못했다는 걸 깨달았어요. 제가 너무 많이 움직였더라고요. 그때 제가 제대로 알았다면 지금쯤 상태가 아주 좋았을 텐데.

의사 너무 무리했다고 자신을 탓하시는 건가요?

환자 아뇨. 그런 뜻이 아니라, 제가 몰랐다는 거예요. 어느 한쪽의 잘못을 탓하는 게 아니에요. 이 병에 관해 자기만의 경험이 있었던 의사를 탓하는 것도 아니고, 전혀 지식이 없었던 저 자신을 탓하는 것도 아닙니다.

의사 그렇군요. 병원에 오기 전에 어떤 느낌 같은 게 오던가요?

어떤 증상이 있었나요? 통증이 있었나요? 아니면 뭔가 단단히 잘못됐다는 느낌이 들던가요?

환자 자꾸만 몸이 늘어졌어요. 그러다가 결국 대장의 상태가 아주 나빠져서 인공 항문 수술을 받게 되었죠. 제가 받은 수술이 바로 그거예요.

의사 그러셨군요. 제가 여쭙고 싶은 건 이 충격에 얼마나 준비가 되어 있었느냐 하는 거예요. 어떤 예감 같은 게 있으셨나요?

환자 전혀요.

의사 전혀요? 그럼 건강하셨군요. 건강한 사람으로 사셨던 게 언제까지였죠?

환자 병원에 가기 전까지요.

의사 병원엔 왜 가셨나요?

환자 변비와 설사가 반복되어서 의사한테 검진을 받으려고 갔어요.

의사 그러니까 그 말씀은 곧, 전혀 준비가 안 된 상태였다는 거네요.

환자 전혀요. 그게 다가 아니었어요. 병원에서 저를 두어 시간 만에 큰 병원으로 보냈고 제가 병원에서 의사를 만나고 나서 일주일 만에 바로 그 의사가 저를 수술했어요.

의사 그러니까 상황이 긴박하게 돌아갔군요. 그때 인공 항문 수술을 받으신 건가요?

환자 네.

의사 그럼요. 그건 받아들이기 힘든 일이죠. 그렇죠?

환자 네?

의사 받아들이기 힘든 일이라고요.

환자 아뇨. 인공 항문 수술은 쉬운 부분이에요.

의사 그 수술을 받아들이기 쉬웠다고요?

환자 문제는 그게 지극히 일부일 뿐이란 거죠. 다시 말해서, 인공 항문 수술로 여러 가지 다른 문제들이 드러났고, 그 문제들이 분명히 뭔가 심상치 않았다는 겁니다.

의사 사실 모든 게 상대적인 거니까요. 흠, 그러니까 인공 항문 수술이 고통스럽긴 하지만, 죽느냐 사느냐의 문제에 비하면 그건 모든 나쁜 일들 중에 가장 작은 것이란 말씀이시군요.

환자 그럼요. 만약 살 수만 있다면 그런 수술 따위는 아무것도 아니죠.

의사 네. 이 충격적인 소식을 접하고 나서, 죽는다는 게 과연 뭔지 생각해보셨겠네요. 얼마나 오래 살 수 있을지. 선생님 같은 남자분들은 그런 문제에 어떻게 대처하시죠?

환자 아…… 사실 제가 최근에 워낙 개인적인 슬픔을 많이 겪었기 때문에, 그렇게 엄청난 일처럼 느껴지진 않았어요.

의사 정말요?

목사 개인적인 슬픔이라면?

환자 일정 기간 동안 연거푸 여러 가지 일들을 겪었어요.

목사 그 얘기를 하고 싶으신가요?

환자 아 네, 하고 싶어요.

의사 개인적으로 많은 상실을 겪었다는 말씀이신가요?

환자 네, 아버지 어머니가 돌아가셨고, 형제가 죽었고, 스물여덟 살 된 딸도 두 아이를 남겨놓고 세상을 떠났어요. 그래서 우리 가 손자들을 지난 12월까지 3년간 보살폈어요. 그게 가장 힘 든 일이더군요. 아이들이 끊임없이 딸아이의 죽음을 일깨워주 었으니까요.

목사 아이들을 데리고 계셨으니 그러셨겠네요. 따님은 어쩌다가 죽었습니까?

환자 이란에서 폭염 때문에 죽었어요.

목사 해외에 나가 있었나요?

환자 1년 내내 그늘도 48도가 넘는 나라예요.

목사 집을 떠나 있었군요.

환자 그런 험한 생활을 견딜 수 있는 애가 아니었어요.

의사 자식이 또 있으신가요? 그 따님이 외동딸이었나요?

환자 아뇨, 셋이 더 있습니다.

의사 셋이 더 있으시군요. 다른 자식들은 어떤가요?

환자 다들 잘 지냅니다.

의사 잘 지낸다고요? 제가 이해가 안 가는 게 뭔지 아세요? 지 금 중년이시잖아요. 제가 아직 정확한 나이는 모르지만, 중년의 나이에 아버지 어머니를 잃는 경우는 종종 있죠. 하지만 딸을 잃는다는 건 정말 힘든 일일 거예요. 자식 문제는 항상 가장 고 통스럽죠. 그런데 왜 선생님은 그렇게 많은 상실을 겪다 보니 본인의 생명 따위는 하찮게 여겨진다는 듯이 말씀하시죠?

환자 그 질문에는 대답을 못하겠네요.

의사 역설적이네요. 그렇죠? 만약 선생님의 생명이 하찮게 여겨진다면 그걸 잃는 것이 아주 쉽기 때문인가요? 제 얘기가 어떤 의미인지 아시겠어요?

목사 전 선생님이 그런 의미로 말씀하신 건지 잘 모르겠네요. 그 말씀을 하시려던 거였나요? 확실히는 모르겠지만, 제가 듣기로는, 이미 다른 슬픔들을 겪었던 터라 암이라는 선고를 받았을 때 조금 다른 강도로 받아들였다는 말씀 같은데요.

환자 아뇨, 아닙니다, 그런 뜻이 아니었어요. 암 선고를 받은 것 외에도 저에게 다른 충격적인 일들이 있었다는 의미였어요. 하지만, 그러니까 그게, 무슨 뜻으로 한 얘기였는지, 어떤 중요한 문제가 담겨 있었는지는 좀 생각해봐야겠군요. 저에게 다른 자식이 셋이나 있는데 왜 삶보다 죽음에 대해 생각하는지 박사님이 질문을 하셨죠.

의사 밝은 면도 보아야 할 것 같아서 그 얘기를 꺼냈어요.

환자 네, 그게, 음, 알고 계실지 모르겠지만, 음, 이런 충격적인 일은 아버지 한 명이 아니라 가족 전체에 영향을 미치는 법이죠.

의사 네, 그건 사실입니다.

목사 부인께서도 무척 힘드셨겠죠?

환자 아내와 자식들 모두, 자식들 모두가 힘들었죠. 전 영안실에서 거의 살다시피 했다고 봐도 무방합니다.

의사 네, 한동안 그러셨겠네요.

（대화 섞임.)

환자 이런 식으로 계속되다 보니, 이게 해결되지 않은 슬픔의 문제가 된 것 같습니다.

의사 네. 그러니까 선생님은 이미 너무 많은 슬픔을 겪으셨기 때문에 더는 슬픔을 감당하기 힘들다는 말씀이군요.

환자 맞습니다.

의사 저희가 어떻게 도울 수 있을까요? 누가 선생님을 도울 수 있을까요? 이 문제를 도울 수 있는 사람이 있을까요?

환자 있을 것 같습니다.

의사 (분명치 않음.) 지금까지 누구든 선생님을 도운 사람이 있나요?

환자 박사님 외에는 누구에게도 부탁한 적 없어요.

의사 지금 저희가 얘기하는 것처럼 선생님과 얘기한 사람이 있나요?

환자 아뇨.

목사 그럼 다른 슬픔을 겪었을 때는 어떠셨나요? 따님이 죽었을 땐 얘기할 사람이 있었나요? 부인은 얘기할 사람이 있었나요? 아니면 두 분 다 슬픔을 가슴에만 담아두셨나요? 두 분은 서로 얘기한 적이 있으신가요?

환자 별로요.

목사 그저 가슴에 담아두셨나요?

의사 부인은 지금도 따님이 죽었을 때처럼 몹시 비통해하고 계신가요? 아니면 어느 정도 슬픔에서 헤어나셨나요?

환자 그야 알 수 없죠.

의사 부인은 표현을 잘 안 하는 편이신가요?

환자 그런 얘기를 안 하는 거죠. 말을 잘하는 사람이에요. 교사거든요.

의사 부인은 어떤 분이신가요?

환자 아내는 의욕이 넘치는 건강한 여자예요. 학기가 시작될 땐 기립 박수를 받고 학기가 끝나면 고가의 선물을 많이 받는 교사죠.

의사 보통이 아니시네요.

목사 그건 결코 쉽지 않은 일일 텐데요.

환자 맞습니다.

의사 그렇군요.

환자 그리고 아내는 저와 우리 가족을 위해 전력투구하는 사람이기도 하고요.

의사 제가 듣기에 부인은 곁에서 조금만 도움을 주면 이런 문제에 대해 얼마든지 얘기할 수 있는 분 같은데요.

환자 네, 그럴 것 같기도 해요. 왜 안 그렇겠어요.

의사 선생님이 이런 얘기를 부인과 나누는 게 두려우신 건가요, 아니면 부인이 이런 얘기를 꺼리시는 건가요?

환자 다시 한 번 말씀해주세요.

의사 두 분 중에 누가 이런 대화를 꺼리시죠?

환자 사실 우린 이런 대화를 한 적이 있어요. 그때 아내의 대답은 해외에서 손자들을 키우겠다는 거였죠. 그래서 올해까지 2년 동안 여름철에 해외에 나가 있었어요. 물론 그 비용은 사위가 부담했고요. 아이들은 12월까지 우리 부부와 살다가 제 아버지한테로 돌아갔어요. 그러고는 연말 휴가 기간에 아내가 아이들한테 갔다 왔어요. 올여름에는 한 달 동안 있다 왔죠. 원래는 두 달 동안 있다가 오려고 했는데 저 때문에 한 달만 있다 왔어요. 왜냐하면 그때 제가 요양 중이었거든요.

목사 부인의 생각이나 손주들에 대한 부인의 책임감에 대해 어디까지 얘기하고 싶으신지 잘 모르겠네요. 혹시 그런 상황이 선생님의 소통 능력 혹은 더는 부담을 주지 말아야 한다는 생각에 영향을 주었는지도 궁금하고요. 혹시 그런 느낌이 있으셨나요?

환자 아내와 저에겐 그것 말고도 여러 가지 문제들이 있어요. 하지만 지금 제가 말할 수 있는 건, 제 아내는 아주 외향적인 사람이고, 저는 지금도 걱정되는 게, 아내가 절 변변치 못한 사람이라고 생각한다는 거예요.

의사 어떤 면에서요?

환자 제가 돈을 충분히 못 벌었어요. 자식 넷을 키우다 보니 아내가 그렇게 생각하는 것도 당연하죠. 아내는 제가, 말하자면 우리 사위 같은 사람이 되기를 원했던 것 같아요. 막내아들을 잘 키우지 못한 것도 다 제 책임이라고 생각하고 있어요. 막내아들이 유전적인 특징을 갖고 있다는 거예요. 지금까지도 절 탓하고 있어요.

의사 부인이 선생님 탓을 하신다고요?

환자 네, 제 탓을 해요.

의사 아드님은 무슨 일을 하죠?

환자 해군에 있었는데 지금은 제대했어요.

의사 지금은 뭘 하고 있나요?

환자 그게, 일자리를 구해야겠죠. 예전에 재고 관리를 했었어요.

목사 다른 두 자제분은요?

환자 둘째 아들은…… 그 아이가 그렇게 된 것도 제 탓이래요. 학교에서 좀 뒤처졌거든요. 아내는 누가 옆에서 조금만 도와주었더라면 달라졌을 거라고 생각해요. 아내는 워낙 열정으로 똘똘 뭉친 사람이라, 그 아이가 최고가 될 수 있었을 거라고 생각해요. 하지만 조만간 아내도 그 아이가 그렇지 않다는 걸 알게 되겠죠. 유전적인 문제니까요. 큰아들은 아내가 워낙 밀어붙여서 그런대로 잘하고 있어요. 이제 곧 전자공학과를 졸업하거든요.

목사 부인이 밀어붙였기 때문인가요?

환자 아뇨. 큰아들은 워낙 똑똑해요. 딸을 빼면 자식들 중에 유일하게 똑똑해요.

목사 선생님도 유전에 대해 말씀하셨는데요. 선생님은 취약한 성향이 두 분 중 어느 쪽에서 온 거라고 생각하시나요? 전 선생님 쪽에서 왔다고 생각하시는 것 같은 인상을 받았어요. 아니면 부인이 그저 그렇게 주장하시는 건가요?

환자 글쎄요. 그 문제에 대한 아내의 주장이 뭔지는 저도 잘 모르겠어요. 아내가 유전 문제라고 생각하는 것 같진 않아요. 제가 보기에 아내는 제가 그저 적당히 살면서 적당히 일하는 것만으로는 충분치 않다고 생각하는 것 같아요. 남는 시간에도 뭔가 해야 하는 거죠. 돈을 더 벌어야 하는 건 당연하고요. 그게 항상 핵심적인 문제였어요. 아내도 힘 닿는 데까지 일을 하고 있지만 제가 역할을 다하지 않는다고 비난했어요. 1년에 최소한 1만 5천 달러는 벌어야 한다는 거죠.

의사 선생님이 하시고자 하는 말씀은, 부인이 열정적이고 에너지가 넘치는 분인데 선생님과 자식들도 그러기를 원하신다는 것 같습니다.

환자 바로 그겁니다.

의사 그러니까 부인은 선생님이 자신과 다르다는 사실을 받아들이지 못하시는군요.

환자 맞습니다.

의사 열정적이고 에너지가 넘치길 기대하시는군요. 그러면서, 우리 사위를 좀 보라고, 이렇게 돈을 잘 벌지 않느냐고 하시는군요. 열정적이고 에너지가 넘치니 그렇지 않냐고.

환자 사위뿐 아니라 제 아내가 아는 모든 사람이 다 그래요.

의사 그건 환자이신 선생님과 연관이 있는 얘기이겠군요. 왜냐하면, 사람이 아프고 허약해지면…….

환자 다시 한 번 말씀해주시겠어요?

의사 몸이 아프고 허약해지면 열정도 줄고 에너지도 떨어지고 돈도 많이 못 벌 수밖에 없잖아요.

환자 사실, 그게 바로 제가 아내한테 한 말이에요. 마흔 살쯤 되고 나니, 갈수록 몸이 예전 같지 않더라고요. 그래서 생각했어요. '난 벌써 이 모양인데, 앞으로는 어떻게 될까?' 왜냐하면 아내는 점점 더 기운이 넘치거든요.

의사 정말 끔찍하겠죠?

환자 아내는 점점 더 기운이 넘쳐요.

의사 그 말씀은 곧, 선생님은 점점 더 힘들어진다는 뜻이겠네요. 부인이 휠체어에 앉아 있어야만 하는 사람을 못 보는 타입이신가요?

환자 아내는 똑똑하지 않은 사람을 극단적으로 못 견디는 사람이에요.

의사 음…… 육체적으로 허약해도 정신적으로 똑똑할 수는 있잖아요…….

환자 그렇죠.

의사 부인께선 육체적으로 움직일 수 없는 사람을 못 견디시군요?

환자 맞습니다.

의사 왜냐하면 사람은 어떤 상황에서건 똑똑할 수는 있으니까요.

환자 그러니까 우리가 말하는 똑똑하다는 건, 그러니까, 말하자면 똑똑한 것을 행동으로 보여주는 거예요. 제 아내가 원하는 건 그런 거죠.

목사 그 말은 성공한 사람을 의미하는 것같이 들리네요.

환자 성공한 사람, 바로 그겁니다.

의사 아하.

목사 능력이 있어야 하는 건 물론이고 그 능력으로 무언가 이루어야 한다는 거군요. 하지만 제가 보기에는 그런 식의 태도 때문에 선생님이 자기 자신과 병에 대해 실제로 얘기할 수 있는 권리나 기회를 빼앗기고 있는 것 같네요.

환자 맞아요. 자식들도 마찬가지고요.

목사 그게 바로 제가 우려하는 부분이에요.

환자 제가 느끼기에 자식들은 제 어머니의 무리한 요구 때문에 억압을 당하고 있어요. 아내는 훌륭한 교사이면서 또한 재봉사이기도 해요. 원단만 있으면 주말에 남자 수트 한 벌을 거뜬하게 만들어요. 더구나 시중에 나와 있는 그 어떤 수트보다 훌륭해요. 250달러짜리 수트 저리 가라죠.

의사 이런 상황에 대해 어떤 생각이 드시죠?

환자 제 생각은 이래요. 아내가 얼마나 대단한 사람인지는 저와는 상관없는 일이라고요. 왜냐하면 전 아내를 — 어떻게 들릴지 모르겠지만 — 말하자면 우상처럼 숭배하거든요. 아내가 저에게 자기와 똑같은 사람이 되라고 우긴다고 될 일이 아니라고 생각해요.

의사 그렇군요. 그렇다면 선생님의 병은 어떻게 받아들일 수 있으신가요?

환자 사실 그게 가장 중요한 문제죠.

의사 그게 저희가 정말 알고 싶은 대목이에요. 어떻게 하면 저희가 도움이 될 수 있을지……

환자 가장 중요한 건 바로 이거예요. 병에 걸렸고, 통증이 있고, 해소되지 않은 슬픔이 있는데, 이런 사람하고 같이 살고 있는 겁니다. 슬픔이 닥쳤을 때, 행여라도 제가 "딸아이가 죽었으니 앞으로 어떻게 살아야 할지 모르겠어." 이런 말을 하면 곧바로 돌아오는 대답이 "고개를 꼿꼿하게 들고, 긍정적으로 생각해요."라는 말이에요. 아내는 긍정적인 사고를 강조하는 사람이거든요.

목사 항상 빨리 앞으로 나아가야 했기 때문에 잠시 멈추어 서서 생각해볼 시간이 없었겠군요.

환자 맞아요.

의사 하지만 사실 선생님은 그런 문제에 대해 생각하고 또 얘기하고 싶으셨겠죠. 사실, 얘기를 하셔야 합니다. 그런 대화를 나눌 수 있는 사람이 필요해요.

환자 말을 채 끝내기도 전에 아내가 말을 잘라버려요. 이런 얘기를 아내와 나눌 가능성은 전혀 없어요.

의사 제가 보기에 선생님은 내면에 엄청난 신앙심을 갖고 계신 분 같아요.

환자 이 문제들을 어떻게 해결할지에 대해 많이 생각해봤어요. 왜냐하면 저는 아내가 바라는 것처럼 아주 열심히 노력하는 사람이거든요. 늘 그랬어요. 항상 모범적인 학생이었죠. 대학에서는 전 과목이 A 아니면 B였어요.

목사 그러니까 지금 선생님 말씀은, 선생님도 능력이 있는 분이지만 열심히 노력하는 것만으로는 지금 이 시점에서 자신이 겪고 있는 문제를 해결할 수는 없다는 걸 알고 계신다는 거군요. 삶을 생각하는 것과 죽음을 생각하는 것을 구분해서 말씀하셨어요. 기억하시죠?

의사 죽음에 대해서도 생각하시나요?

환자 네. 죽음에 대해 무슨 말씀을 하려고 하셨죠?

목사 저는 선생님이 죽음과 연관해서 삶에 대해 어떤 생각을 갖고 계신지 궁금합니다. 그 반대도 궁금하고요.

환자 글쎄요. 솔직히 인정해야 할 것 같군요. 죽음 자체에 대해서는 생각해본 적이 없어요. 하지만 그런 상황에 처했을 때 삶의 덧없음에 대해 생각해본 적은 있어요.

목사 덧없음요?

환자 제가 내일 당장 죽는다고 해도 아내는 눈 하나 깜짝하지 않을 거예요.

의사 아무 일도 없었던 것처럼 말인가요?

환자 제 생각엔 그럴 것 같아요. 하나도 아쉽지 않을 거예요.

목사 다른 사람의 죽음에 대해서도 그랬던 것처럼 말인가요? 아니면 조금 다를까요?

환자 딸이 죽은 뒤에는 아내가 아이들을 돌보았어요. 하지만 저는 아이들을 남겨놓을 게 아니기 때문에 아내의 생활은 조금도 달라지지 않겠죠.

목사 그래서 선생님은 이 병원에 와서 겪은 가장 기분 좋은 일들 중 하나가 이곳 사람들이 선생님에게 희망을 준 것이라고 말씀하셨군요. 무엇이 그렇게 말할 수 있는 힘을 준 건가요? 이곳 사람들은 선생님을 치료할 방법이 있다고 말했고 그 방법으로 치료하고 있어요. 무엇이 선생님의 내면에서 살고 싶다는 욕망을 불러일으킨 건가요? 삶의 덧없음을 느끼셨음에도 만족감과 살고 싶다는 욕망을 느낀 건 선생님의 내면에 무언가가 있다는 건데요. 그 무언가는 신앙심인가요?

환자 사실 다른 것이라기보다는 그저 막연한 희망이라고 말해야 할 것 같아요. 교회 모임이 저에게 매우 큰 힘이 되었어요. 제가 장로교회에서 아주 오랫동안 열심히 일했거든요. 사실 교회에 다닌 덕분에 아내가 별로 좋아하지 않는 일들도 할 수 있었어요. 이를테면 성가대에서 노래를 한다든가, 주일 학교에서 가르치는 것 같은 일들이죠. 제가 이 사회에 가치 있는 존재라는 생각이 드는 그런 일들을 할 수 있다는 게 저에게 도움이 되었어요. 하지만 제가 교회에서 하는 모든 일들이 단지 큰돈을 버는 일이 아니라는 이유로 아내에게는 쓸모없는 일로 여겨졌어요.

의사 하지만 그건 부인의 생각이죠. 선생님 생각에는 충분히 가치 있는 일이죠?

환자 가치 있는 일이죠. 아주 가치 있는 일이에요.

의사 제 생각에 이건 아주 중요한 얘기예요. 선생님은 지금도 자신의 가치를 느끼고 계신 거예요. 그래서 선생님에게 희망이 의미가 있는 거겠죠. 여전히 살고 싶으신 거예요. 사실 죽고 싶진 않으시잖아요, 그렇죠? 그래서 이 병원에도 오신 거고요.

환자 맞아요.

의사 선생님에게 죽음이란 무엇인가요? 좀 어려운 질문이지만, 선생님은 대답할 수 있으실 것 같아요.

환자 죽음이 무엇이냐고요?

의사 선생님에게 죽음이 무엇이죠?

환자 죽음. 죽음은 가치 있는 행위의 중단이죠. 제가 말하는 가치라는 건 아내가 말하는 가치와는 다릅니다. 돈을 버는 행위를 말하는 게 아니니까요.

목사 성가대에서 노래를 부르거나 주일 학교에서 가르치는 일을 말하시는 건가요? 다른 사람들과 함께하는 일들요.

의사 그런 거죠.

환자 전 봉사 활동을 항상 열심히 했고 다양한 활동에 참여했어요. 지금 제 삶을 덧없게 만드는 게 한 가지 있다면, 그건 제가 저 자신을 지난번 의사의 관점으로 바라보면서 다시는 그런 일들을 할 수 없을 거라고 생각하는 거예요.

의사 그렇다면 선생님은 지금 여기서 무얼 하고 계시죠?

환자 네?

의사 선생님은 지금 여기서 무얼 하고 계시죠?

환자 지금 여기서 저는 도움이 될 만한 견해들을 주고받고 있어요.

의사 그것도 가치 있는 일이에요. 선생님께는 어떨지 모르겠지만 저희들에겐 분명히 도움이 되고 있거든요.

목사 선생님의 관점에서 가치 있는 일이죠. 부인의 관점이 아니라.

의사 그렇죠. (웃음) 그래서 그 점을 분명히 하고 싶었어요. 그러니까 선생님이 말하고 싶으신 건, 그 사람이 뭔가 가치 있는 존재일 수 있고 가치 있는 일을 할 수만 있다면 그 삶은 살 만한 가치가 있는 삶이라는 거군요.

환자 하지만, 그걸 인정해주는 누군가가 있다면 더 좋겠죠. 그게 제가 좋아하는 일들이라면요.

의사 정말 아무도 선생님을 인정해주지 않는다고 믿고 계신가요?

환자 아내는 인정하는 것 같지 않아요.

목사 부인을 두고 하시는 말씀이라고 생각했어요.

의사 그렇다면, 자제분들은 어떤가요?

환자 자식들은 인정하는 것 같습니다. 하지만 남자에게 아내란 워낙 큰 존재잖아요. 더구나 아내를 그토록 숭배하는 남자라면 말입니다. 제 아내는 무척…… 사랑스럽다고 해야 할까요. 항상 톡톡 튀는 에너지로 가득한 여자거든요.

목사 결혼 생활 내내 항상 그런 갈등이 있었나요? 아니면 슬픔의 시기, 그리고 상실의 시기를 거치고 나서 더 부각된 건가요?

환자 항상 똑같았어요. 슬픔과 상실감을 겪으면서 조금 나아졌어요. 예를 들면, 요즘엔 아내가 한동안 저에게 아주 따뜻했어요. 제가 병원에 있으니까요. 하지만 늘 이런 식이었어요. 제가 아프면 한동안은 저에게 아주 친절하죠. 그러다가 어느 순간, 돈도 못 버는 게으름뱅이가 집 안에 있다는 사실을 못 견뎌요.

목사 선생님의 삶에서 일어난 일들을 어떻게 설명하시겠어요? 교회에 다닌다고 하셨죠? 자신에게 일어난 일들을 어떻게 이해하고 계시죠? 말하자면, 선생님의 인생관이랄까, 아니면 신앙심이라고 부를 수도 있겠고요. 하나님이 이 일을 관장하실까요?

환자 그럼요. 무엇보다도 기독교 신자로서, 그리스도는 항상 중재자의 역할을 하고 계신다고 믿습니다. 사실 아주 단순해요.

그런 관점을 유지하기만 하면 모든 일이 다 해결되죠. 저는 거기서 위안을…… 저는 거기서 사람들의 걱정거리가 되는 문제들의 해결책을 얻습니다.

목사 선생님과 부인의 문제야말로 바로 중재자가 필요한 일인 것 같은데요. 다른 문제에 대해서는 그리스도가 중재자의 역할을 한다고 말씀하셨어요. 아내와 관계에 대해서도 같은 방식으로 생각해보셨나요?

환자 생각해봤죠. 하지만 불행인지 다행인지, 제 아내는 굉장히 역동적인 사람이거든요.

목사 그러니까 선생님 말씀은, 부인이 너무 역동적이고 적극적인 분이라 부인의 삶에 신이 관여할 여지가 없다는 거군요. 중재자가 들어설 여지가 없는 거예요.

환자 제 아내의 경우엔 그런 것 같아요.

의사 부인이 저희 중 한 사람과는 얘기를 하실까요?

환자 그럴 것 같습니다.

의사 선생님이 부인에게 얘기해보시겠어요? 그래도 괜찮으시겠어요?

환자 아마 제 아내는, 더구나 저하고 함께라면, 정신과 의사는 절대 안 만날 거예요.

의사 정신과 의사를 왜 그렇게 무서워하시죠?

환자 지금까지 제가 얘기했던 것들 때문이겠죠. 아내는 그 모든 문제를 덮어두고 싶을 겁니다.

의사 글쎄요. 어떤 얘기가 나오는지 한번 들어보죠. 도움이 될 수도 있어요. 괜찮으시다면, 조만간 저희가 한번 들를게요. 괜찮으시죠?

환자 들르신다고요?

의사 선생님을 만나려고요.

환자 제 병실로요?

의사·목사 네.

환자 전 토요일에 퇴원하는데요.

의사 그럼 시간이 별로 없군요.

목사 혹시 진료를 받으러 다시 병원에 오게 되지 않으실까요? 의사를 만나러 다시 오지 않으세요?

환자 그럴 일은 없을 것 같지만, 혹시 모르죠. 여기까지 오려면 아주 멀고 먼 여행이거든요.

목사 그러시군요.

의사 오늘이 마지막 상담이라면, 저희한테 묻고 싶은 게 있으실 것 같은데요.

환자 제가 보기에 이런 인터뷰의 가장 큰 장점은 제가 미처 생각해보지 못한 여러 가지 질문들이 자연스럽게 제기된다는 점이에요.

의사 저희에게도 도움이 되었어요.

환자 박사님이 좋은 제안을 많이 해주셨고, 목사님도 좋은 얘기를 많이 해주셨어요. 하지만 제가 한 가지 알고 있는 사실은, 근본적으로 상황이 나아지지 않는 한, 육체적으로 저의 병은 치유되지 않는다는 거예요.

의사 두려우신가요?

환자 두렵냐고요?

의사 전혀 두려워하지 않으시는 것 같아서요.

환자 제가 두려워하지 않는 이유는 두 가지예요. 첫째, 저는 독실한 신앙심을 갖고 있어요. 다른 사람들에게 교리를 가르치면서 신앙심이 더 두터워졌죠.

의사 그렇다면 본인이 죽음을 두려워하지 않고 담담하게 받아들일 수 있는 사람이라고 말씀하실 수 있으신가요?

환자 네. 전 죽음이 두렵진 않지만 예전에 했던 일들로 돌아가는 건 좀 두려워요. 왜냐하면, 아시다시피 전 사람들과 어울리는 일만큼 엔지니어 일을 좋아하진 않았거든요.

목사 그래서 커뮤니케이션에도 관심을 갖게 되셨군요.

환자 부분적으로는 그래요.

목사 지금 제가 느끼기에는, 단지 두려움이 없는 것이라기보다는 아내와의 관계에 대한 근심, 혹은 일종의 후회 같은 게 있으신 것 같습니다.

환자 평생 그 점이 후회스러웠어요. 아내하고 제대로 소통할 수가 없다는 것 말이에요. 어쩌면, 아주 깊이 파고들어가 보면, 제가 커뮤니케이션을 공부했던 건, 저도 잘은 모르겠지만 아마도 90퍼센트는 아내와 다시 잘 지내기 위한 노력이었을지도 몰라요.

의사 아내와 소통하고 싶다는 말씀이시죠? 전문가의 도움을 받은 적은 없으신가요? 제 생각엔 그랬다면 도움이 되었을 것 같은데요. 지금도 얼마든지 도움이 될 수 있어요.

목사 그래서 내일 만나는 게 중요하다고 생각합니다.

의사 맞아요, 그래요…… 그래서 전 그다지 절망적이지 않아요. 이건 돌이킬 수 없는 문제가 아니에요. 그리고 그 문제를 해결할 시간은 있어요.

환자 제가 살아 있는 한, 삶의 희망은 있다고 말하고 싶군요.

의사 맞아요.

환자 하지만 단지 살아 있는 게 전부는 아니죠. 삶의 질도 중요하고, 왜 사는지도 중요하니까요.

목사 선생님과 얘기를 나눌 수 있어서 즐거웠습니다. 오늘 밤 퇴근하기 전에 병실에 들를게요.

환자 그래주시면 저야 좋죠. 그런데……(환자가 자리를 뜨려 하지 않는다.)…… 저한테 뭔가 물어볼 게 있다고 하셨잖아요.

의사 제가요?

환자 네.

의사 제가 뭘 잊었죠?

환자 아까 말씀하신 바에 의하면 박사님은 이 세미나의 책임자일 뿐 아니라…… 음, 그러니까 정확히 어떤 일을 하고 계신 거죠? 종교와 정신의학의 관계에 대해 관심이 있다고 하셨던 것 같은데…….

의사 아, 이제야 무슨 말씀이신지 알 것 같네요. 저희가 여기서 하고 있는 일에 대해 사람들이 저마다 다른 생각들을 갖고 있어요. 제가 가장 큰 관심을 갖고 있는 건 병든 사람들이나 죽어가는 환자들과 이야기를 나누는 거예요. 그들을 좀 더 이해하기 위해서죠. 병원 사람들이 환자들에게 좀 더 도움을 줄 수 있도록 가르치는 게 목적인데 그들을 가르칠 수 있는 유일한 방법은 환자들을 우리의 스승으로 모시는 것뿐이니까요.

목사 종교와 정신의학의 관계에 대해 궁금한 점이 있으셨나요?

환자 네, 좀 있었습니다. 예를 들면, 그중 한 가지는, 보통 환자들은 기분이 우울해지면 정신과 의사를 부르지 않고 병원 원내 목사를 찾는다는 사실이죠.

의사 맞습니다.

환자 목사님이었는지 아니면 다른 사람이었는지는 모르겠지만, 그런 질문을 받은 적이 있어요. 병원 원내 목사의 봉사에 대해 어떻게 생각하느냐고. 그래서 제가 이렇게 대답했어요. 한밤중에 목사를 찾았는데, 당직 목사가 없어서 너무 황당했다고. 도저히 믿을 수가 없더군요. 도저히. 왜냐하면 환자가 목사를 가장 필요로 하는 시간이 언제이겠습니까? 제 말 믿으세요, 당연히 밤이에요. 그 시간이야말로 권투 장갑을 끼고 사투를 벌이는 시간이 아닌가요? 그때가 목사가 가장 필요한 시간이죠. 주로 12시에서부터…….

의사 이른 새벽 시간이죠.

환자 만약 도표를 작성해본다면 새벽 3시가 절정일 겁니다. 제가 보기엔 이렇게 되어야 합니다. 환자가 한밤중에 호출 버튼을 눌러서 간호사들이 달려오고, 환자가 "목사님을 불러주세요."라고 말하고, 5분 내로 목사가 달려오면 그때부터 바로,

음…….

의사 제대로 소통할 수 있겠죠.

환자 맞아요.

의사 그러니까 제가 그런 질문을 해주길 바라셨군요. 병원 원내 목사들의 봉사에 대해 얼마나 만족하시냐고. 제가 약간 돌려서 이 질문을 했던 것 같네요. 누가 선생님을 도와주고 있냐고, 도와주는 사람이 있냐고 물었죠. 그때는 병원 원내 목사 얘기를 하지 않으셔서…….

환자 그게 바로 교회의 문제예요. 목사가 필요한 시간이 언제냐고요.

의사 그렇군요.

환자 주로 새벽 3시에 목사가 필요하단 말입니다.

의사 그 점에 대해서는 N 목사님께서 답해주실 수 있어요. 바로 어젯밤에 환자들을 만나느라 밤을 새우셨거든요.

목사 사실 그 부분에 대해선 별로 죄책감을 갖고 있진 않아요. 어젯밤엔 두 시간밖에 못 잤거든요. 이해는 합니다만, 실제 상황보다는 과장된 부분이 있는 것 같군요.

환자 그게 가장 우선시되어야 한다고 생각해요.

목사 진심으로 걱정해주는 누군가가 내미는 도움의 손길이 필요한 거죠.

환자 아버지와 어머니가 결혼하실 때 주례를 섰던 장로교 목사님이 꼭 그런 분이었어요. 그런 일들을 전혀 귀찮아하지 않으셨죠. 아흔다섯 살이 되셨을 때 한번 뵈었는데 청력도 여전하고 시력도 여전하고, 악수할 땐 꼭 스물다섯 살 청년 같으시더군요.

목사 그간의 실망스러운 경험들을 상징적으로 말씀하시네요.

의사 그것도 이 세미나의 일부예요. 그런 것들을 파악해야만 좀 더 효율적으로 일할 수 있을 테니까요.

환자 맞아요. 목사들은 정신과 의사들보다 필요할 때 달려와줄 확률이 적은 것 같아요. 참 희한한 게, 목사는 돈을 받지 못하게 되어 있지만 정신과 의사들은 최소한의 돈을 받잖아요. 그러니까 그 일로 돈을 버는 사람이 버젓이 있는데, 밤이나 낮이나 원하면 언제든지 돈을 벌 수 있는 사람이 있고 상담치료사한테 밤에 와달라고 언제든지 예약을 할 수 있는데, 환자들은 한밤중에 자고 있는 목사를 불러내려 하니 말입니다.

목사 목사와 관련하여 일이 많으셨나봅니다.

환자 우리 교회 목사님은 아주 좋은 분이세요. 그런데 문제는 아이들한테 묶여 있다는 겁니다. 적어도 네 명은 될 거예요. 언제 거기서 빠져나올 수 있을까요? 사람들 얘기가 요즘 신학교에 젊은이들이 없다고 하더군요. 학생이 많지 않대요. 사실 기독교 교리 공부할 젊은이들을 모으기도 힘들어요. 하지만 전 교회가 제대로만 돌아간다면 젊은이들을 모으는 데도 어려움이 없을 거라고 생각합니다.

목사 지금 하시는 얘기는 세미나에서 다룰 내용이 아닌 것 같네요. 선생님과 제가 따로 한번 시간을 내어서 교회 얘기를 다시 해보죠. 선생님의 말씀에 저도 부분적으로 동감합니다.

의사 네, 하지만 전 이 문제를 여기서 제기해주셔서 기뻐요. 이
건 중요한 부분이니까요. 간호사들은 어떻던가요?

환자 이곳 간호사들요?

의사 네.

환자 사실 제가 매일 밤 목사님이 필요했던 이유는 낮 시간에
간호사들이 일을 잘 못하기 때문이에요. 유능한 간호사들도 있
긴 하지만 대부분은 환자들을 몹시 불쾌하게 만들어요. 저와
같은 병실에 있는 환자는 차라리 간호사가 없었더라면 자기 병
이 두 배로 빨리 나았을 거라고 하더군요. 그 간호사는 항상
싸우려 들어요. 무슨 얘긴지 아시겠어요? 그 간호사가 병실에
들어오면 제가 그녀에게 말하죠. 위염이 있고 간에 문제가 있
는 데다 이런저런 다른 문제들이 있으니 식사하는 걸 좀 도와
줄 수 있겠냐고. 그러면 간호사가 말하기를 자기들은 무척 바
쁘다면서 먹든지 말든지 알아서 하래요. 먹고 싶으면 먹고 먹
기 싫으면 먹지 말래요. 그리고 또 다른 간호사는 그런대로 괜
찮은데, 도와줄 때 절대 웃지를 않아요. 저처럼 늘 웃으면서 선
의를 베풀려고 애쓰는 사람 입장에서는 그런 사람을 볼 때마
다 서글퍼지죠. 매일 밤 웃음기라고는 조금도 없는 얼굴로 들
어오거든요.

의사 같은 방에 있는 환자분은 어떠세요?

환자 최근에 호흡기에 의존하게 되면서 거의 대화를 나누지 못
하고 있지만, 비교적 잘 지내고 있는 것 같아요. 저처럼 여러 가
지 질병을 갖고 있진 않거든요.

의사 원래 5~10분 정도만 진행하고 싶어 하셨고 그 시간이 지나면 무척 피곤해질 것 같다고 걱정하셨는데, 지금 앉아 계시기 힘들진 않으세요?

환자 어떻게 된 일인지 모르겠지만 괜찮아요.

의사 얼마나 오래 얘기했는지 아세요? 한 시간이에요.

환자 제가 한 시간이나 앉아 있을 수 있을 거라고는 상상도 못했네요.

목사 사실 저희는 환자분을 피곤하지 않게 하려고 신경을 많이 쓰고 있어요.

의사 이제 그만 마쳐야 할 것 같아요.

환자 할 얘기는 거의 다 한 것 같네요.

목사 퇴근하기 전 저녁 식사 시간 무렵에 잠깐 들를게요.

환자 여섯 시 정각에요?

목사 다섯 시 반에서 여섯 시 사이에요.

환자 잘됐네요. 간호사가 형편없으니 식사하는 걸 좀 도와주세요.

목사 좋습니다.

의사 와주셔서 감사합니다. 진심으로 감사합니다.

H 씨와의 인터뷰는 소위 '마음의 문을 여는' 인터뷰의 훌륭한 사례라고 할 수 있다.

의료진 사이에서 그는 우울하고 대화가 안 되는 사람으로 통하고 있었기 때문에 그가 우리와의 인터뷰에 동의하지 않을 거라는 게 그들의 예측이었다. 인터뷰를 시작하면서 그는 우리에게 자기가 5분 이상 앉아 있으면 쓰러질지도 모른다고 경고했지만, 1시간 가까이 얘기한 뒤에도 그는 정신적으로나 육체적으로나 전혀 문제가 없었고 오히려 일어나지 않으려 했다. 그는 개인적으로 이미 많은 상실을 겪은 터였고 그중에서 가장 큰 슬픔은 객지에서 세상을 떠난 딸이었다. 그러나 그것보다 그를 더 힘들게 했던 것은 바로 희망의 상실이었다. 그것은 우선 의사가 그에게 진단 결과를 통보한 방식과 연관이 있었다. "전혀요. 의사 말이 자기 아버지도 저하고 같은 병원에서 같은 의사한테 비슷한 수술을 받았는데 회복되지 못하고 1년 반 만에 저와 같은 나이에 돌아가셨다고 하더라고요. 제가 할 수 있는 일이라고는 씁쓸한 종말을 기다리는 것뿐이라는 식이었어요."

H 씨는 포기하지 않았고 결국 자신에게 희망을 주는 다른 병원을 찾았다.

인터뷰 후반에 H 씨는 또 다른 절망감을 표현했는데, 그가 자신의 삶의 관심사와 가치들을 아내와 나눌 수 없는 현실에서 오는 절망감이었다. 그의 아내는 그를 실패자로 느끼게 만들었고, 자식들이 출세하지 못한 것도 그를 탓했다. 그는 돈을 많이 벌지도 못했으며 아내의 요구를 만족시키고 기대에 부응하기에는 너무 늦었다는 것을 잘 알고 있었다. 몸이 허약해지고 일을 할 수 없게 되면서 그는 자신의 삶을 돌아보고 아내의 가치와 자신의 가치가 다르다는 것을 더 분명히 인식하게 되었다. 대화가 거의 불가능해지자 그 간극은 더 크게 보였다. 이 모든 일들이 딸을 애도하는 과정에서 일어났고 이 일들은 부모님의 죽음 이후 그가 경험했던 슬픔을 다시 환기시켰다. 그가 설명했던 것처럼, 그는 이미 너무도 많은 슬픔을 겪은 터였기 때문에 더는 슬픔을 보탤 수가 없었다. 이 모든 좌절감 속에서도 그는 자부심을 갖고 있었고 가족들의 인정은 받지 못해도 스스로의 가치를 인지하고 있었다. 그래서 우리는 환자와 아내의 마지막 대화가 성사되기를 바라지 않을 수 없었다.

마침내 우리는, 의료진이 그가 자신의 병에 관해서 어느 정도 인지하고 있는지 예측할 수 없었던 이유를 알게 되었다. 그는 자신이 걸린 암이라는 병보다는 삶의 의미에 대해 더 많이 생각하고 있었고 그에게 가장 소중한 사람인 아내와 그 의미를 나누고 싶었다. 그는 불치병 때문에 우울했던 게 아니라 죽은 부모와 자식에 대한 애도가 아직 끝나지 않았기 때문에 우울했다. 이미 엄청난 고통 속에 있을 때 보태어진 고통은, 건강하고 고통이 없을 때 보태어진 고통만큼 아프게 느껴지지 않는다. 그래서 우리는 이 모든 내용을 H 부인에게 전달할 방법을 찾을 수만 있다면 그의 고통을 덜어줄 수 있을 거라 생각했다.

다음 날 아침 우리는 H 부인을 만났다. 그가 묘사했던 대로 강하고, 힘이 넘치는 건강한 여자였다. 그녀는 전날 H 씨가 했던 말을 거의 그대로 확인해주었다. "그 사람이 살아 있지 않아도 삶은 똑같이 계속될 거예요." 남편이 너무 허약해져서 잔디도 깎을 수 없고 잔디를 깎다간 쓰러질 거라고 했다. 농장에서 일하는 사람들을 보면 태생이 다른 것 같다며 근육질에 힘도 좋다고 했다. 그들 부부는 아침부터 저녁까지 일을 했지만 남편은 돈 버는 일에 별로 관심이 없었다고 했다. 물론 그녀는 남편이 살날이 얼마 안 남았다는 걸 알고 있었지만 그를 집으로 데려갈 생각은 없었다. 남편을 요양원으로 데려가려고 준비해놓았고 요양원으로 남편을 찾아갈 생각이라고 했다. 그녀는 이 모든 얘기를 할 일이 엄청나게 많아서 귀찮게 해서는 안 되는 여자 특유의 말투로 이 모든 얘기를 쏟아냈다. 아마도 그때 나는 인내심을 잃었거나 H 씨의 절망감에 공감했던 것 같다. 그러나 나는 그녀가 하는 말을 나의 말로 정리해서 다시 한 번 되풀이했다. 나는 H 씨가 그녀의 기대를 충족하지 못한 것 같다고, 그가 여러 방면에서 별로 뛰어나진 않았다고, 그가 살아 있지 않아도 부인은 별로 슬프지 않을 것 같다고 간략하게 말했다. 그의 삶을 돌아보면 기억할 일이나 있을지 모르겠다고 했다.

그때 H 부인이 갑자기 나를 쳐다보더니, 감정이 격해진 목소리로 거의 소리를 지르다시피 했다. "무슨 말씀을 그렇게 하세요! 그 사람은 세상에서 가장 정직하고 신앙심이 깊은 사람이에요."

우리는 그 뒤로 몇 분 더 이야기를 나누었고 그 시간 동안 나는 인터뷰에서 H 씨가 했던 말을 전해주었다. H 부인은 자신이 한 번도 남편을 그런 관점에서 생각해본 적이 없으며 그의 가치를 기꺼이 인정할 용의가 있다고 말했다. 우리는 함께 H 씨의 병실로 돌아갔고 H 부인은 상담실에서 나와 나누었던 대화를 그에게 다시 들려주었다. 베개에 깊이 파묻힌 환자의 창백한 얼굴을, 기대에 찬 그 표정을, 과연 소통을 할 수 있을지 궁금해하는 그 표정을 나는 결코 잊지 못할 것이다. "…… 그래서 내가 박사님한테 말했어요. 당신은 세상에서 가장 정직하고 신앙심 깊은 사람이라고. 요즘 세상에 보기 힘든 사람이라고. 집으로 돌아가는 길에 교회에 들러서 당신이 할 수 있는 일이 있는지 알아보자고요. 당신한테 중요한 일이니까요. 그러면 앞으로 며칠은 바쁘게 지낼 수 있을 거예요." 아내가 하는 말을 듣는 그의 눈이 반짝였다.

남편과 얘기하며 남편의 퇴원을 준비할 때 그녀의 목소리에는 진심 어린 따스함이 느껴졌다. "제가 살아 있는 한 절대 박사님을 잊지 않겠습니다." 내가 병실을 나설 때 H 씨가 말했다. 그가 살날이 길지 않다는 걸 그와 나 모두 알고 있었지만 그런 건 하나도 중요하지 않았다.

제7장

제5단계:
수용

———

Fifth

Stage;

Acceptance

이제는 떠나야 합니다. 안녕히, 내 형제들이여! 이제 여러분께 절을 하고 길을 떠나렵니다.

이제 내 문의 열쇠를 돌려드립니다. 그리고 내 집에 관한 모든 권리를 포기합니다. 내가 여러분께 부탁하고 싶은 것은 단지 마지막 따뜻한 말 한마디뿐입니다.

우리는 오랫동안 이웃으로 살았지만 드린 것보다 받은 것이 많았습니다. 이제 새날이 밝았고 나의 어둠을 밝히던 등불이 꺼졌습니다. 마침내 때가 왔고 이제 나는 여행길에 오를 준비가 되었습니다.

타고르, 「기탄잘리」 93

만약 환자에게 충분한 시간이 주어졌고(즉, 갑작스럽고 예기치 못한 죽음이 아니고) 앞서 설명한 단계를 이겨내는 데 어느 정도 도움을 받았다면, 환자는 마침내 자신의 '운명'에 대해 우울해 하지도 분노하지도 않는 상태에 도달할 것이다. 환자는 이전 단계에 느꼈던 자신의 감정들, 즉 살아 있는 사람들과 건강한 사람들에 대한 부러움, 너무 일찍 마지막을 맞이하지 않은 사람들에 대한 분노를 표현할 수 있었을 것이다. 머지않아 잃게 될 소중한 사람과 장소들에 애도를 표할 것이고 어느 정도의 조용한 기대감으로 다가오는 자신의 마지막에 대해 사색할 것이다. 환자는 대체로 피곤해하고 상당히 허약해질 것이다. 자주 졸거나 짧은 간격을 두고 잠이 들지만 우울의 단계에서 느끼는 수면 욕구와는 다르다. 이것은 회피의 수면이 아니고 통증, 불편함, 혹은 가려움증으로부터 벗어나기 위한 휴식도 아니다. 서서히 증가하는 수면의 욕구는 마치 신생아의 그것과 유사하지만 다만 순서는 그와 반대로 나타난다. 그것은 체념하고 좌절하는 '포기'가 아니고, "애써봐야 무슨 소용이 있나?"라든가 "더는 싸울 기력이 없어."의 개념이 아니다. 비록 환자들로부터 그런 말을 듣기는 하겠지만 말이다(그런 말들은 투쟁이 끝나기 시작했음을 알리는 신호이지만, 그것이 곧 수용의 신호는 아니다.).

수용의 단계를 행복한 상태라고 잘못 인식해서는 안 된다. 이 단계는 거의 감정의 공백기라고 할 수 있다. 고통이 사라지고 투쟁이 끝나고 나면, 어느 환자가 표현했던 것처럼, '먼 길을 떠나기 전에 마지막 휴식을 취하는' 시간이 온다. 이 시기에는 환자보다는 가족들에게 더 많은 도움과 이해와 격려가 필요하다. 죽어가는 환자는 평화를 얻고 자신의 상태를 받아들이고 관심사의 범위가 줄어든다. 환자는 혼자 있고 싶어 하거나 외부 세계의 소식들이나 문제들로 인한 혼란을 원치 않는다. 설령 문병객들은 찾아오더라도 환영받지 못하고 환자는 별로 수다를 떨 기분이 아니다. 환자는 문병객의 숫자를 제한해달라고 요구하거나 짧은 면회를 선호한다. 이 시기가 바로 TV가 꺼지는 시점이다. 환자와의 소통은 좀 더 비언어적인 형태로 바뀐다. 환자는 오직 손짓만으로 우리에게 잠깐 앉으라고 권하곤 한다. 그저 손을 잡고 말없이 앉아 있어 주기만을 바랄 때도 있다. 그러한 침묵의 시간들은 죽어가는 사람과 함께 있는 것을 두려워하지 않는 사람들에게는 가장 의미 있는 소통의 시간이 될 수도 있다. 창밖에서 들려오는 새소리를 함께 들을 수도 있을 것이다. 우리는 그 자리에 있어줌으로써 마지막까지 그의 곁을 지킬 거라는 확신을 줄 수도 있을 것이다. 환자 주변의 중요한 문제들이 해결되고 영원히 눈을 감는 것이 오직 시간문제일 때, 아무 말도 하지 않아도 괜찮다는 사실을 환자에게 알려줄 수도 있을 것이다. 더는 말을 하지 않아도 그를 혼자 두지 않겠다는 확신을 줄 수도 있을 것이며 힘주어 손을 잡는 것, 쳐다보는 것, 베개에 머리를 다시 기대는 것으로 '시끄러운' 말보다 더 많은 말을 할 수도 있을 것이다.

이 단계에서는 저녁 시간의 면회가 도움이 될 수도 있다. 방문객이나 환자 모두에게 하루가 끝나는 시간이기 때문이다. 병원의 호출 방송이 울리지 않고, 간호사가 체온을 재기 위해 들어오지 않고, 청소부가 바닥을 닦지 않는 시간이기 때문이다. 의사들은 회진을 마치고 누구의 방해도 받지 않을 때 짧고 사적인 만남의 시간을 가지는 것으로 하루를 마무리할 수 있을 것이다. 긴 시간이 아니더라도, 환자는 의사가 더는 자신을 위해 할 수 있는 일이 아무것도 없을 때에도 자신을 잊지 않는다는 사실을 확인함으로써 위안을 얻을 수 있을 것이다. 방문객에게는 죽음이라는 것이 많은 사람들이 그토록 회피하고 싶어 할 정도로 두렵고 끔찍한 일은 아니라는 사실을 보여주는 소중한 시간이 될 수도 있을 것이다.

마지막까지 싸우려는 환자들도 있다. 그들은 끝까지 희망을 버리지 않기 때문에 수용의 단계에 도달하는 것이 불가능하다. 그들은 최후의 순간, 그들이 싸우기를 멈추는 날, 싸움이 끝나는 날, "더는 도저히 못하겠다."라고 말할 사람들이다. 다시 말해서,

그들이 피할 수 없는 죽음을 피하려 할수록, 그들이 죽음을 부정하려고 할수록, 평화롭고 품위 있는 마지막 수용의 단계에 도달하기는 더욱 힘들어진다. 가족과 의료진들은 이런 환자들을 투지가 있고 강하다고 여기고, 마지막까지 살기 위해 투쟁하라고 독려하면서, 은연중에 자신의 마지막을 받아들이는 것은 비겁하게 포기하는 것이고, 배신이며, 심지어는 가족들을 저버리는 것이라는 인식을 심어준다.

그렇다면 의학적인 도움에 환자의 투지를 보태진다면 살 희망이 있는데도 환자가 '너무 일찍' 포기하는 것인지 아닌지 우리가 어떻게 알 수 있을까? 환자의 생명을 연장하려는 우리의 소망과 이제 그만 편히 쉬면서 평화롭게 죽기를 원하는 환자의 소망이 충돌할 때 환자가 포기한 상태인지 수용의 단계에 있는 것인지 어떻게 구분할 수 있을까? 그 차이를 구분하지 못할 때 우리는 환자에게 도움이 되기보다는 해를 끼치게 되고, 환자를 위해 애쓰는 과정에서 좌절감을 느끼게 되고, 결국 환자의 죽음을 고통스러운 체험으로 만들게 될 것이다. 다음에 소개하는 W 부인의 사례는 그런 구분이 이루어지지 못한 경우라고 말할 수 있다.

W 부인은 쉰여덟 살의 결혼한 여성이고, 복부 종양으로 병원에 입원했으며 엄청난 통증과 불편을 호소하고 있었다. 그녀는 용감하고 품위 있게 병마와 싸워왔다. 불평하는 일도 거의 없었고 되도록 모든 일을 스스로 하려 애썼다. 자기가 할 수 있는 일에 대해서는 누구의 도움도 받지 않았고 쾌활한 성격과 자신의

죽음을 차분하게 준비하는 모습으로 의료진과 가족들에게 깊은 인상을 주었다.

마지막으로 입원한 직후 그녀는 갑자기 몹시 우울해졌다. 의료진은 갑작스러운 변화에 당황했고 심리 상담을 요청했다. 처음 우리가 찾아갔을 때 그녀는 병실에 없었고 몇 시간 뒤 다시 찾아가보았지만 여전히 없었다. 우리는 결국 엑스레이실 앞에서 그녀를 만날 수 있었다. 그녀는 고통스러워하며 불편하게 침대에 누워 있었다. 짧은 대화를 통해 우리는 그녀가 두 차례의 긴 엑스레이 촬영을 마치고 나서 또 다른 촬영을 위해 기다리고 있다는 것을 알게 되었다. 그녀는 등의 통증 때문에 몹시 괴로워하고 있었고 몇 시간 동안 먹지도 마시지도 못한 상태였을 뿐 아니라, 무엇보다도 화장실에 급하게 가고 싶은 상태였다. 그녀는 그 모든 얘기를 속삭이는 목소리로 털어놓았고, 자신의 상태를 '통증 때문에 감각이 마비된 상태'라고 표현했다. 나는 가까이에 있는 화장실로 데려가주겠다고 했다. 그녀는 나를 바라보았고——처음으로 엷은 미소를 지으면서——이렇게 말했다. "아니에요, 저 지금 맨발이에요. 제 병실로 돌아갈 때까지 기다릴래요. 거기선 혼자 갈 수 있거든요."

짧은 대화였지만 우리는 환자의 욕구 중 한 가지를 파악할 수 있었다. 그녀는 최대한 오래 혼자 힘으로 자신을 돌보고 싶어 했고 최대한 오래 품위와 독립심을 지키고 싶어 했다. 그녀는 사람들 앞에서 소리를 지르고 싶을 지경이 되도록, 병원 복도에서 실수할 지경이 되도록, '그저 주어진 일을 하는 것뿐인' 낯선 사람들 앞에서 울음을 터뜨리기 직전이 되도록, 자신의 인내심이 시험당하는 상황에 몹시 화가 나 있었다.

며칠 뒤 좀 더 편안한 상황에서 그녀와 대화를 나누었을 때, 그녀는 갈수록 지쳐가고 있고 기꺼이 죽음을 받아들일 준비가 되어 있음이 분명해졌다. 그녀는 자식들에 대해 짤막하게 얘기했고, 남편은 그녀 없이도 잘 살아갈 거라고 말했다. 그녀는 자신의 삶이, 특히 자신의 결혼이 훌륭하고 의미 있는 선택이었고, 이제 그녀로서는 더는 할 수 있는 일이 없다고 생각하고 있었다. 그녀는 평화롭게 죽을 수 있게 해달라고 요구했고, 자신을 가만히 내버려두어주기를 바랐다. 심지어 남편에게조차도 덜 관여해줄 것을 요구했다. 그녀가 지금 당장 죽을 수 없는 이유가 한 가지 있다면 바로 그녀가 죽어야만 한다는 사실을 남편이 받아들이지 못하기 때문이라고 했다. 그녀는 정작 자신은 기꺼이 포기할 준비가 되어 있는 것에 대해 그토록 집착하고 있는 남편에게 화가 나 있었다. 내가 그녀에게 이 세상과 작별할 준비가 된 것처럼 보인다고 말했을 때 그녀는 흐뭇한 표정으로 고개를 끄덕였고 그때 나는 병실에서 나왔다.

그동안 수술 팀은 환자와 나에게 알리지 않고 그녀의 남편을 불러 회의를 했다. 수술 팀은 수술을 받으면 그녀의 생명을 연장할 수 있을지도 모른다고 했고 남편은 '시간을 되돌릴 수 있다면' 무엇이든 해달라고 애원했다. 아내를 잃는다는 것은 그에게는 받아들일 수 없는 일이었다. 그는 아내가 더는 자신의 곁에 있고 싶어 하지 않는다는 걸 이해할 수가 없었다. 죽음을 좀 더 수월하게 맞이하기 위해 자신을 세상으로부터 분리하려는 아내의 욕구는 그에게는 하나의 거절로 받아들여졌고 그것은 그의 이해의 범주를 벗어났다. 이것이 자연스러운 과정이며, 실제로 하나의 진전이라고, 죽어가는 사람이 내면의 평화를 찾고 홀로 죽음을 맞이하기 위해 스스로를 준비시키고 있다는 신호일 수도 있다고 그에게 설명해주는 사람은 아무도 없었다.

수술 팀은 그다음 주 환자를 수술하기로 결정했다. 수술 소식을 전해 들은 뒤 환자는 급격히 쇠약해졌다. 그녀는 밤새 평상시의 두 배에 달하는 진통제를 요구했다. 주사를 맞고 있을 때조차 진통제를 요구했다. 그녀는 초조해하고 불안해했으며, 자주 도움을 청했다. 불과 며칠 전, 슬리퍼를 신지 않았다는 이유로 화장실을 가지 못했던 품위 있는 여인의 모습은 거의 찾아볼 수 없었다.

이러한 행동의 변화는 우리를 긴장시킨다. 그것은 우리에게 무언가를 말하고자 하는 환자들의 표현 방식이기 때문이다. 환자의 입장에서 수술을 간절하게 애원하는 남편과, 엄마가 한 번 더 집으로 돌아와 주기를 바라는 아이들의 면전에서 대놓고 수술을 거부하기란 결코 쉬운 일이 아니다. 죽음이 임박해오는 상황에서 환자 자신도 실낱같은 치유의 희망을 갖고 있다는 점 역시 결코 간과해서는 안 된다. 앞서도 언급했듯이 희망의 문을 조금이라도 열어놓지 않고 죽음이라는 최후를 받아들이는 것은 인간의 본성이 아니다. 따라서 우리 환자들이 말로 표현하는 것에만 귀를 기울이는 것으로는 충분치 않다.

W 부인은 자신을 가만히 내버려두었으면 좋겠다는 의사를 분

명히 표현했다. 수술 일정이 잡혔다는 소식을 듣고 그녀는 더 많은 고통과 불편을 호소했다. 수술 날짜가 다가올수록 그녀의 불안감도 고조되었다. 우리에게는 수술을 취소할 권한이 없었다. 우리는 수술에 대한 의구심을 강하게 전달했고 환자가 수술을 견뎌내지 못할 거라고 확신했다.

W 부인에게는 수술을 거부할 힘이 없었고, 그녀는 수술 전이나 수술 도중에 죽지도 않았다. 수술실에서 그녀는 심한 정신 이상 증세를 보였고, 이건 학대라고 말했고, 비명을 지르고 난리를 치는 바람에 결국 수술 시간을 몇 분 앞두고 병실로 돌아와야 했다.

그녀는 분명히 제정신이 아니었고, 헛것을 보았으며 편집증적 증세를 보였다. 겁에 질리고 당혹스러워하는 듯이 보였고 의료진에게 하는 얘기도 앞뒤가 맞지 않았다. 그러나 이러한 정신 이상 증세 속에서도 어느 정도의 의식과 논리가 있다는 점이 인상적이었다. 병실로 돌아온 그녀는 나를 불러줄 것을 요구했다. 다음 날 그녀의 병실을 찾아갔을 때 그녀는 당혹스러워하는 표정의 남편을 바라보면서 나에게 "박사님이 이 사람한테 알아듣게 얘기 좀 해주세요!"라고 말했다. 그리고는 우리에게서 등을 돌렸고 그것은 혼자 있고 싶은 그녀의 욕구를 분명히 보여주었다. 나는 처음으로 그녀의 남편과 얘기를 나누었는데, 그는 할 말을 잃은 상태였다. 항상 품위를 잃지 않았던 아내의 '황당한' 행동들을 그는 도저히 이해할 수가 없었다. 급속도로 악화되는 아내의 병세도 받아들이기 힘들었고, 아내와 내가 나눈 '황당한 대화'도 이해할 수 없었다.

그녀의 남편은 눈물을 글썽이면서 이러한 예기치 못한 변화가 너무도 당혹스럽다고 말했다. 그는 자신의 결혼 생활이 너무도 행복했고 아내가 불치병에 걸렸다는 사실을 도저히 받아들일 수 없다고 했다. 그는 수술을 통해 결혼 생활 내내 항상 그랬던 것처럼 '두 사람이 함께하는 더없이 친밀한 시간'을 다시 한 번 가질 수 있기를 희망했다. 그는 아내의 초연함이 혼란스러웠고 광기 어린 행동은 그보다 더 혼란스러웠다.

내가 그에게, 그 자신이 원하는 바가 아닌 아내가 원하는 바가 뭔지 생각해보았느냐고 묻자 그는 침묵했다. 그는 자신이 한 번도 아내의 요구에 귀를 기울이지 않았으며 두 사람이 당연히 같은 생각일 거라고 짐작하고 있었음을 서서히 인정했다. 그는 환자가 죽음이 엄청난 안도감으로 여겨지는 시점에 도달했으며, 환자가 자신의 삶의 모든 의미 있는 관계로부터 서서히 멀어지도록 허락하고 또 도와주어야만 환자가 편안히 죽을 수 있다는 사실을 이해하지 못했다.

우리는 긴 대화를 나누었다. 대화를 하는 동안, 모든 게 서서히 분명해졌다. 그는 나에게, 그동안 아내가 자신이 원하는 바를 전달하려고 애썼던 여러 일화들을 털어놓았고 그것이 자신의 생각과 반대되는 것이라 귀 기울일 수 없었다고 했다. W 씨는 한결 홀가분해진 모습으로 자리를 떴고 병실로 같이 가주겠다는 나의 제안을 사양했다. 그는 아내의 병의 예후에 대해 한결 솔직하게 얘기할 수 있었고 수술이, 그의 표현에 따르면, 아내의 '저항'으로 취소되어서 다행이라고 말했다. 아내의 광기 어린 행동에 대한 그의 반응은 다음과 같았다. "세상에, 아무래도 아내가 우리 중 가장 강한 사람인 것 같아요. 우릴 속인 게 분명해요. 수술을 원치 않는다는 걸 분명히 표현한 거예요. 준비가 되지 않은 상태로 죽지 않고 수술을 피할 방법은 그것밖에 없었을 테니까요."

며칠 뒤 W 부인은 남편이 자신을 기꺼이 놓아주기 전에는 죽을 수 없었다고 말했다. 그녀는 남편이 '항상 자신이 곧 나을 것인 척'하기보다는 그녀가 느끼는 감정에 공감해주기를 원했다. 남편은 아내가 죽음에 관해 얘기하는 걸 들어보려고 몇 번 시도를 했지만 그에겐 너무 힘든 일이었기에 여러 차례 '발뺌'을 했다. 방사선 치료에 희망을 걸어보기도 했고, 개인 간호사를 고용하겠다는 약속과 함께 집으로 돌아가자고 그녀를 압박하기도 했다.

그로부터 2주 동안, 그는 아내에 대해, 희망에 대해 얘기하려고 나를 찾아왔지만 피할 수 없는 죽음에 대해서도 얘기했다. 마침내 그는 자신의 아내가 점점 더 약해지고 있으며 그들이 평생 나누었던 의미 있는 일들을 점점 더 함께 할 수 없게 되리라는 사실을 받아들이기에 이르렀다.

수술이 완전히 취소되고 남편이 그녀의 죽음이 임박했음을 인정하자 환자는 정신 이상 증세에서 벗어났다. 통증도 덜 느꼈고 육체적 여건이 허락하는 범위 내에서 모든 일을 스스로 하려는 품위 있는 여인의 모습으로 되돌아갔다. 의료진도 그녀의 미묘한 표현에 좀 더 주의를 기울였고 그녀의 가장 중요한 욕구가 마지막까지 품위 있게 사는 것임을 항상 염두에 두었다.

W 부인은 우리가 만난 죽어가는 환자들 대부분을 대표하는 사례였지만 급성 정신 이상 증세를 보인 환자는 그녀뿐이었다. 나는 그것이 일종의 방어 심리였으며, 수명 연장을 위한 때늦은 개입을 저지하기 위한 절박한 몸부림이었을 거라 생각한다.

앞서도 언급했듯이 우리는 분노를 표출하는 것이 허락된 환자, 준비성 우울의 단계에서 우는 것이 허락된 환자, 조용히 곁에 앉아서 들어주는 사람에게 자신의 두려움이나 환상을 털어놓을 수 있었던 환자들이 수용의 단계에 좀 더 쉽게 도달한다는 사실을 알게 되었다. 우리는 수용의 단계에 도달하고 나아가서 더는 양방향 의사소통이 이루어지지 않는 점진적 초탈(데커섹시스*)에 도달하기 위해 요구되는 만만치 않은 과제를 인지해야만 한다.

우리는 이 단계에 좀 더 쉽게 도달하는 두 가지 유형을 발견했다. 첫 번째 유형은 그저 묵묵히 이해해주고 간섭하지 않는 것 외에는 특별한 주위의 도움 없이 이 단계에 도달하는 사람들이다. 이들은 자신의 삶이 거의 끝났음을 알고 있는 연로한 환자들로 오랜 시간 동안 고통을 겪어왔으며, 자식들을 다 키워놓았고 해야 할 일을 끝낸 사람들이다. 그들은 삶의 의미를 찾은 사람들이고 자신이 해온 일을 돌아보며 뿌듯해하는 사람들이다.

두 번째 유형은 그들만큼 운이 좋은 사람들은 아니지만 죽음을 준비할 충분한 시간이 주어지면, 육체적·정신적으로 첫 번째

• 데커섹시스(decathexis): 철회. 커섹시스(cathexis:집중. 어떤 사상이나 인물, 사물에 집중하여 정신적 에너지를 쏟는 것)를 그만두는 것을 뜻하는 의학 용어.

유형과 비슷한 상태에 도달하는 사람들이다. 앞 단계를 거치며 투병하는 동안 그들에게는 좀 더 많은 주위의 도움과 이해가 필요하다. 우리는 대다수의 환자들이 두려움도 절망도 없는 수용의 단계에서 죽음을 맞이하는 것을 볼 수 있었다. 이 단계는 베텔하임 박사•가 유아기에 관해 다음과 같이 말한 것과 비교될 수 있을 것이다. "유아기는 어떤 요구도 받지 않고 원하는 것은 모두 제공되는 시기다. 정신분석학자들은 유아기를 수동의 시기, 오직 자기 자신만이 전부인 1차적 나르시시즘의 시기로 본다."

그렇게 우리 삶의 마지막에 이르렀을 때, 일하고 보상받고 즐기고 또 고통받고 난 뒤에, 우리는 처음 출발했던 그 단계로 돌아가고, 생애 주기는 그렇게 마무리된다.

다음의 두 인터뷰는 수용의 단계에 도달하고자 노력하는 남편과 부인의 사례다.

G 박사는 치과 의사이며 스물네 살 된 아들을 두었으며, 신앙심이 깊은 사람이었다. 제4장에서 분노의 단계를 설명하면서 그의 사례를 언급한 바 있다. "왜 하필 나인가?"라는 질문을 제기하면서 그는 늙은 조지 영감을 떠올렸고 왜 자기 대신 늙은 조지 영감이 죽어서는 안 되는지 의아해했다. 인터뷰 과정에서 그는 수용의 태도를 보여주면서도 희망의 일면 또한 보여주었다. 그는 자신의 악성 종양의 상태를 지적으로 상당히 명확하게 인

• 미국의 아동심리학자이자 교육자(1903~1990).

식하고 있었고 전문가로서 자신이 다시 일을 하게 될 확률이 희박하다는 것을 알고 있었다. 그런데도 그는 인터뷰를 하기 직전까지 자신의 병원 문을 닫는 것을 내키지 않아 했고 또 도저히 상상할 수가 없었다. 그는 진료실에 여직원을 남겨두고 대신 전화를 받게 하면서, 하나님이 전쟁터에서 그에게 행했던 일을 재연할지도 모른다는 희망을 간직하고 있었다. 그는 "누군가 바로 5~6미터 앞에서 총을 쏘았는데 그 총알이 자신을 빗나갔다면, 기독교 신자이건 아니건 이 세상에 어떤 다른 힘이 존재한다는 걸 알게 된다."라고 말했다.

의사 병원에 입원한 지 얼마나 되셨는지, 어떤 병으로 오셨는지 말씀해주시겠어요?

환자 네. 아시다시피 전 치과 의사이고 수년간 의사로 일해왔습니다. 6월 말 갑자기 통증을 느꼈고 심상치가 않아서 바로 엑스레이를 찍어보았고 올해 7월 7일에 처음 수술을 받았습니다.

의사 1966년도에 말씀이신가요?

환자 1966년도, 맞습니다. 네. 악성 종양일 확률이 90퍼센트라는 것을 알고 있었지만 심각하게 생각하진 않았어요. 증상이 나타난 것도, 통증을 느낀 것도 그때가 처음이었으니까요. 수술도 잘 끝났고 회복도 빨랐는데, 그 이후 장폐색 증세가 있어서 9월 14일에 재수술을 받아야 했습니다. 10월 27일부터는 영 심상치가 않았어요. 아내가 이 병원 의사 한 명과 연락이 닿아서 이 병원으로 오게 되었습니다. 저의 입원에 관해서는 이 정도로 요약할 수 있을 것 같군요.

의사 실제로 어떤 상황인지 정확히 알게 되신 건 언제인가요?

환자 엑스레이를 보고 바로 악성 종양일 확률이 상당히 높다는 걸 알았습니다. 이 부위에서 뭔가 자라고 있다면, 90퍼센트가 악성이니까요. 하지만 말씀드렸다시피, 그렇게 심각할 거라고는 생각하지 않았고 제 상태도 아주 양호했습니다. 의사들은 저에게는 말을 하지 않았지만, 수술이 끝나자마자 제 상태가 심각하다고 가족들에게 말했더군요. 그 뒤로 얼마 후 아들하고 차를 타고 시내에 나갔어요. 워낙 결속이 강한 가족이다 보니 제병에 대해 얘기를 하게 되었는데, 아들이, "엄마가 아빠 병명이 정확히 뭔지 얘기하셨어요?"라고 묻더군요. 그래서 아니라고, 얘기하지 않았다고 했어요. 그 얘기를 하기가 아들한텐 무척 힘들었을 텐데도, 저에게 처음 수술을 했을 때 열어보니 악성인 것은 물론이고 전이성이라 온몸에 퍼져 있다는 얘기를 하더군요. 간과 비장에는 전이되지 않았는데 그게 그나마 다행이라고. 수술을 할 수 없었대요. 그래서 그때부턴 좀 걱정하기 시작했죠. 아들은 열 살 때부터 하나님을 알았고 성장한 뒤에 대학으로 떠났기 때문에 그동안 우리는 아들이 하나님을 어떻게 체험하고 있는지 알고 싶었어요. 이번 일로 아들은 무척 어른스러워졌습니다.

의사 아드님이 지금 몇 살이죠?

환자 일요일이면 스물네 살이 됩니다. 그 대화를 나눈 이후로 저는 아들이 얼마나 성숙해졌는지 그 깊이를 깨닫게 되었죠.

의사 아드님한테 그 얘기를 들었을 때 어떻게 반응하셨나요?

환자 솔직히 말씀드리자면, 제가 몇 가지 알아차린 것들이 있어서 어느 정도 의심은 하고 있던 터였어요. 제가 이쪽 방면으로 전혀 무지하지는 않으니까요. 20년 넘게 병원 쪽에서 일을 했고, 그렇게 오래 병원 일을 하다 보면 이런 일들을 어느 정도는 알게 마련이죠. 그때 아들이 말하기를, 수술을 보조했던 의사가 아내에게 앞으로 제가 살날이 4개월에서 14개월 정도 남았다고 했다더군요. 전 아무 느낌도 없었어요. 이 사실을 알고 난 뒤에도 마음이 지극히 편안했습니다. 우울한 시기도 없었어요. 하지만 저와 같은 상황에 처한 사람들이라면 누구나 다른 사람을 바라보면서, 왜 저 사람이 아니고 하필 나일까 하는 생각을 하지 않습니까? 그런 생각은 몇 번 들더군요. 아주 잠깐 스치는 생각일 뿐이었지만요. 한번은 우편물을 수거하러 저의 진료실에 가던 길에 제가 어렸을 때부터 알았던 노인을 우연히 만났습니다. 여든두 살이고, 적어도 우리 같은 사람들이 보기엔 아무짝에도 쓸모없는 인간 같았어요. 류머티즘 환자에, 절름발이고, 불결하고…… 절대 되고 싶지 않은 그런 인간이었죠. 문득 그런 생각이 강하게 들더군요. 왜 나 대신 저 늙은 조지 영감이면 안 되는 거지? 하지만 그 문제로 심각하게 고민한 건 아니었어요. 아마 그때 한 번 그런 생각을 했던 것 같습니다. 저는 하나님을 만날 일이 기대되지만 그러면서도 이 세상에 최대한 오래 머물고 싶어요. 저에게 가장 안타깝게 느껴지는 일이 있다면, 그건 바로 가족과의 이별입니다.

의사 자제분이 몇 분이나 되시죠?

환자 한 명뿐입니다.

의사 외아들이군요.

환자 말씀드렸다시피, 아주 결속이 강한 가족이죠.

의사 그렇게 친밀한 가족이고, 또 선생님께서는 치과 의사로서 엑스레이를 보았을 때 암이라는 것을 거의 확실히 아셨는데, 왜 이 문제에 대해 아들이나 아내와 한 번도 얘기를 안 하셨죠?

환자 글쎄요. 저도 잘 모르겠어요. 지금 생각해보면 아내와 아들은 수술과 단기간의 치료로 좋은 결과를 얻을 수 있을 거라고 기대했던 것 같아요. 전 더는 가족들을 불안하게 하고 싶지 않았어요. 진실을 전해 들었을 때 아내는 완전히 무너졌다고 하더군요. 제 아들은, 바로 그 점 때문에 제가 아들이 어른스러워졌다고 생각했던 건데, 그 시기에 아주 든든한 버팀목이 되어주었어요. 아내와 저는 그 뒤로 솔직한 대화를 나누었고, 하나님이 치유하실 거라고 생각하기 때문에 치료 방법을 찾고 있습니다. 하나님은 전지전능하시고, 어떤 방법으로 치유하시건 전 받아들일 생각입니다. 어떤 약이 효과가 있을지 모르고, 언제 새로운 치료법이 나타날지도 모르는 거니까요. 어떤 사람이 땅을 파다가 우연히 어떤 식물의 뿌리를 캐서, 이게 어떤 병에 효과가 있을 것 같아서 실제로 사용해보니 효과가 있는 경우도 있으니까요. 그리고 요즘은 모든 병원 연구실에서 작은 것들을 배양하는 것을 볼 수 있어요. 왜냐하면 그 사람들이 그게 암 연구와 직접적인 관계가 있다고 생각하기 때문이죠. 어떻게 그런 결론에 도달하게 되었을까요? 제가 보기엔 이 모든 게 참 신비롭고 기적 같은 일이에요. 그리고 그건 전부 다 하나님이 하시는 일이죠.

목사 신앙이 선생님의 삶에 아주 큰 의미가 있는 것 같습니다. 병을 앓게 되면서가 아니라 그 이전부터요.

환자 네, 그렇습니다. 10여 년 전부터 주 예수 그리스도에 대해 지식을 쌓아왔죠. 여기까지 오게 된 건 성경 공부 덕분이었는데, 아직 끝내지는 못했어요. 제가 최종적으로 깨닫게 된 것은 제가 죄인이라는 사실이에요. 미처 몰랐던 사실이었죠. 전 항상 착한 사람이었으니까요. 전 항상 착하게 살았어요.

의사 10년 전에 어떤 계기로 공부를 시작하게 되셨나요?

환자 사실 그보다 훨씬 전부터였어요. 외국에 있을 때 한 목사님을 알게 되었는데 이런 쪽으로 많은 얘기를 해주셨어요. 누군가 당신에게 한 번 이상 총을 쐈는데 총알이 빗나갔다면, 더구나 총을 쏜 사람이 5~6미터 내에 서 있었는데 빗나갔다면, 초월적인 힘이 존재한다는 사실을 깨닫지 않기란 쉽지 않겠죠. 말씀드렸다시피, 저는 항상 착하게 살았습니다. 욕을 하지도 않았고, 험한 말을 쓰지도 않았고, 술도 안 마셨고, 담배도 안 피웠어요. 그런 것들을 별로 좋아하지 않았어요. 여자를 쫓아다니지도 않았고요. 말하자면, 항상 반듯하게 살았죠. 그러다 보니 그 목사님이 주관하는 예배에 참석하기 전에는 제가 죄인이라는 사실을 깨닫지 못하고 있었어요. 3천 명 정도의 신도들이 참석한 예배였어요. 예배가 끝날 무렵, 지금은 그날의 설교가 어떤 내용이었는지 기억이 나지 않지만, 목사님이 사람들에게 앞으로 나와서 하나님께 자신을 바치라고 하더군요. 그때 왜 그랬는지는 모르겠지만, 전 앞으로 나가고 싶다는 충동을 느꼈어요. 훗날 그 일을 다시 생각해봤는데, 그날의 저는 마치 여섯 살 때의 제 모습과 똑같았어요. 어렸을 때 저는, 여섯 살이 되는 날에는 온 세상이 꽃처럼 아름답게 피어나고 모든 게 달라질 거라고 생각했거든요. 그날 아침 어머니가 아래층으로 내려오셨어요. 저는 3미터 높이 거울 앞에 서 있었는데 어머니가 말씀하셨어요. "생일 축하한다, 바비. 지금 뭘 하고 있니?" 저는 거울을 보고 있다고 대답했어요. 어머니가 물었어요. "뭐가 보이는데?" 그래서 제가 말했어요. "여섯 살이 되었는데도 제 모습은 여전히 그대로예요. 기분도 그대로이고요. 전 똑같아요." 그런데 저의 경험이 좀 더 깊어지면서, 저는 이제 제가 전과 똑같지 않다는 걸 알게 되었어요. 전에는 참을 수 있었던 것들을 더는 참을 수가 없게 되었으니까요.

의사 예를 들면 어떤 거죠?

환자 글쎄요. 아시겠지만, 사람들과 어울리다 보면, 특히 사업을 하는 사람들은 비교적 주기적으로 겪는 일이지만, 주로 술집에서 많은 교류가 일어나고 있다는 사실을 깨닫게 되죠. 직업상 모임에 참석하기 전에 대부분의 남자들은 모텔이나 호텔의 술집에서 술을 마시면서 일종의 유대 관계를 형성합니다. 그런 것들이 예전엔 별로 거슬리지 않았어요. 전 술을 마시지 않았는데도 별로 거슬리지 않았어요. 하지만 나중엔 거슬리더라고요. 제가 그런 식의 교류를 믿지 않았기 때문이죠. 그래서 받아들일 수가 없었어요. 전에는 할 수 있었던 일들을 더는 할 수 없게 되면서, 비로소 제가 달라졌다는 걸 깨닫게 된 겁니다.

의사 그 모든 일들이 지금 자신의 죽음과 불치병에 대처하는 데 도움이 되던가요?

환자 네. 상당히 도움이 되었습니다. 말씀드렸다시피 수술 후 마취에서 처음 깨어났을 때부터 저는 완벽하게 평화로운 상태였어요. 더는 평화로울 수 없을 정도로.

의사 두려움이 전혀 없으신가요?

환자 전혀 두렵지 않았다고 정직하게 말씀드릴 수 있어요.

의사 선생님은 참 특별한 분이시네요. 일체의 두려움 없이 자신의 죽음을 대면하는 사람은 거의 보기 힘들거든요.

환자 그야, 죽으면 하나님이 계신 곳으로 가리란 사실을 알고 있기 때문이죠.

의사 하지만 한편으로는 아직도 치유 혹은 의학적 발명에 대한 희망을 갖고 계시죠?

환자 네.

의사 아까 말씀하셨던 게 바로 그 말씀이시군요.

환자 성경에 하나님께 모든 걸 맡기면 치유된다고 되어 있어요. 그래서 하나님께 모든 걸 맡기고 성경에서 약속한 대로 되게 해달라고 간청하고 있죠. 하지만 그러면서도 한편으로는 하나님의 뜻대로 되기를 바라요. 하나님의 뜻이 저의 개인적인 바람보다 우선해야 하니까요.

의사 암 선고를 받으신 이후로 일상생활은 어떻게 달라졌나요? 일상생활에서 변화가 있었나요?

환자 활동상의 변화를 말씀하시는 건가요? 두어 주 후에 병원에서 나가게 될 텐데 그 이후로 어떻게 될지 저도 잘 모르겠어요. 병원에서는, 그저 하루하루, 사는 거잖아요. 병원의 일과가 어떤지, 여기서 무슨 일이 일어나는지, 잘 아시겠지만요.

목사 조금 전에 하신 말씀을 제가 제대로 들었는지 모르겠지만, 상당히 친근하게 들렸습니다. 선생님이 하신 말씀은 십자가에 못 박히기 전에 예수께서 하신 말씀이었어요. "저의 뜻이 아닌 당신의 뜻대로 하옵소서."

환자 그런 생각은 미처 못 했네요.

목사 방금 하신 말씀이 바로 그런 뜻이죠. 가능하다면 아직은 끝이 아니기를 바라지만, 하나님의 뜻대로 되기를 바라는 좀 더 심오한 소망이 그 소망보다 우선하는 거죠.

환자 저에게 살날이 얼마 남지 않았다는 걸 알고 있어요. 지금 받고 있는 치료로 몇 년을 살 수도 있고 어쩌면 몇 달을 살 수도 있겠죠. 물론 누구나 당장 오늘 밤 하나님 곁으로 가지 않는다는 보장은 없지만 말이에요.

의사 앞으로 어떻게 될지에 대해 구체적으로 생각해본 적이 있으신가요?

환자 아뇨. 하지만 이미 정해져 있다는 건 알고 있고, 성경에서도 그렇게 말하고 있기 때문에 거기에 희망을 걸고 있어요.

목사 더 계속하는 건 무리일 것 같습니다. 선생님은 최근까지 침대에서 일어날 수가 없는 상태였어요. 몇 분 내로 끝내죠.

환자 전 지금 상태가 아주 좋습니다.

목사 그러세요? 의사한테 선생님을 여기 오래 붙들어두지 않겠다고 했거든요.

의사 조금이라도 피곤하다 싶으시면 언제든 말씀하세요. 무거운 주제를 놓고 얘기를 나누고 있는데, 그 점에 대해선 어떻게 생각하세요?

환자 무거운 주제라고 생각하지 않아요. 오늘 아침 I 목사님과 N 목사님이 다녀가신 뒤에 생각할 시간이 좀 있었는데, 그 문제가 저에게 특별히 크게 영향을 미치진 않는 것 같아요. 다만 저와 똑같은 운명에 처해 있으면서 저와 같은 신앙이 없는 사람들에게 도움이 되고 싶다는 생각은 들더군요.

의사 저희는 환자들이 투병 생활을 잘할 수 있도록 좀 더 효율적으로 돕기 위해서 죽어가는 환자들이나 중증 환자들을 인터뷰하고 있는데요. 여기서 그분들로부터 우리가 무얼 배울 수 있을까요? 특히 선생님처럼 운이 좋지는 않은 분들을 어떻게 도울 수 있을까요? 선생님은 신앙심이 있으시고 그 신앙심이 큰 도움이 되고 있는 게 분명하니까요.

환자 제가 병이 들면서 꽤 오랫동안 생각해왔던 건데요. 저는 병의 예후를 정확히 알고 싶어 하는 쪽입니다. 물론 자신이 불치병에 걸렸다는 사실을 알게 되었을 때 완전히 무너지는 사람들도 있죠. 환자에게 다가갈 때 어떻게 해야 하는지는 오직 경험을 통해서만 알 수 있을 거라고 생각해요.

의사 그게 바로 저희가, 간호사들과 다른 병원 관계자들과 함께 이 병원 환자들을 인터뷰하는 이유들 중 하나예요. 환자들을 계속 만나려면, 어떤 환자들이 이런 얘기를 하고 싶어 하고 어떤 환자들이 이런 얘기를 꺼리는지 파악할 수 있어야 하니까요.

환자 첫 번째 인터뷰에서는, 제 생각에는 다소 조심스러운 태도가 좋을 것 같아요. 환자가 얼마나 깊이 자신을 이해하고 있는지, 환자의 경험과 종교, 신앙에 대해 파악할 때까지는요.

목사 로스 박사님은 선생님이 운이 좋은 분이라고 하셨지만, 제가 보기에 선생님이 여기서 하시는 의미심장한 말씀들은 선생님의 경험에서 우러난 것들이라는 생각이 듭니다. 예를 들면, 아드님과의 각별한 관계도 그렇고 이 시련을 통해 아드님의 성장을 느끼셨던 점도 그렇고요.

환자 우리 가족이 운이 좋았던 것도 사실이라고 생각해요. 안 그래도 제가 그 점에 대해 얘기하고 싶었어요. 왜냐하면 저는 딱히 그 대목이 운이 좋았던 부분이라고 생각진 않거든요. 구세주 하나님을 안다는 것은 단순히 운이 아니에요. 그것은 아주 심오하고 경이로운 체험이고, 그 체험이 사람이 살아가면서 겪는 온갖 우여곡절들, 온갖 시련에 대한 준비를 시켜주죠. 누구나 시련을 겪고 병에 걸려요. 하지만 신앙이 그런 것들을 받아들일 수 있도록 우릴 준비시켜주죠. 왜냐하면, 조금 전에 제가 말씀드렸다시피 5~6미터 떨어진 곳에서 누가 총을 쏘았는데 그 총알이 빗나갔다면, 기독교 신자이고 아니고를 떠나서 어떤 힘이 있다는 걸 알게 돼요. 물론 참호 속에는 무신론자가 없다는 말도 자주들 하는데, 그 말은 사실이에요. 참호 속에서, 혹은 생명의 위협을 느낄 때, 심지어 참호 속이 아니더라도, 큰 사고가 났는데 자신이 그 상황 속에 있다는 걸 깨닫게 되면 누구나 자동적으로 하나님을 부르죠. 그건 결코 운이라고 말할 수 없어요. 그것은 구하고 또 얻는 과정이고 하나님이 우릴 위해 준비해놓으신 거니까요.

의사 전 그런 가벼운 의미로, 우연히 일어난 일이라는 의미로 말씀드린 게 아니고요, 그보다는 행복하고 멋진 일이라는 뜻이었어요.

환자 아, 알겠습니다. 네, 정말 행복한 체험이죠. 투병 생활을 하면서 이런 경험을 할 수 있다는 게 얼마나 놀라운 일입니까? 모두가 저를 위해서 기도하고 또 제가 그 사실을 알고 있으니 말이에요. 그게 저에겐 엄청난 도움이 돼요. 지금까지 늘 그랬어요.

목사 이 세미나에 오면서 제가 로스 박사님께 말씀드렸는데요. 흥미로운 건, 다른 사람들이 선생님을 위해 기도하고 있는 것은 물론이고 부인께서도 이곳에서 죽어가는 환자를 둔 가족들에게 힘이 되어주시고 그분들을 위해 기도해주고 계시다는 겁니다.

환자 안 그래도 그 얘기도 하려던 참이었어요. 아내가 이번 일을 겪으면서 많이 달라졌어요. 훨씬 더 강해졌죠. 아내는 저한테 무척 의존하는 편이었어요. 저는, 아마도 두 분께서는 이미 짐작하셨겠지만, 상당히 독립적인 사람이고 저에게 주어지는 책임은 완수해야 한다고 생각하는 사람이거든요. 그래서 아내는 다른 여자들처럼 집안일을 포함한 여러 가지 일에 별로 신경을 쓸 필요가 없었고, 그러다 보니 더욱 의존적인 사람이 되었죠. 하지만 요즘엔 무척 달라졌어요. 훨씬 더 속이 깊고 강해졌죠.

의사 저희가 부인과 이런 얘기를 나눈다면 도움이 될까요? 아니면 감당하기 힘들어하실까요?

환자 전혀 힘들어하지 않을 겁니다. 아내도 기독교 신자이고 어렸을 때부터 하나님이 구원자이심을 알았던 사람이니까요. 사실 아내는 어렸을 때 눈이 치유되는 체험을 한 적이 있어요. 눈에 궤양이 생겨서 하마터면 의사가 아내를 세인트루이스에 있는 병원으로 보내서 안구를 제거할 뻔했는데 결국 치유가 되었죠. 기적적인 치유의 과정에서 아내는 의사를 포함한 다른 사람들을 하나님에 대한 깨달음으로 이끌었어요. 워낙 독실한 감리교 신자이지만, 신앙을 더욱 단단하게 만든 요소가 있었던 거죠. 그때 아내는 열 살 무렵이었지만, 그 의사와의 경험이 신앙을 더욱 단단하게 만든 계기가 되었어요.

의사 이 병에 걸리기 이전, 젊은 시절에, 아주 큰 스트레스를 받거나 아주 큰 슬픔을 겪은 적이 있으신가요? 그래서 그때 그 일을 대처하던 방식과 지금 이 투병 생활에 대처하는 방식을 비교할 수 있으신가요?

환자 아뇨. 하지만 종종 저 자신을 돌아보면서 어떻게 이런 일을 해낼 수 있을까 의아했던 적은 있어요. 하나님의 도움이 있었기에 가능했던 일이죠. 저에게 큰 영향을 주었던 위험을 제외하면 크게 스트레스를 받았던 적은 없어요. 물론 전 제2차 세계대전 때 전투에 참가했어요. 그게 저의 첫 번째 스트레스였고, 그때 저는 처음으로, 자칫하면 죽을 수도 있다는 사실을 인지하고 또 겪었다고 할 수 있어요.

의사 이제 그만 마쳐야 할 것 같아요. 저희가 조만간 한 번 더 방문하겠습니다.

환자 그래주신다면 감사하죠.

의사 와주셔서 진심으로 감사합니다.

환자 저에게도 즐거운 시간이었습니다.

우리가 인터뷰실에서 환자와 함께 인터뷰를 하고 있는 동안 환자의 아내인 G 부인이 남편 병문안을 왔다. 지난번 면회 때 그녀를 만난 목사는 우리가 하고자 하는 일에 대해 간략히 설명했다. 그녀는 우리의 일에 관심을 보였고 우리는 그녀에게 나중에 인터뷰에 응해달라고 초대했다. 남편과의 인터뷰가 진행되는 동안 그녀는 옆방에서 기다렸고 남편이 병실로 돌아간 뒤에 인터뷰실 안으로 들어왔다. 기다리는 동안 G 부인에게는 생각을 정리할 시간이, 혹은 생각을 바꿀 시간이 주어졌다(우리는 인터뷰할 사람들에게 자유로운 선택권을 부여하기 위해 인터뷰를 요청한 뒤 실제 인터뷰가 이루어질 때까지 약간의 시간적 간격을 두려고 노력한다.).

의사 남편 병문안을 오셨다가 이런 인터뷰에 응하게 되어서 조금 놀라셨죠. 이 인터뷰에 관해 목사님과 대화를 나누셨나요?

G 부인 약간요.

의사 남편이 예상치 못한 중병에 걸렸다는 사실을 알았을 때 기분이 어떠셨어요?

G 부인 처음엔 무척 충격을 받았어요.

의사 그러니까 여름까지만 해도 아주 건강하셨던 거죠?

G 부인 네, 맞아요.

의사 심하게 아프지도 않았고 불편하다고 말씀하신 적도 없고요? 전혀요?

G 부인 네. 약간 아프다고만 했어요.

의사 그러고요?

G 부인 의사를 만나봤더니 엑스레이를 찍어보자고 하더군요. 그러고 나서 우리는 수술을 받았죠. 사실 수술을 받기 전까지만 해도 남편의 상태가 그렇게 심각한 줄은 몰랐어요.

의사 누가 어떤 방식으로 말해주던가요?

G 부인 담당 의사가 저희 부부와 아주 가까운 친구였어요. 수술실에 들어가기 전에 의사가 절 부르더니 어쩌면 악성일 수도 있다고 하더군요. 제가 말했죠. "설마요." 그랬더니, 그가 말하더군요. "미리 경고하는 거예요." 그래서 어느 정도는 준비가 되어 있었지만 상태가 생각보다 심각하다는 얘기를 들었을 때에도 얼마나 심각한지 제대로 파악하진 못했어요. "전부 다 제거하지는 못했어요."라고 의사가 말하더군요. 제 기억으로는 그게 의사가 가장 먼저 한 말이에요. 전 큰 충격을 받았어요.

왜냐하면, 그렇게 오랫동안 병이 진행되어왔을 리가 없다고 생각했거든요. 의사 중 한 명이 앞으로 살날이 서너 달 정도밖에 안 남았다고 하더군요. 솔직히 그런 얘기를 어떻게 곧바로 이해하겠어요? 제가 가장 먼저 한 일은 기도였어요. 남편이 수술을 받는 동안 전 기도를 했어요. 악성이 아니기를 바라는 아주 이기적인 기도였죠. 사람 마음이란 게 다 그렇잖아요. 자기가 원하는 대로 되기를 바라죠. 하나님께 모든 걸 맡기기 전까지, 응당 가져야 하는 마음의 평화를 가질 수 없었어요. 어쨌든 남편이 수술받던 날은 정말 힘들었어요. 그 긴 밤이 참 끔찍했죠. 그 밤을 보내면서 저는 마음의 평화를 얻을 수 있었고 그 평화가 저에게 용기를 주었어요. 성경 속에서 힘이 되는 구절들을 많이 찾았어요. 우리 집에는 가족 제단이 마련되어 있거든요. 이런 일이 일어나기 직전에 우리는 성경 구절을 하나 암송하곤 했어요. 이사야서* 33장 3절 말씀이에요. "나를 불러라. 그러면 내가 너에게 대답해주고, 네가 몰랐던 큰일과 숨겨진 일들을 너에게 알려주겠다." 우리 모두가 그 구절을 외웠어요.

의사 그게 남편의 병에 대해 알게 되기 이전인가요?

G 부인 2주 전이었어요. 갑자기 그 구절이 떠올라서 계속 읊었어요. 그 무렵 요한서에 있는 여러 구절들이 떠올랐어요. "너희가 '무엇이든' 나의 이름으로 구하면 내가 그것을 너희에게 주리

• 실제로는 예레미야서 33장 3절이다.

라." 저는 하나님의 뜻대로 되기를 원했는데, 그게 바로 제가 찾은 바로 그 구절 덕분이었어요. 제가 버틸 수 있었던 건 그동안 제가 신앙생활을 열심히 했고 또 아들이 곁에 있었기 때문이에요. 아들은 대학에 다니느라 집을 떠나 있었어요. 대학에 다니는 아이들은 여러 가지 일로 무척 바쁘잖아요. 그런데도 아들은 집으로 와주었고 제 곁을 지켜주었어요. 아들과 전 도움을 얻기 위해 문자 그대로 성경을 샅샅이 뒤졌어요. 아들은 저와 함께 훌륭한 기도를 해주었고, 교회 사람들도 정말, 정말 친절했어요. 그 사람들이 집으로 와서 성경 구절들을 읽어주었어요. 전에도 성경을 여러 번 읽었지만 지금처럼 그 의미가 가슴에 깊이 와 닿았던 적은 없었어요.

목사 이런 시기에 성경을 읽으면 꼭 우리 마음을 그대로 표현한 것 같죠.

G 부인 성경을 펼칠 때마다 항상 저한테 꼭 맞는 구절이 있더라고요. 마치 딱 저에게 하는 말 같았어요. 그러다 보니 어느 순간 이런 생각이 들더군요. 어쩌면 지금 이 상황에도 어떤 좋은 의미가 있을지도 모른다고. 그런 식으로 생각하고 있고 그렇게 하루하루 살아갈 힘을 얻고 있어요. 남편은 신앙심이 두터운 사람이에요. 자신의 상태에 대한 얘기를 들었을 때 남편이 이렇게 말하더군요. "살날이 4개월에서 14개월밖에 남지 않았다는 얘기를 듣게 된다면 당신은 뭘 하겠어?" 전 모든 걸 하나님께 맡기고 하나님을 믿겠다고 했어요. 물론 의학적으로 할 수 있는 일은 전부 다 해보고 싶었어요. 의사들은 더는 손을 쓸

수 없다고 했지만 심지어 제가 코발트 치료[•]나 엑스선 치료, 방사선 치료를 제안하기도 했어요. 의사들은 권하지 않더라고요. 너무 악화되어 치료가 불가능한 상태라면서요. 하지만 남편도 결코 쉽게 포기하는 사람이 아니에요. 그래서 제가 남편한테 얘기했어요. 당신은 하나님을 안다고, 그리고 하나님이 일하시는 방법은 오직 사람을 통해서이고 의사들에게 영감을 주실 거라고요. 그러고는, 이 짤막한 기사를 본 거예요. 이웃 사람이 잡지를 가져왔는데 우리가 그 잡지를 읽었죠. 전 남편하고 의논을 하지도 않았어요. 제가 이 병원 의사에게 연락을 했어요.

의사 기사가 있었다고요?

G 부인 네, 잡지에요. 제 생각엔, 요즘 성공한 사례가 꽤 있는 것 같더라고요. 치료제가 없다는 건 알고 있지만 그래도 효과가 있다니 연락을 해봐야겠다고 생각했어요. 편지를 쓰고 특급 우편으로 보냈더니 의사가 일요일 아침에 편지를 받았더라고요. 그때 비서가 없었기 때문에 의사가 직접 저한테 전화를 했어요. 의사가 말하기를, "보내주신 편지에 아주 큰 관심을 갖고 있습니다. 상세하게 설명을 해주셨지만 그래도 더 세밀한 자료들이 필요합니다. 그쪽 의사한테 자료를 받아서 이 편지를 보낸 방법으로 저에게 보내주세요. 어제 편지를 보내셨는데 오늘 도착했네요."라고 하더군요. 그래서 그렇게 했어요. 자료를 보냈죠. 의사가 다시 전화를 하더니, "병실이 나는 대로 연락드리겠습니

• 코발트를 이용한 일종의 방사선 치료.

다. 이 병동을 리모델링하는 중이라서요."라고 하더군요. "너무 많은 약속을 해드릴 수는 없지만, 너무 악화되어 치료가 불가능한 상태라는 진단은 솔직히 믿지 않습니다." 그 말이 얼마나 반갑던지. 의사들이 말한 대로 가만히 앉아서 죽을 날만 기다리는 것 말고 뭔가 할 수 있는 일이 있다는 뜻이잖아요.

그 뒤로는 모든 일들이 너무도 순식간에 일어났어요. 우리는 구급차로 이곳에 왔어요. 그날 밤 남편의 상태를 검진해보고 나서, 의사들도 우리에게 큰 희망을 주지는 못했어요. 우린 하마터면 그길로 돌아서서 집으로 갈 뻔했어요. 그래서 전 다시 기도를 드렸어요. 전 그날 밤 병원을 나와 친척 집에서 머물고 있었는데 다음 날 아침에 일이 어떻게 될지 모르는 상황이었죠. 병원에서는 이 치료를 진행할지 말지 생각해보라고 했어요. 저는 다시 기도를 했고 할 수 있는 건 다 해보겠다고 했어요. 제가 보기에 그건 저의 결정이라기보다는 남편의 결정이었어요. 아침에 병원으로 가보니 남편은 벌써 마음을 정해놓고 있었어요. "해보기로 했어."라고 하더군요. 병원에서는 남편의 몸무게가 20~30킬로그램 정도 빠질 거라고 했어요. 두 차례의 수술로 이미 살이 많이 빠진 상태였는데 말이에요. 전 정말 어떻게 해야 좋을지 모르겠더라고요. 하지만 그렇게 많이 놀라진 않았어요. 왜냐하면 그럴 수밖에 없다는 생각이 들더라고요. 그러고 나서, 막상 치료를 시작했는데 남편은 상태가 무척 악화되었어요. 말씀드렸다시피, 의사들은 그 어떤 약속도 하지 않았고 우리는 이 치료로 종양의 크기가 줄어들어서 장이 뚫릴 수도 있다는 실낱같은 희망만 갖고 있었죠. 장폐색 증세가 있었는데 이 치료가 그 문제를 해결할 기회였어요. 치료를 받는 동안 좌절한 순간들도 많았지만 이 병원에 있는 여러 환자들과 얘기를 나누었어요. 오랫동안 아팠던 사람들이죠. 제 생각에는, 제가 여기서 그 사람들을 격려하고 있긴 하지만, 사실 앞이 캄캄한 순간이 얼마나 많았는지 몰라요. 그래도 전 피하지 않고 버텼어요. 지금도 같은 생각이고요. 이 분야에서 활발하게 연구가 이루어지고 있고 또 성경 말씀에 따르면 하나님에게 불가능한 일이란 없으니까요.

의사 운명을 받아들이면서도, 한편으로는 무슨 일이든 일어날 수 있다는 희망을 버리지 않고 계시는군요.

G 부인 그렇습니다.

의사 그리고 계속 '우리'라고 말씀하시네요. 우리가 수술을 받았다, 우리가 치료를 계속받기로 했다. 두 분은 정말 마음이 잘 맞으셔서 모든 일을 함께 결정하시나 봐요.

G 부인 남편이 건강을 회복할 운명이 아니라면, 지금이 떠나야 할 때라면, 그것 또한 하나님의 뜻이라고 믿고 있어요.

의사 남편분은 몇 살이신가요?

G 부인 여기 들어오던 날이 쉰 번째 생일이었어요.

의사 병원에 입원하던 날이 그날이었군요.

목사 이번 일로 가족이 더욱 가까워졌다고 말할 수 있을까요?

G 부인 아, 정말 가까워졌죠. 다른 건 몰라도, 우린 그저 하나님께 모든 걸 맡겼어요. 사실 우리는 스스로의 힘으로 잘 살고

있다고 생각하지만 막상 이런 일을 겪다 보면 별로 그렇지 않다는 걸 알게 되죠. 전 모든 걸 맡기고 더는 계획을 세우지 않고 그저 하루하루 사는 법을 터득했어요. 우리에겐 오늘이 있지만 내일은 없을지도 모르잖아요. 만약 이게 남편의 마지막이라면, 하나님의 뜻대로 되어야 한다고 생각하고 어쩌면 우리의 체험을 통해서 다른 누군가가 희망을 갖게 될 수도 있고 하나님의 힘을 누릴 수도 있으니까요.

목사 의료진과는 좋은 관계를 유지하고 계신가요? 다른 환자들과 좋은 관계를 유지하고 계신 것은 알고 있어요. 다른 환자의 가족들을 돕는 과정에서 함께 얘기를 나눈 적이 있었거든요. 그 자리에서 얘기를 좀 들었어요. 조금 전에 하신 말씀이 생각나네요. 낙관적인 생각으로 다른 사람들과 얘기를 나눈다고 하셨죠. 다른 지역에 사는 사람으로서 여기서 지내기는 어떠신가요? 직원들에겐 어떤 도움을 받고 계시죠? 죽음에 임박한 환자의 가족으로서 지금 심경은 어떠신지요?

G 부인 제가 간호사 출신이다 보니, 간호사들과 많은 대화를 나누게 되더라고요. 독실한 기독교 신자인 간호사들도 있었는데, 그 간호사들 말이, 환자들의 투병이나 결코 포기하지 않는 태도가 신앙심과 깊은 관계가 있대요. 전반적으로 간호사들과 얘기가 잘 통하는 편이에요. 모두 솔직하게 터놓고 얘기하고, 그래서 좋아요. 제가 보기엔 환자가 희망이 없는 상태라고 해도 사실을 설명해주고 전달해주면 가족들이 덜 혼란스러워하는 것 같아요. 사람들은 결국 진실을 받아들이니까요. 전 이 병원

이 정말 마음에 들어요. 의료진도 정말 훌륭하다고 생각해요.

목사 단지 본인의 생각이 아니라, 이 병원에 있는 다른 환자 가족들과 나눈 얘기들을 바탕으로 다른 가족들도 그렇게 생각한다고 말씀하시는 건가요?

G 부인 네.

목사 다른 가족들도 진실을 알고 싶어 한다고요?

G 부인 네. 많은 가족들이 말하기를, 이 병원은 정말 훌륭하다고, 자기들이 모르면 누가 알겠느냐고 했어요. 제가 보니 그렇더라고요. 환자들이 베란다에 나가서 여러 문병객들과 얘기를 나누잖아요. 여기가 정말 훌륭한 곳이라고 말해요. 이곳 사정을 훤히 아는 사람들이 하는 말이잖아요.

의사 더 개선할 점은 없을까요?

G 부인 개선의 여지는 항상 있죠. 간호사 수가 조금 부족한 것 같아요. 가끔은 반드시 응답해야 하는 호출 벨에 응답이 없어요. 하지만 어떻게 보면 그런 건 어느 병원에서나 일어나는 일이고요. 제가 간호사로 일했던 30여 년 전과 비교하면 인력이 부족하다는 거죠. 많이 달라졌어요. 하지만 중증 환자들은 개인적으로 고용하는 전담 간호사가 없어도 충분히 보살핌을 받고 있다고 생각해요.

의사 혹시 질문 있으신가요? 아, 누가 남편분에게 현재 상태를 알려주었나요?

G 부인 제가 먼저 말했어요.

의사 언제 어떻게 말씀하셨죠?

G 부인 처음 수술을 받고 나서 사흘 뒤에 병원에서 제가 말했어요. 남편이 병원에 오는 길에 말하더라고요. "혹시 악성이라고 해도 너무 흥분하진 마." 꼭 그렇게 말했어요. 그래서 제가 말했죠. "흥분 안 할 거야. 그리고 악성은 아닐 거야." 하지만 셋째 날, 우리 담당 의사가 휴가를 간 거예요. 7월이었거든요. 그래서 제가 말했어요. 남편은 그저 멍하니 절 쳐다보고 있었어요. "그 사람들이 뭘 했는지 당신이 알고 싶을 것 같아." 제가 말했어요. "응. 아무도 나한테 말해주지 않았어." 남편이 말했어요. "당신 대장 45센티미터를 잘라냈어." 제가 말했죠. "45센티미터?! 그런 다음 잘라내고 건강한 조직에 이어 붙였군." 남편이 말했어요. 집으로 돌아갈 때까지는 그렇게만 말했어요. 그러고는 수술한 뒤 3주가 지난 어느 날, 거실에 우리 둘이 앉아 있을 때, 제가 사실을 말했어요. 그랬더니 남편이 이렇게 말했어요. "그렇다면 남아 있는 시간을 최대한 잘 보내야겠군." 남편은 그런 사람이에요. 그러고 나서 두 달 동안 진료실에 나가서 일했어요. 휴가도 다녀왔고요. 아들은 학교를 쉬고 우리와 함께 에스티스 파크*로 휴가를 갔어요. 아주 멋진 시간을 보냈죠. 심지어 남편은 골프도 쳤어요.

의사 콜로라도에서요?

G 부인 네. 아들이 콜로라도에서 태어났거든요. 남편이 군 복무 중일 때 군대가 거기 주둔하고 있었어요. 우리 가족은 그곳을

---

* 콜로라도 북부에 있는 휴양지.

좋아해서 거의 매년 그곳으로 휴가를 가요. 가족이 함께할 시간이 주어져서 얼마나 감사하던지. 정말 즐거웠어요. 휴가에서 돌아와서 진료실에 나가기 시작한 지 일주일 만에 장폐색이 일어났어요. 수술로 제거한 종양도 다시 자라기 시작했고요.

의사 지금은 진료실 문을 완전히 닫았나요?

G 부인 5주 동안만 문을 닫았어요. 첫 수술을 받고 나서 바로 진료실로 돌아갔고요. 휴가를 다녀온 뒤에 다시 열었어요. 꼭 일주일을 나갔죠. 첫 번째 수술을 받고 난 뒤로 일을 한 날은 전부 합해서 16일이에요.

의사 지금 진료실은 어떤 상태인가요?

G 부인 아직 문을 닫아둔 상태에요. 여직원이 전화는 받고 있어요. 남편이 언제 복귀하는지 모두가 궁금해하니까요. 그래서 우리는 팔려고 내놨어요. 진료실을 팔려고요. 하지만 시기적으로 별로 좋진 않아요. 이번 달에 한 명이 보러 올 거예요. 남편 상태가 계속 안 좋아서 병원에서 중환자 명부에 올려놓았기 때문에 제가 여길 떠날 수가 없는데, 집에도 제가 해야 할 일들이 너무 많아요. 하지만 아들이 왔다 갔다 하면서 도와주고 있어요.

의사 아드님은 무슨 공부를 하시죠?

G 부인 공부를 마쳤어요. 치의학 공부를 하다가 중간에 전공을 바꾸었죠. 지금은 집안일을 돌보고 있어요. 아까 말씀드렸다시피, 그동안은 아들이 학교에 잘 다니고 있었고 아버지 상태가 위독해졌고 그래서 징병위원회에서 몇 달간의 유예 기간을 주었

어요.[*] 그래서 지금은 앞으로 뭘 할지 결정해야 하는 상황이죠.

의사 이제 그만 마쳐야 할 것 같아요. 혹시 질문 있으신가요?

G 부인 병원 서비스를 개선하기 위해 이런 일을 하시는 건가요?

의사 여러 가지 이유가 있어요. 가장 중요한 이유는, 중증 환자들을 통해 그들이 어떤 일을 겪고 있는지 이해하기 위한 거죠. 환자들이 어떤 두려움, 환상, 외로움을 체험하고 있는지, 어떻게 하면 우리가 그들을 이해하고 도울 수 있는지. 우리가 여기서 인터뷰한 환자들은 모두 제각기 다른 문제와 갈등을 갖고 있었어요. 이 상황에 어떻게 대처하는지, 직원들이 어떻게 도울 수 있는지 알아보려고 가족들도 이따금 만나보고 있어요.

G 부인 사람들이 저에게 이런 말을 하더라고요. "어떻게 그렇게 잘 견디시는지 모르겠어요." 전 우리 개개인의 마음속에 하나님이 얼마나 크게 자리 잡고 있는지 알고 있어요. 항상 그걸 느낄 수 있었죠. 전 간호사로 훈련을 받았고 항상 운이 좋았던 편이라 훌륭한 기독교인들을 만났어요. 그동안 아주 많은 얘기를 듣고 또 읽었어요. 심지어 어떤 영화배우의 사례도요. 하나님에 대한 믿음이 있으면 뭔가 의지할 곳이 생기는 것 같아요. 전 정말 그렇게 생각하고 바로 그게 바탕이 될 때 행복한 결혼생활이 가능하다고 생각해요.

G 부인과의 인터뷰는 환자가 예기치 못한 악성 종양 선고를

---

* 미국은 1948년부터 1973년까지 징병제를 실시했으며 1973년 1월 모병제로 전환했다.

받았을 때 가까운 가족들의 반응을 잘 보여주고 있다. 첫 번째 반응은 충격이고, 그 뒤로 "아니야. 그럴 리가 없어."라는 부정의 단계로 접어든다. 그녀는 이 혼란 속에서 어떤 의미를 찾으려 노력했고 성경에서 위안을 얻었다. 이들 가족에게 성경은 항상 영감의 원천이었다. 명확한 수용의 태도를 보이면서도 한편으로는 "연구가 계속되고 있다."라며 희망을 놓지 않았고 기적이 일어나기를 기도하고 있다. 그녀의 가족에게 일어난 이 변화로 인해 그들의 신앙은 더욱 견고해졌으며 그녀에게는 좀 더 자립적이고 독립적인 사람으로 거듭날 기회가 되었다.

두 사람과의 인터뷰에서 주목할 만한 사실은 환자가 자신의 상태를 어떻게 알게 되었는가에 대한 서로 다른 답변이었다. 이것은 자주 일어나는 일이고 액면 그대로 받아들일 것이 아니라 그들을 이해해야 한다.

G 박사는 그에게 나쁜 소식을 전하는 책임을 아들이 떠안았다는 점을 들어, 아들이 얼마나 어른스러워졌는지에 대해 설명했다. 그는 아들을 대견해하는 것이 분명했고, 다소 의존적인 아내를 두고 떠나야 하는 상황에서 아들이야말로 책임을 떠안을 성숙하고 어른스러운 남자라고 여겼다. 반면, G 부인은 남편에게 수술 결과를 통보한 용기와 힘을 지닌 사람이 자신이었다고 주장하면서, 그 어려운 일을 맡은 공을 아들에게 돌리지 않았다.

G 부인은 후에도 몇 차례 상반되는 주장을 한 바 있기 때문에 그녀의 말이 사실인 것 같지는 않다. 그럼에도 불구하고, 남편에게 말한 사람이 자신이었기를 바라는 그녀의 소망에는 그녀의

욕구가 투영되어 있다. 그녀는 자신이 강한 여자이길 원하고 현실을 직면할 수 있는 사람, 그리고 힘든 얘기를 할 수 있는 사람이기를 원한다. 그녀는 자신이 기쁜 일과 슬픈 일 모두 남편과 나눌 수 있는 사람이길 원하고 성경을 통해 무슨 일이 닥치더라도 받아들일 수 있는 힘과 위로를 얻는 사람이길 원한다.

이와 같은 가족에게 가장 큰 도움을 줄 수 있는 사람은 가능한 방법은 모두 동원하겠다고 그들을 안심시켜줄 의사와, 최대한 자주 가족들을 방문함으로써 이들 가족이 과거에 사용했던 방법을 활용할 수 있도록 돕는 목사일 것이다.

제8장

희망

——

H o p e

간절한 희망으로 그녀를 찾아 집 안 구석구석을 뒤졌지만 끝내 그녀를 찾지 못했습니다.

나의 집은 작으나 한 번 잃어버린 것은 두 번 다시 찾을 길이 없습니다.

그러나 나의 주인이시여, 당신의 저택은 무한히도 큽니다. 그녀를 찾아 헤매다가 어느덧 저는 당신의 문 앞에 이르렀습니다.

나는 당신의 밤하늘, 그 황금빛 지붕 아래 서서 애절한 눈빛을 당신의 얼굴로 향합니다.

나는 영원의 가장자리에 서 있자니, 그곳에서는 그 무엇도 사라지지 않습니다. —— 희망도, 행복도, 눈물 속에서 비치는 환상들도.

오, 나의 공허한 삶을 저 바다에 잠기게 하여 그 깊은 충만 속으로 빠져들게 하소서. 저 우주의 완전함 속에서 잃어버린 그 달콤한 손길을 다시 한 번 느껴보게 하소서.

타고르, 「기탄잘리」 87

지금까지 우리는 비극적인 소식을 접했을 때 거치게 되는 여러 단계들을 살펴보았다. 정신의학 용어로는 방어 기제라고 말할 수 있고, 극단적으로 힘든 상황에 대응하기 위한 대응 기제라고 말할 수도 있다. 하나의 단계가 한동안 지속되다가 다른 단계로 대체되기도 하고, 때로는 두 단계가 공존하기도 한다. 이 모든 단계에서 집요하게 남아 있는 것이 한 가지 있다면 그것은 바로 희망이다. 겨우 100여 명만이 살아서 나왔던 테레진 수용소*의 막사 L318호와 L417호에 갇혀 있던 15세 이하 어린이 1만 5천여 명도 마지막까지 희망을 놓지 않았다.

---

* 체코의 나치 수용소.

햇살이 만든 황금빛 베일이

너무 아름다워서 몸이 아파요.

그 위로, 하늘이 새파랗게 비명을 지르고

나는 그만 실수로 미소를 지었나 봐요.

온 세상이 꽃피며 웃는 것 같아요.

나는 날고 싶지만, 어디로? 얼마나 높이?

철조망 안에서도, 세상이 꽃 피울 수 있다면

나라고 왜 못 할까요? 난 절대 죽지 않아요!

「화창한 일요일 저녁」(작가 미상, 1944년)

시한부 환자들과 상담을 하다 보면, J 씨가 그랬던 것처럼(그와의 인터뷰는 이 장에 수록되어 있다.), 자신의 상황을 가장 잘 받아들이는 현실적인 환자들조차도, 완치, 신약 개발, 혹은 '연구 프로젝트의 막판 성공'에 대한 희망을 품고 있다는 사실에 무척 놀라곤 한다. 그들은 그런 실낱같은 희망으로, 하루, 몇 주, 혹은 몇 달의 고통을 견딘다. 이 모든 고통에 어떤 의미가 있을 거라고, 조금만 더 버티면 보상을 받을 거라고 믿고 싶어 한다. 이 모든 게 악몽에 지나지 않고 현실이 아니며, 어느 날 아침 눈을 떠 보면 의사들이 아주 희망적인 신약을 자신에게 시험해볼 생각이라는 소식을 듣게 되고, 처음 심장 이식을 받은 환자처럼 아마도 자신이 그 약을 사용하는 특별한 선택받은 환자가 되고 자신이 아주 특별한 역할을 맡게 되리라는 희망이 이따금 환자들을 파고든다. 그런 희망은 시한부 환자들에게 일종의 사명감을 부여하고 모든 것이 엄청난 중압감으로 다가오는 상황에서도 수많은 검사를 견디어낼 힘을 준다. 어떻게 보면 때로 희망은 그들의 고통에 대한 합리화이며, 일시적이지만 필요한 부정의 형태로 지속되기도 한다.

그것을 뭐라고 부르건, 우리는 모든 환자들이 약간의 희망은 지니고 있으며 특별히 힘겨운 시간에는 그 희망이 그들에게 힘을 준다는 사실을 알 수 있었다. 그들은 그런 희망 — 현실적인 것이건 그렇지 않건 — 을 허락한 의사에 대한 엄청난 신뢰를 보여주었고 나쁜 소식임에도 희망이 있는 것에 감사했다. 그렇다고 해서 의사가 환자에게 거짓말을 해야 한다는 의미는 아니다. 다만, 우리가 예상하지 못한 일도 얼마든지 일어날 수 있고, 차도가 있을 수도 있으며, 예상보다 더 오래 살 수도 있다는 희망을 환자와 공유해야 한다는 것이다. 환자가 더는 희망을 표현하지 않는다면 통상적으로 그것은 죽음이 임박했음을 알리는 신호이다. 환자는 "선생님, 이젠 할 만큼 한 것 같습니다." 혹은 "이젠 때가 된 것 같아요."라고 말할 수도 있고, 항상 기적을 믿고 있다가 어느 날 우리에게 "이게 바로 기적인 것 같습니다. 전 이제 준비가 되었고 더는 두렵지가 않아요."라고 말했던 환자처럼 표현할 수도 있다. 그 환자들은 모두 24시간 내로 세상을 떠났다. 항상 그들에게 희망을 주려고 노력했지만 그들이 마침내 모든 것을 포기했을 때, 그리고 그것이 절망의 포기가 아닌 수용의 포기일 때, 우리는 더는 희망을 강요하지 않는다.

희망과 관련하여 빚어지는 갈등의 원인은 크게 두 가지를 들 수 있다. 첫 번째이자 가장 고통스러운 경우는 환자에게 여전히 희망이 필요한 상태에서 의료진이나 가족이 희망이 없는 상태임을 통보하는 경우다. 두 번째는 환자의 마지막 단계를 가족들이 받아들이지 못하는 경우다. 환자 자신은 죽을 준비가 되어 있는데 가족들은 절박하게 희망에 매달리고 있고, 환자는 가족들이 사실을 받아들이지 못하는 것을 인지하는 상태라고 말할 수 있다(W 부인이나 H 씨의 사례).

의사들이 포기했던 '허위 시한부 환자'들이 적절한 치료를 받고 나서 다시 살아나는 경우는 어떨까? 은연중에, 혹은 노골적으로, 의사들은 그들을 '단념'했다. 그들은 아마도 "더는 저희가 할 수 있는 일이 없습니다."라는 말을 들었거나 암묵적인 죽음의 예측 속에서 퇴원했을 것이다. 이런 환자들이 가능한 모든 치료를 받은 경우, 그들은 자신들의 회생을 '기적', '새로운 삶', 혹은 '요구하지도 않았는데 연장된 시간', '덤으로 얻은 삶'으로 표현한다.

벨 박사[*]도 자신의 논문에서 모든 환자들에게 가장 효율적인 치료의 기회를 제공해야 하며 모든 중증 환자들을 시한부 환자로 여기고 치료를 포기해서는 안 된다고 말하고 있다. 나는 시한부이건 아니건, 그 어떤 환자도 '포기'해서는 안 된다고 덧붙이고 싶다. 의학적으로 더는 손을 쓸 수 없는 환자들이야말로 퇴원을 기다리는 환자보다 우리가 더 많은 관심을 주지 못할지언정

---

[*] 참고 문헌 참조. – 저자 주

그만큼의 관심이 필요한 사람들이다. 만약 우리가 포기한다면 환자 역시 스스로를 포기할 수도 있고, 환자 측의 "다시 한 번 해보자."라는 적극적인 태도와 투지의 부족으로 추후 의학적 도움을 받을 수 없게 될 수도 있다. "제가 아는 한 저희가 할 수 있는 일을 다 했습니다. 하지만 최대한 편안하시도록 계속 노력하겠습니다."라고 말하는 것은 너무도 중요하다. 그런 얘기를 들은 환자는 여전히 희망의 끈을 놓지 않고, 의사를 마지막까지 포기하지 않을 자신의 친구로 여길 수 있을 것이다. 의사가 치료의 가능성이 없다고 판단한 순간에도 환자는 버려지거나 포기된 기분이 들지 않을 것이다.

우리가 만난 환자들 중 상당수가 어떤 식으로든 한 번은 회복되었다. 그들 중 상당수가 자신들의 고민을 누군가에게 털어놓을 생각을 접었다. 그들 중 상당수가 소외되고 버려졌다고 느꼈고, 그보다 더 많은 숫자가 중요한 의사 결정에서 당연히 그들에게 주어져야 할 기회를 박탈당했다고 생각했다. 우리가 만난 환자들 중 반 정도가 집으로 돌아가거나 요양원으로 갔다가 훗날 다시 입원했다. 그들 모두가 자신들의 병의 심각성과 희망에 관한 그들의 근심을 우리와 나눌 수 있음에 감사했다. 그들은 '회복'되었다고 해서 죽음이나 죽어감에 관해 토론한 일에 대해 너무 성급했다거나 해서는 안 되는 얘기를 한 것이라고 여기지 않았다. 우리 환자들 중 상당수가 퇴원 전 자신들의 고민을 털어놓고 난 뒤에 집으로 돌아가게 되어서 마음이 편하고 위안이 되었다고 했다. 그들 중 몇 명은 집으로 돌아가기 전에 가족들을 만나달라고, 그래서 가식을 벗어버리고 마지막 몇 주를 모두가 충분히 즐길 수 있게 해달라고 부탁했다.

출산을 앞두고 있는 사람에게 스스럼없이 아기 얘기를 할 수 있는 것처럼 좀 더 많은 사람들이 죽음과 죽어감을 우리 삶의 고유한 일부로 여기고 얘기할 수 있어야 한다. 좀 더 자주 그런 얘기를 할 수 있다면, 환자에게 그런 얘기를 꺼내야 하는지 혹은 마지막 입원까지 기다려야 하는지 고민할 필요도 없을 것이다. 의사들이라고 해서 실수를 하지 말란 법은 없기 때문에, 어떤 입원이 마지막인지 결코 알 수 없기 때문에, 어쩌면 그런 고민이야말로 그 문제를 회피하고 싶은 우리 자신을 합리화하기 위한 변명인지도 모른다.

자신들의 시한부 상태에 관해 우리와 얘기하기 전까지 몹시 우울해했고 병적으로 소통이 되지 않았던 환자들도 몇 명 보았다. 그들은 홀가분해졌고, 다시 식사를 하기 시작했으며, 몇 명은 의사와 가족들을 놀라게 하며 한 번 더 퇴원하기도 했다. 나는 그 문제를 피하는 것이, 환자 옆에 앉아서 이야기를 나눌 수 있는 적절한 기회를 마련하는 것보다 훨씬 해롭다고 확신한다.

'적절한 기회'를 강조하는 이유는 환자들도 다른 사람들처럼 자신을 힘들게 하는 것에 대해 얘기하고 싶은 때가 있는가 하면, 현실적이고 아니고를 떠나서, 좀 더 즐거운 일만 생각하고 싶을 때가 있기 때문이다. '본인'이 얘기하고 싶을 때 그리고 우리가 그의 신호를 알아차릴 수 있을 때 우리가 시간을 낼 수 있다는 것을 환자가 안다면, 대부분의 환자들이 자신들의 근심을 다른 사람과 나누고 싶어 하고 그러한 대화에서 위로와 희망을 얻는 모습을 볼 수 있을 것이다.

만약 이 책을 통해 시한부 환자 가족들과 의료진이 죽어가는 환자들의 의중을 파악하는 데 좀 더 민감해질 수 있다면, 이 책은 목표를 달성한 셈이다. 남을 돕는 직업에 종사하는 사람으로서 우리가 환자와 가족들이 서로의 욕구를 헤아리고 피할 수 없는 현실을 함께 수용하도록 돕는다면, 죽어가는 사람들은 불필요한 분노와 고통을 피할 수 있고, 남겨지는 가족들은 더 많은 분노와 고통을 피할 수 있을 것이다.

이어지는 J 씨와의 인터뷰는 분노의 단계를 보여주는 사례이며 결코 사라지지 않는— 때로는 위장된 모습으로 나타나는— 희망도 엿볼 수 있다.

J 씨는 53세의 흑인 남성으로 균상 식육종(菌狀食肉腫)＊이라는 악성 피부 질환을 앓고 있었다. 그는 인터뷰에서 자신의 병에 대해 상세하게 설명했다. 이 병 때문에 그는 장애인 연금에 의존하여 생활할 수밖에 없었고 재발과 완화가 반복되는 것이 이 병의 특징이었다.

세미나 전날 그를 찾아갔을 때, 환자는 외로워했고 얘기하고 싶어 했다. 그는 극적이고 현란한 화법으로 이 기분 나쁜 병의 다양한 양상들을 단숨에 설명했다. 그는 나를 못 가게 했고 몇 번

＊ 악성 신생물이 피부에 나타나는 질환. 가려움증을 동반하는 치사성 희귀 질환이다.

이나 나를 붙잡았다. 우연히 이루어진 그날의 만남과는 대조적으로 반투명 유리창 뒤에서 이루어진 인터뷰에서, 그는 짜증을 표현했고 때로는 분노까지 표출했다. 인터뷰 전날에는 죽음과 죽어감에 관한 대화를 주도했지만, 막상 인터뷰를 시작한 뒤에는 "죽음에 대해선 생각하지 않습니다. 삶을 생각하죠."라고 말했다.

이 얘기를 하는 이유는 이것이 시한부 환자들을 돌보는 데 있어서 중요한 문제이기 때문이다. 그들에게는 그런 문제를 얘기하고 싶은 날이 있고 시간이 있고 순간이 있다. J 씨처럼 바로 전날 우리에게 삶과 죽음에 관한 철학을 기꺼이 털어놓아서 세미나 인터뷰의 적임자라고 판단된 바로 그 환자가 다음 날에는 낙관적인 얘기만 하고 싶어 할 수도 있다. 이 점을 간과해서는 안 된다. 우리는 환자의 소망을 존중해야 한다. 이 인터뷰에서 우리는 그렇게 하지 못했다. 왜냐하면, 그가 전날 들려준 의미 있는 이야기를 다시 듣고 싶었기 때문이다.

그것이 바로 교육의 일부로 시행되는 인터뷰에 따르는 가장 큰 문제다. 학생들에게 도움이 되도록 질문과 대답을 강요하는 행위는 인터뷰 도중 결코 발생해서는 안 된다. 항상 환자가 우선되어야 하고 환자의 바람은 항상 존중되어야 한다. 설령 50명의 학생이 모여 있는데 정작 인터뷰할 환자가 없어지는 상황이 되더라도 말이다.

의사 J 씨, 인터뷰를 시작하기 위해, 이 병원에 얼마나 오래 계셨는지 말씀해주시겠어요?

환자 올해 4월 4일에 들어와서 줄곧 여기 있었습니다.

의사 나이가 어떻게 되시죠?

환자 쉰세 살이에요.

의사 이 세미나에 대해서 들어본 적이 있으신가요?

환자 들어봤습니다. 질문을 하실 건가요?

의사 네.

환자 준비되시는 대로 바로 시작하세요.

의사 J 씨에 대해 저희가 아는 게 거의 없기 때문에 좀 더 알아 보고 싶은데요.

환자 그러시군요.

의사 그동안 꽤 건강하셨고, 결혼도 하셨고, 일도 하셨고…….

환자 그렇습니다. 자식은 셋입니다.

의사 자제분이 세 명이시군요. 언제부터 아프셨어요?

환자 1963년에 장애 판정을 받았어요. 처음 이 병이 시작된 건 1948년쯤이었던 것 같아요. 처음엔 왼쪽 가슴과 오른쪽 어깨 뼈 밑에 작은 발진 같은 게 보이기 시작했어요. 처음엔 누구나 한 번쯤 걸리는 병이려니 생각했어요. 그래서 약국에서 파는 연고나 칼라민 로션°, 바셀린 같은 것들을 발랐죠. 별로 신경 안 썼어요. 그런데 서서히, 그러니까 1955년 무렵에는 하체 쪽에 도 번지기 시작하더군요. 그때도 그렇게 심하진 않았어요. 피부 가 건조해지고, 딱지가 앉고 해서, 기름진 연고 같은 것들을 잔

° 햇볕에 탄 피부 등에 바르는 로션.

뜩 발라서 최대한 수분을 공급해주고 편안해지려고 노력했어요. 그러면서도 일은 계속했죠. 심지어 두 가지 일을 하던 때도 있었어요. 딸이 대학에 진학했는데, 어떻게든 졸업을 시키고 싶었거든요. 그렇게 해서 1957년부터는 여기저기 의사들을 찾아다니기 시작했어요. X라는 의사한테 석 달이나 치료를 받았는데, 전혀 나아질 기미가 보이질 않았어요. 진료비는 비싸지 않았는데, 처방비가 일주일에 15~18달러나 되더군요. 혼자 일해서 아이 셋을 키워야 하는 월급쟁이에게는 감당하기 힘들더군요. 심지어 일을 두 가지나 하는데도 말이에요. 여러 개인 병원에 가봤는데, 대충 검사나 해보는 식이어서 영 마음에 안 들었어요. 굳이 다시 가보지도 않았어요. 점점 더 비참한 심정으로 이곳저곳 돌아다니다가 1962년 Y 박사님이 저를 P 병원에 입원시켜주었어요. 5주씩이나 입원해 있었는데, 거기서도 전혀 차도가 없었어요. 그래서 결국 처음에 갔던 개인 병원으로 돌아갔죠. 그러다가 1963년 3월, 마침내 이 병원에 입원하게 되었어요. 그때 이미 상태가 너무 악화되어서 장애인 판정을 받았죠.

의사 그게 1963년도인가요?

환자 1963년도예요.

의사 그때까지는 이 병이 어떤 병인지 알고 계셨나요?

환자 균상 식육종이라는 걸 저도 알고 다른 사람들도 다 알고 있었어요.

의사 병명을 정확하게 아신 지는 얼마나 되셨죠?

환자 한동안 의심을 하고 있었는데, 그때 조직 검사로 확실히 알게 되었어요.

의사 오래전부터 의심이 들던가요?

환자 오래전은 아니고요. 실제로 진단을 받기 몇 달 전이었어요. 이런 증상을 겪다 보면 닥치는 대로 뭐든 읽어보게 되지 않습니까? 온갖 얘기를 들어보고, 그러다 보면 여러 가지 병명들을 알게 되죠. 제가 읽은 바로는 균상 식육종하고 딱 맞아떨어지더라고요. 그러다가 마침내 그 병이라는 진단이 내려졌어요. 그때 전 이미 완전히 나가떨어진 상태였어요. 발목이 갑자기 부어오르기 시작했고, 끊임없이 땀을 흘렸고, 완전히 비참했어요.

의사 '나가떨어졌다'고 표현하셨는데, 그 말은 아주 비참한 상태였다는 뜻인가요?

환자 그럼요. 진짜 비참했어요. 가렵고, 벗겨지고, 땀이 나고, 발목도 아프고…… 완전히, 철저히, 절대적으로 비참한 인간이었죠. 그리고 물론, 이런 일들을 겪다 보면 약간 화도 나게 마련이죠. 왜 내가 이런 병에 걸렸을까 생각하게 되잖아요. 그러다 정신을 좀 차리고 나면, 하긴 내가 다른 사람보다 나을 게 뭐가 있어? 나라고 병에 걸리면 안 되는 이유가 뭐야? 하는 생각이 들어요. 그런 식으로 화해를 하게 되는 셈이죠. 그때부터는 누구를 만나더라도 피부부터 보게 되더군요. 혹시 피부에 무슨 결함이 없나, 피부염의 징후는 없나. 삶의 유일한 관심사라고는 오직 피부뿐이고, 또 나와 비슷한 고통을 겪고 있는 사람이 누가 있나 하는 것뿐이니까요. 더구나, 사람들도 절 쳐다보죠. 제가 자기들하고 너무 다르니까……

의사　겉으로 드러나는 병이라 그렇군요.

환자　눈에 뜨이는 병이죠.

의사　이 병이 선생님에게 어떤 의미인가요? 균상 식육종은 선생님에게 무엇인가요?

환자　저에게 이 병은 그 누구도 완치된 적이 없는 병입니다. 일정 기간 증상이 완화되는 경우도 있고 영구적으로 완화되는 경우도 있어요. 그건 곧 어디에선가, 누군가, 연구를 할 거란 뜻이죠. 수많은 명석한 사람들이 이 증상에 대해 연구하고 있어요. 다른 연구를 하다가 치료제를 발견할 수도 있겠죠. 그건 곧, 제가 이를 악물고 하루하루 버티면 어느 날 아침 침대에 앉아 있을 때 의사가 들어와서, "이 주사를 놓아드리죠."라고 말하고, 그 주사가 무슨 백신 같은 거라서, 며칠 내로 병이 싹 나을 수도 있다는 거죠.

의사　특효약이로군요!

환자　그럼 다시 직장으로 돌아갈 수도 있겠죠. 전 제 일을 좋아해요. 열심히 일해서 관리직까지 올라갔거든요.

의사　무슨 일을 하셨는데요?

환자　실은 이 지역 중앙우체국의 주임이었어요. 주임들을 관리하는 총주임까지 올라갔죠. 매일 밤 저에게 보고하는 주임이 7~8명이었어요. 단순히 보조하는 일이 아니라 운영에 실제로 관여했어요. 제 일을 잘 아는 데다 즐겼기 때문에 승진의 기회도 있었죠. 직장에서 보낸 시간은 하나도 불만이 없어요. 아이들이 자랄 땐 항상 아내를 도왔죠. 아이들이 독립하고 우리가 읽고 들었던 것들을 하면서 노후를 즐길 수 있게 되기를 바랐어요.

의사 예를 들면요?

환자 여행을 좀 다니고 싶었어요. 한 번도 휴가를 간 적이 없거든요. 첫아이가 미숙아로 태어나는 바람에 한동안 정신이 없었죠. 생후 61일 만에 병원에서 집으로 왔어요. 그때 쓴 병원비 영수증을 아직도 집에 보관하고 있죠. 그때 일주일에 17달러를 벌었는데, 그중 2달러를 병원비로 냈어요. 집사람 모유를 두 병 짜서 들고 병원에 갔다가, 다시 빈 병 두 개를 들고 시내로 일하러 갔죠. 그러고는 하루 종일 일을 하고 나서 빈 젖병을 들고 밤중에 집으로 갔어요. 아내는 모유가 풍족했기 때문에, 신생아실에 있는 미숙아들을 전부 다 먹이고도 남을 정도였어요. 다행히 아이들을 충분히 먹일 수 있었고, 그건 저에게 우리가 한 고비를 잘 넘긴다는 뜻이었어요. 머지않아 동전 한 푼까지 박박 긁어모으는 생활에서 벗어날 수 있을 거라 생각했어요. 미리 계획한 휴가를 떠날 수도 있을 거라고 생각했고, 그러니까 말하자면, 애가 치과 치료를 받아야 해서 아무 데도 못 간다거나, 그러지 않고요. 전 그렇게 생각했어요. 몇 년만 잘 버티면 편하게 살 수 있을 거라고.

의사 말하자면, 긴 고생 끝에 말이죠?

환자 글쎄요. 다른 사람들은 저보다 훨씬 더 오랜 시간 더 큰 고생을 하며 사는걸요. 솔직히 전 별로 고생이라고 생각해본 적은 없어요. 예전에 주조 공장에서 삯일을 했어요. 진짜 귀신같은 솜씨로 일했죠. 한번은 직장 동료들이 우리 집에 왔는데 동료들이 제 아내한테 제가 너무 무리해서 열심히 한다고 했어요. 그랬더니 아내가 펄펄 뛰는 거예요. 그래서 제가 아내한테 말했죠. 그 사람들이 질투가 나서 그러는 거라고. 근육질 남자들하고 일을 하다 보면, 자기들보다 더 근육질인 사람이 오는 걸 원치 않거든요. 제가 바로 그런 사람이었어요. 전 어디든 일을 나갔다 하면, 묵묵히 일만 했으니까요. 승진 기회가 생기면, 그게 어떤 승진이건, 제가 했어요. 한번은 윗사람들이 절 사무실로 부르더니 만약 흑인을 십장으로 앉힐 수 있으면 그게 바로 저일 거라고 하더라고요. 전 잠시 우쭐했는데, 거기서 나와서 생각해보니, 그 사람들이 '만약'이라고 했던 거잖아요. 그때부터 2000년도까지 언제가 될지 모른다는 거잖아요. 그런 조건에서 계속 일을 해야 한다는 게 좀 맥이 빠지긴 했어요. 하지만 그땐 하나도 힘든 게 없었어요. 힘도 좋았고, 젊었고, 뭐든 할 수 있다고 생각했으니까요.

의사 J 씨께서는 이제 더는 젊은 나이도 아니고, 이젠 그런 일도 할 수 없을 텐데, 이런 상황을 어떻게 견디시죠? 치료제 주사를 들고 들어오는 의사도 없고요.

환자 그러게요. 그저 견디는 법을 터득하는 중이에요. 다시는 회복되지 못할 수도 있다는 깨달음이 오더라고요.

의사 그런 깨달음이 J 씨에게 어떤 영향을 주었나요?

환자 아주 심란하죠. 되도록 그런 생각은 안 하려고 노력해요.

의사 혹시 생각해본 적은 있으신가요?

환자 그럼요. 밤에 잠이 잘 오지 않을 때가 많아요. 그럴 때면 수만 가지 생각을 하게 되죠. 하지만 그런 생각에 오래 매달리진 않아요. 저는 행복한 어린 시절을 보냈고 어머니가 아직도 살아 계세요. 절 자주 보러 오시죠. 옛날 기억을 더듬어서 예전에 일어났던 일들을 생각해보곤 해요. 우리 가족은 고물차를 타고 인근으로 여행을 다니곤 했어요. 그땐 포장도로가 거의 없고 대부분이 진흙탕이었는데도 여행을 참 많이 다녔어요. 차를 몰고 가다가도 타이어 휠 캡까지 진흙탕에 빠져서 차를 뒤에서 밀거나 앞에서 당기거나 해야 했어요. 제 생각엔 그런대로 행복한 어린 시절을 보낸 것 같아요. 부모님들도 좋은 분들이었고요. 집 안에서 큰소리가 나거나 감정이 격해지는 일이 거의 없었어요. 유쾌한 삶이 있는 집이었어요. 그런 관점에서 보면 제가 정말 축복받은 사람이라는 생각이 들어요. 주위를 둘러보면, 제가 마치 보너스 같은 날들을 보냈다는 생각이 들어요.

의사 충만한 삶을 살았다는 말씀이신 것 같은데요. 그런 삶이 죽음을 더 수월하게 만들까요?

환자 죽음에 대해선 생각하지 않아요. 삶을 생각하죠. 아이들이 절 보러 오면 항상 그렇게 말해요. 어떤 상황에서든 최선을 다해야 한다고. 하지만 최선을 다해도 안 되는 일도 많다고. 사람은 자고로 운이 좋아야 한다고. 그게 제가 쓰는 표현이에요. 전 항상 저 자신이 운이 좋은 편이라고 생각했거든요. 돌이켜보면, 같이 어울렸던 친구들 중 상당수가 감옥이나 재활원 같은 곳에 있어요. 저도 그렇게 될 가능성이 얼마든지 있었지만 그렇게 되지 않았어요. 그 친구들이 뭔가 옳지 않은 일을 하려고 하면 전얼른 발을 뺐죠. 사실 그것 때문에 싸움에도 엄청 휘말렸어요. 그 녀석들은 제가 겁이 나서 그러는 줄 알았죠. 하지만 친구들한테 휘말려서 나도 같이 가겠다고 하는 것보다는, 매사에 신중하고 자신이 옳다고 믿는 것을 위해 싸우는 편이 낫잖아요. 그렇게 끌려다니다 보면 머지않아 돌이킬 수 없는 길로 접어들게 되니까요. 물론 나중에라도 마음을 잡고 반듯하게 살면 된다고들 하지만, 일단 전과 기록이 남게 되면 동네에서 무슨 사건이 터질 때마다 나이가 몇 살이건 상관하지 않고 경찰이 들이닥쳐서 그날 밤에 어디 있었냐고 추궁을 해대죠. 그런 오점 없이 깨끗하게 산 것만으로도 제가 운이 좋았다고 말할 수 있어요. 그래서 제 삶을 돌아보면 그동안 제가 운이 좋았고, 그래서 그 운이 조금 더 갈 거라고 보는 거죠. 아직 운이 조금은 남아 있어요. 그러니까 제 말은, 그동안 좀 운이 없었으니, 조만간 운이 돌아올 거란 얘깁니다. 그날이 바로 제가 이 병원에서 나가는 날이고, 그렇게 되면 아마 사람들은 절 알아보지도 못할 거예요.

의사 그런 생각이 우울해지는 것을 막아주었나요?

환자 무슨 생각을 해도 우울해지지 않기란 힘들어요. 아무리 잘 적응하고 있다고 해도 때때로 우울해지는 건 어쩔 수 없어요. 하지만 이런 생각 덕분에 한계점에 도달하지는 않는다고 말할 수 있어요. 우울해지는 건 어쩔 수 없어요. 어느 순간 도저히 잠을 잘 수가 없는 상태가 되고 그러면 사투를 벌이게 되죠. 하지만 사투를 벌일수록 점점 더 증상이 심해져요. 왜냐하면 그 사투가 육체적인 증상으로 변하니까요. 마치 힘든 일을 한 것처럼 몸에서 땀이 흐르는데, 사실은 그게 다 정신적인 거예요.

의사 어떻게 싸우세요? 종교가 도움이 되나요? 아니면 도움을 주는 사람이 있나요?

환자 제가 딱히 신앙심이 깊은 사람은 아니라서요.

의사 20년 동안 어디서 힘을 얻으셨어요? 20년 정도 된 거 맞죠?

환자 글쎄요. 그 힘이라는 게 워낙 다양한 곳에서 오는 거라…… 설명하기가 쉽지 않네요. 제 어머니는 믿음이 대단한 분이에요. 무슨 일에든 제가 온 힘을 쏟아붓지 않으면 어머니를 실망시키는 것 같은 기분이 들었죠. 그러니까 어머니 덕분이라고 해야 할 것 같네요. 아내도 신앙심이 깊은 사람이라 아내 덕분이기도 하고요. 저의 여자 형제들은, 가만 보면 어느 집안이나 여자들이 더 신앙심이 깊은 것 같더군요. 여자들이야말로 항상 기도를 열심히 하죠. 제가 보기에 평범한 사람이 기도를 하는 건 항상 무언가를 구걸하는 것 같아요. 무언가를 구걸하기엔 전 항상 자존심이 너무 강했어요. 어쩌면 그게 바로 여기서 제가 모든 감정을 다 말로 다 표현할 수 없는 이유인 것 같아요. 제 감정을 전부 다 분출할 수가 없어요.

의사 어떤 종교를 갖고 계시죠? 기독교인가요? 가톨릭인가요?

환자 지금은 가톨릭이에요. 가톨릭으로 개종했어요. 부모님 두 분 중 한 분은 침례교이고 한 분은 감리교였는데, 괜찮다고 하셨어요.

의사 어떻게 가톨릭 신자가 되셨죠?

환자 가톨릭이 종교에 관한 제 생각과 일치하는 것 같았어요.

의사 언제 개종하셨나요?

환자 아이들이 어렸을 때요. 아이들이 가톨릭 학교에 다녔거든 요. 1950년대 초반에요.

의사 개종이 병과도 관련이 있었나요?

환자 아뇨. 왜냐하면 그땐 증세가 그렇게 심각하지 않았고 어느 때고 병원에 가서 제대로 치료를 받기만 하면 깨끗이 나을 거 라고 생각했거든요.

의사 아…….

환자 하지만 그런 일은 일어나지 않더라고요.

의사 부인도 가톨릭 신자이신가요?

환자 네. 저와 같은 시기에 개종했어요.

의사 어제 저한테 하신 말씀이 있으신데, 지금 그 얘기를 다시 하고 싶으신지 잘 모르겠지만 저희한테 도움이 될 것 같아서 요. 이 모든 일을 어떻게 견디시는지 여쭈어보았을 때 사람이 할 수 있는 수많은 일들을 열거해 주셨는데요. 전부 다 끝내버 리고 자살을 택할 수도 있지만 왜 그럴 수 없는지에 대해서도 말씀하셨죠. 이런 상황에서 인간이 선택할 수 있는 여러 가지 일들에 대해 얘기하셨어요. 운명론적 접근 방식에 대해서도 말 씀하셨는데, 다시 한 번 얘기해줄 수 있으신가요?

환자 어떤 의사가 이런 말을 했다는 얘기를 했었죠. "어떻게 견 디시는지 모르겠네요. 저 같으면 아마 자살했을 거예요."

의사 그 말을 한 사람이 의사였다고요?

환자 그래서 제가 말하기를, 자살하기엔 겁이 너무 많다고 했어요. 덕분에 생각해야 할 가능성 하나가 줄어든 셈이죠. 그렇게 제 마음에서 짐을 하나씩 덜어냈어요. 그러다 보니 점점 더 생각할 것들이 줄어들더라고요. 죽음에 대한 생각을 접으면서 자살에 대한 생각도 사라졌어요. 그러다 보니 어떤 결론에 도달했느냐 하면, "자, 지금 내가 이런 상황이다. 벽 쪽으로 고개를 돌릴 수도 있고 울 수도 있다. 아니면 주어진 상황 속에서 삶의 작은 재미와 즐거움을 누리려 노력할 수도 있다." 그러다 보면 이런저런 일들이 일어나죠. 훌륭한 TV 프로그램을 보거나 재미있는 대화를 듣다 보면 가려움증이나 불편한 증상들을 잊을 수도 있는 거죠. 그런 작은 것들을 저는 보너스라고 불러요. 그런 보너스들을 많이 누리다 보면, 어느 날은 그날의 모든 것들이 보너스가 되고 그 기운이 영원으로 뻗어나가고 날마다 멋진 날이 되겠죠. 그래서 너무 걱정을 하진 않아요. 가끔 비참한 기분이 들거나 하면, 되도록 그런 생각에서 벗어나려 애쓰면서 잠을 청해요. 잠이야말로 지금까지 발견된 가장 훌륭한 약이니까요. 때로는 잠을 자지 않고 그냥 가만히 누워 있어요. 그렇게 하루하루 견디는 법을 터득하는 거죠. 달리 뭘 할 수 있겠어요? 펄쩍펄쩍 뛰고 비명을 지르고 고함을 지르고 벽에 머리를 박고 별짓을 다 해봐도 가렵긴 마찬가지고 비참한 것도 마찬가지잖아요.

의사 가려움증이 가장 견디기 힘든 증상인 것 같군요. 통증도 있으신가요?

환자 지금까지는 가려움증이 가장 괴로웠지만 지금은 발바닥 한복판이 욱신거리는데 무게가 가해지는 순간 고문을 당하는 것 같아요. 그러니까 말하자면, 지금까지는 가렵고 건조하고 벗겨지는 증세가 가장 큰 문제였어요. 그야말로 각질과의 전쟁이죠. 정말 미칠 노릇이에요. 침대가 온통 이 각질 천지인데, 보통 빗자루로 쓸어내면 다른 부스러기들은 곧바로 없어지잖아요. 이놈의 각질들은 마치 무슨 발톱이라도 달렸는지 제자리에서 위아래로 튀기기만 해서 아주 환장할 지경이라니까요.

의사 그걸 없애는 게요?

환자 그걸 없애는 게요. 왜냐하면 아주 꼼짝도 안 하거든요. 저는 완전히 진이 빠졌는데 각질들은 그대로 있어요. 심지어 좀 깨끗하게 지내고 싶어서, 조그마한 진공청소기를 하나 갖다 놔야겠다는 생각도 했어요. 청결이 하나의 집착이 될 수밖에 없는 게, 목욕을 하고 이것들을 전부 다 씻어내도 깨끗하다는 생각이 들지 않거든요. 방금 목욕을 했는데도 다시 해야 할 것만 같은 기분이 들어요. 평생 욕실에 들락거리면서 살 수도 있겠더라고요.

의사 이 문제에 가장 큰 도움을 주는 사람이 누구인가요? J 씨가 병원에 계신 동안에요.

환자 누가 가장 큰 도움을 주냐고요? 우리 병동 사람들을 아직 못 만나보셨나 보군요. 모두가 한결같이 저에게 필요한 것들을 파악하고 도와줘요. 이곳 사람들이 얼마나 많은 일을 하는지 일일이 다 헤아릴 수도 없어요. 예를 들어 간호사 한 명이 제가 손가락이 아파서 담배에 불붙이는 걸 힘들어하는 걸 알아차렸어요. 그런데 그 간호사가 다른 간호사들한테 "이 병실에 들어오면 환자분이 담배를 피우고 싶어 하는지 꼭 여쭈어봐."라고 말하더라고요. 더 바랄 나위가 없어요.

의사 진심으로 배려하는군요.

환자 그게, 정말 기분 좋은 게 뭐냐 하면, 지금까지 살아오면서, 어딜 가든, 사람들이 절 좋아했어요. 그 점에 대해서는 정말 말도 못하게 감사하죠. 겸손한 마음으로 감사해요. 사실 제가 일부러 선한 일을 하거나, 그런 적은 없거든요. 그런데 동네를 돌아다니다 보면, 다양한 직업에 종사하는 사람들 여럿이 제가 자기들을 도와주었다는 거예요. 적응하려 애쓰는 사람을 보면 가서 도와주려고 노력하게 돼요. 제 도움을 받았다는 사람들이 얼마나 많은지 몰라요. 마찬가지로 제가 아는 모든 사람이 절 도와주었어요. 전 적을 만들지 않았어요. 이 세상에 제가 잘못되기를 바라는 사람은 한 명도 없을 거예요. 몇 년 전에 대학 시절 룸메이트였던 친구가 절 찾아왔었어요. 학창 시절 얘기를 했죠. 기숙사에서 느닷없이 한 녀석이 이러는 거예요. "아무개 방을 뒤집어 놓자!" 모두가 갑자기 떼를 지어 그 방으로 몰려가서는 방 주인을 쫓아내고 방을 홀랑 뒤집어놓았죠. 좀 짓궂기는 하지만 재미도 있었어요. 그 친구가 자기 아들한테 우리가 떼로 몰려온 친구들을 장작처럼 쌓아놓았던 얘기를 들려주더군요. 우린 둘 다 힘이 좋았고, 거친 사내들이었어요.

우리 둘이 쳐들어온 녀석들을 죄다 복도에 장작처럼 쌓아놓았어요. 그때부턴 아무도 우리 방을 건드리지 않았어요. 룸메이트 중에 육상을 하는 친구도 한 명 있었는데, 단거리 선수였어요. 다섯 명 정도가 우리 방으로 몰려오는 걸 보고는 바로 튀어 나가서 60미터도 넘는 복도를 한달음에 달려가더라고요. 일단 출발을 했다 하면 아무도 그 친구를 못 잡았어요. 그 친구는 뒤늦게 돌아왔어요. 그래서 방을 정돈하고 깨끗이 치우고 나서는 모두 잠자리에 들었죠.

의사 그 일도 보너스라고 생각하시나요?

환자 그저 옛날 생각을 하다 보니 우리가 했던 한심한 짓들이 떠오른 것뿐이에요. 또 한번은 친구가 놀러 왔는데 방이 너무 추웠어요. 문득 추위를 가장 잘 견디는 사람이 누구일지 궁금하더군요. 물론 다들 자기가 가장 잘 견딜 수 있다고 우겼죠. 그래서 창문을 열기로 했어요. 난방도 없었고 바깥 기온이 영하 17도였죠. 전 울 모자에 잠옷을 입고 가운을 걸치고 양말을 신었어요. 아마 다른 친구들도 다 똑같이 했을 거예요. 그런데 그렇게 잠들었다가 아침에 눈을 떠보니, 방 안에 있던 유리가, 방 안에 있던 물건들이 전부 다 딱딱하게 얼어버린 거예요. 벽을 만질 때마다 손이 쩍 달라붙었어요. 완전히 꽝꽝 얼어버린 거죠. 얼음을 녹이고 따뜻하게 데우는 데 나흘이 걸렸어요. 정말 한심한 짓이었죠. 가끔 사람들이 절 쳐다보다가 제가 웃는걸 보고는 '드디어 미쳤군!' 하고 생각하는 게 보여요. 근데 그게 사실은 옛날에 했던 한심한 짓거리들을 생각하는 거거든요. 참, 어제 저에게, 의사나 간호사들이 어떻게 하면 환자들을 가장 잘 도울 수 있겠냐고 물으셨죠? 그건 상당 부분 환자에게 달려 있어요. 환자가 얼마나 아픈가에 따라 많이 달라지죠. 진짜 아플 땐 아무도 귀찮게 하지 말았으면 좋겠어요. 그냥 가만히 누워 있고 싶어요. 누가 들어와서 건드리거나 피를 뽑거나 체온을 재는 게 싫어요. 좀 쉬려고 하면 꼭 누가 들어와서 뭘 하려고 하죠. 제가 보기에 의사나 간호사들은 되도록 환자들을 가만히 좀 내버려둬야 된다고 생각해요. 왜냐하면, 몸이 좀 나아지면 고개를 들고 주변에서 일어나는 일에 관심을 갖게 되거든요. 그럴 때 들어와서 서서히 기운을 북돋워주고 다독여주면 좋죠.

의사 하지만 중증 환자들을 혼자 두면 더 비참해지고 두려워하진 않을까요?

환자 전 그렇게 생각하지 않아요. 혼자 방치해두란 얘기가 아니에요. 이 사람들을 완전히 고립시키라는 의미도 아니고요. 병실에서 혼자 가만히 쉬고 있는데 누가 들어와서 납작해진 베개를 푹신하게 부풀려주는 건 좀, 베개를 푹신하게 만들어주길 원하는 게 아니거든요. 다들 좋은 뜻으로 하는 일이니, 그냥 그러려니 해요. 그런데 또 누가 들어와서 "물 한 잔 드릴까요?" 하고 물어요. 사실 목이 마르면 물을 달라고 할 텐데 굳이 들어와서는 물을 한 잔 따라주는 거예요. 물론 그 사람들은 좋은 뜻으로 하는 일이고, 우릴 편안하게 만들어주려고 하는 일이죠. 하지만 어떤 때는, 다들 그냥 절 내버려두면 좋겠다는 생각이 들어요. 잠깐만이라도. 그럼 훨씬 편안해지거든요.

의사 지금도 혼자 있고 싶으신가요?

환자 아뇨, 별로요. 지난주에는……

의사 지금, 이 인터뷰를 말하는 거예요. 인터뷰 때문에 피곤하신가요?

환자 피곤한 건 사실이지만, 병실로 내려가봐야 딱히 할 일도 없는걸요. 하지만 이런 인터뷰를 길게 할 이유는 없는 것 같아요. 결국 같은 얘기를 반복하게 되니까요.

의사 어제는 좀 걱정하셨죠.

환자 네. 충분히 걱정할 만했어요. 왜냐하면 일주일 전만 해도…… 만약 일주일 전에 절 보셨다면, 아마 인터뷰할 생각조차 못하셨을 거예요. 말도 제대로 못 했고, 생각도 제대로 못 했거든요. 아마 제 이름도 기억이 안 났을 거예요. 하지만, 그 뒤로 참 먼 길을 왔네요.

목사 지난주에 일어난 일에 대해서는 어떻게 생각하시나요? 그것도 또 하나의 보너스일까요?

환자 글쎄요. 사실 어느 정도 예상은 하고 있었어요. 마치 커다란 바퀴처럼, 일종의 주기가 있거든요. 항상 주기가 반복되는데, 지금은 새로운 약을 쓰고 있기 때문에 주기가 좀 연장되지 않을까 기대하고 있어요. 전 상태가 아주 좋거나 아주 나쁘거나 둘 중 하나예요. 나쁜 상태가 지나갔으니 이젠 좋아질 거고 그래서 기분이 좋아요. 왜냐하면 항상 그랬거든요. 약을 하나도 안 먹어도, 그냥 되는대로 내버려두어도 그렇게 되더라고요.

의사 그러니까 지금은 좋은 주기에 접어들고 있네요. 그렇죠?

환자 그런 것 같아요.

의사 이제 병실로 모셔다드릴게요.

환자 고맙습니다.

의사 인터뷰에 응해주셔서 감사합니다.

환자 천만에요.

20년간의 투병 생활로 J 씨는 철학자가 되었고 감추어진 분노의 징후를 여러 번 드러냈다. 인터뷰에서 그가 하고자 했던 얘기는 "그동안 착하게 살아왔는데, 왜 하필 내가?"라고 요약할 수 있다. 그는 젊은 시절에 자신이 얼마나 거칠고 강한 남자였는지, 혹독한 추위와 시련을 얼마나 잘 이겨냈는지, 가족과 아이들을 얼마나 잘 보살폈는지, 얼마나 열심히 일했고 나쁜 친구의 유혹을 얼마나 잘 뿌리쳤는지에 대해 얘기했다. 온갖 고생 끝에 이제 자식들도 장성했고 이제 앞으로 몇 년 동안은 여행을 하고, 휴가를 가고, 자신의 노동의 열매를 즐기며 살게 되기를 바랐다. 자신의 소망이 헛된 것임을 그 자신도 어느 정도는 알고 있었다. 그는 이성을 잃지 않고, 가려움, 불편함, 통증과 싸우면서, 그가 너무도 정확하게 표현했듯이, 사투를 벌이고 있었다.

자신의 투병 생활을 돌아보며, 그는 마음속에 떠오르는 선택들을 하나씩 지워갔다. 자살은 대상에서 '제외'되었고 행복한 노후도 불가능한 일이었다. 병세가 악화되면서 남아 있는 선택의 폭도 좁아졌다. 그의 기대와 요구는 갈수록 줄어들었고 마침내 그는 병원을 들락거리며 살 수밖에 없는 자신의 운명을 받아들일 수밖에 없었다. 기분이 우울할 때면 혼자 물러나 있고 싶었고 잠을 청했다. 기분이 좋을 때면 자신이 대화할 준비가 되었음을 사람들에게 알리고 좀 더 사교적인 사람이 되었다. "분명히 운이 좋다."라는 말에는 또 한 차례 호전되리라는 희망이 담겨 있었다. 그는 또한 치료제가 발견될지도 모른다는, 조만간 신약이 개발되어 그의 고통을 덜어줄지도 모른다는 희망도 버리지 않고 있었다.

그는 마지막 날까지 그 희망을 간직하고 있었다.

제9장

환자의
가족

The

Patient's

Family

아버지가 장례식에서 돌아왔다.

일곱 살 난 그의 아들이 눈을 커다랗게 뜨고 목에 부적을 걸고, 나이에 걸맞지 않은 수심에 찬 표정을 짓고 있었다.

아버지가 그를 끌어안자 소년이 아버지에게 물었다.

"엄마는 어디 있어요?"

"천국에." 하늘을 가리키며 아버지가 대답했다.

소년은 고개를 들고 말없이 하늘을 쳐다보았다. 어리둥절해진 소년은 밤하늘을 바라보며 물었다.

"천국이 어디 있는데요?"

어떤 대답도 들려오지 않았다. 별들은 무심한 어둠이 흘리는 뜨거운 눈물처럼 반짝이고 있었다.

타고르, 「탈주자」 2부, 21

가정 안에서의 변화와 질병이 가족에게 미치는 영향

가족을 포함하지 않고서는 시한부 환자를 제대로 도울 수 없다. 환자들의 투병 생활에서 가족은 중대한 역할을 할 뿐 아니라 가족의 반응은 병에 대한 환자들의 반응에 큰 영향을 미친다. 예를 들어, 남편이 중병에 걸려 입원했다면, 가정에는 그로 인한 변화가 일어나고 아내는 그 변화에 적응해야만 한다. 아내는 안정감을 잃고 남편에게 의존할 수 없게 됨에 따라 위협을 느낄 수도 있다. 예전에 남편이 도맡아 했던 일들을 스스로 해야 하고 자신의 일정을 새롭고, 낯설고, 늘어난 요구에 맞추어야 할 것이다. 갑자기 지금까지 회피해왔던 사업 문제나 재정적인 문제에 관여해야 할 수도 있다.

병원 면회와 관련해서는 교통편을 예약해야 할 수도 있고 집을 비우는 동안 베이비시터를 고용해야 할 수도 있다. 집안 분위기에 미묘하거나 극적인 변화가 일어날 수 있고, 그 변화에 아이들도 반응을 보일 것이며, 그것은 곧 엄마의 부담과 책임을 가중한다. 아내는 어느 순간 —— 비록 한시적일지라도 —— 자신이 편모라는 사실에 직면하게 된다.

남편에 대한 근심 걱정과 함께, 일과 책임이 가중되고, 거기에다 외로움과 분노까지 밀려든다. 친구나 친지들의 도움을 기대하지만 도움을 받지 못하거나 오더라도 당황스럽고 받아들일 수 없는 형태로 온다. 이웃들의 충고는 짐을 덜어주기는커녕 오히려 가중해서 거절해야 하는 경우도 있다. 반면 '최신 소식'을 듣기 위해 찾아오는 게 아니라 엄마의 일을 덜어주고, 먹을 것을 만들어주고, 아이들을 데리고 놀러 가주는 사려 깊은 이웃은 너무도 고맙다. S 부인과의 인터뷰는 바로 그런 사례를 보여주고 있다.

남편이 느끼는 상실감은 그보다 더 클 수도 있다. 남편들은 사고가 덜 유연할 뿐 아니라 아이들, 학교, 방과 후 수업, 식사, 옷 같은 문제에 익숙하지 않기 때문이다. 이러한 상실감은 아내가 침대에 누워 있거나 활동이 제한되는 순간 곧바로 나타난다. 역할이 뒤바뀌는 현상이 나타날 수도 있는데, 그러한 역할의 전도는 대체로 여자보다는 남자가 더 받아들이기 힘들다. 예를 들어 이제 남편은 시중을 받는 대신 시중을 들어야 할 수도 있다. 고된 업무를 마치고 휴식을 취하는 대신, 그가 앉던 소파에 앉아 TV를 보는 아내의 모습을 지켜보아야 할 수도 있다. 의식적으로 혹은 무의식적으로 남편은 이러한 변화에 분노할 수도 있다. 그런 상황이 될 수밖에 없는 이유를 이해하는 것과는 별개의 문제다. "새로운 프로젝트를 막 시작했는데, 왜 하필이면 지금 병이 들어서 절 힘들게 하는 걸까요?"라고 말한 사람도 있다. 무의식의 관점에서 보면 그런 반응은 흔할 뿐 아니라 납득할 수 있는 것이다. 그는 자신을 버린 엄마에 대한 어린아이의 반응을 아내에게 보이고 있는 것이다. 우리의 내면에 어린아이의 모습이 얼마나 많이 남아 있는지 우리는 자주 잊곤 한다. 그런 남편들에게 감정을 분출할 기회를 주는 것은 큰 도움이 된다. 예를 들면, 일주일에 한 번 정도는 가사 도우미를 부르고 그 시간 동안 볼링을 친다든가 죄책감을 느끼지 않고 즐기는 시간을 갖는 등 중증 환자가 있는 집에서는 누릴 수 없는 스트레스 해소의 기회를 갖는 것이 좋다.

　나는 가족 중 한 사람이 줄곧 환자를 지키도록 강요하는 것은 너무 잔인한 일이라고 생각한다. 숨을 들이쉴 때가 있으면 내쉴 때도 있어야 하듯이, 사람들은 병실 밖에서 '배터리를 충전할' 시간이 필요하고, 틈틈이 정상적인 삶을 누려야 한다. 항상 환자를 의식해서는 효율적으로 간호할 수 없다. 집안에 환자가 있는데도 주말에 여행을 간다거나 여전히 연극이나 영화를 보러 간다며 가족 중 한 명을 비난하는 사람들이 많다. 집안에 시한부 환자가 있는데도 여전히 삶을 즐긴다는 이유로 그들을 비난한다. 나는 질병이 한 가족을 완전히 파괴하거나 가족들의 즐거움을 완전히 앗아가지 않는다는 사실을 아는 것이 환자에게나 가족에게나 이롭다고 생각한다. 그것은 어쩌면 환자가 더는 존재하지 않을 때의 한 가정의 모습을 향해 서서히 적응하고 변화하는 과정일 수도 있다. 시한부 환자들이 항상 죽음만 생각할 수 없는 것처럼, 가족들도 오직 환자의 곁에만 있기 위해 다른 인간관계들을 모두 배제할 수도 없고 또 그래서도 안 된다. 남편도 아내가 절실히 필요로 할 때 좀 더 잘 대처하려면 때로는 슬픈 현실을 부정하거나 외면할 필요가 있다.

환자가 처음 진단을 받은 순간부터 다양한 양상의 투병 생활이 이어지고 환자가 사망한 이후 긴 시간이 흐를 때까지 가족들의 욕구는 변화할 것이다. 이런 까닭에 환자 가족들은 정작 가장 필요한 순간에 쓰러질 지경이 되도록 스스로를 혹사하지 말고 효율적으로 에너지를 배분해야 한다. 사려 깊은 조언자라면 가족들이 환자를 돌보는 것과 그들 자신의 욕구를 존중하는 것 사이에서 균형을 유지하도록 큰 도움을 줄 수 있을 것이다.

소통의 문제

의사로부터 병의 심각성에 대한 얘기를 듣는 사람은 종종 환자의 아내나 남편이다. 환자에게 사실을 알릴 것인지 말 것인지, 환자에게 혹은 다른 가족들에게 어디까지 알려야 할지는 그들이 결정할 몫으로 남는다. 어쩌면 가장 힘든 일일 수도 있는, 아이들에게 알리는 일도 종종 그들의 몫이 된다. 아이들이 어리다면 더 힘들 것이다.

며칠이건 몇 주이건 이 중대한 시간은 환자 가족의 구성과 결속, 소통 능력, 소중한 친구들 유무에 따라 크게 달라진다. 감정적으로 지나치게 얽혀 있지 않은 중립적인 외부인이 가족의 근심, 소망, 욕구에 귀를 기울인다면 큰 도움이 될 것이다. 그 사람이 법률적인 문제에 관해 조언하거나, 유언장 작성을 돕거나, 부모 중 한 명이 없는 상태로 남겨진 아이들을 위한 육아도우미 —— 일시적이건 영구적이건 —— 를 고용할 수도 있을 것이다. 이러한 현실적인 문제 외에도 가족은 앞서 H 씨와의 인터뷰(제6장)에서 나타난 것처럼 종종 중재자가 필요하다.

　죽어가는 환자의 문제는 끝이 있는 데 반해 가족들의 문제는 계속 지속된다. 그러나 환자가 죽음을 맞이하기 전에 이러한 문제를 논의함으로써 상당 부분이 해결될 수 있다. 안타깝게도 환자 앞에서 감정을 숨기고 웃는 얼굴만 보여주면서 거짓으로 활달한 척하는 태도는 조만간 무너지게 마련이다. 우리가 인터뷰한 시한부 환자인 남편은 "제가 오래 못 산다는 걸 알고 있지만 아내한테는 얘기하지 않았어요. 아내는 감당하지 못할 거예요."라고 말했다. 우리는 남편을 보러 온 아내와 자연스럽게 대화를 나누게 되었고 아내 역시 거의 똑같은 말을 했다. 아내도 알았고 남편도 알았지만, 두 사람 다 그 사실을 서로에게 말할 수 없었다. 30년간 결혼 생활을 했는데도! 이러한 생각을 서로에게 털어놓아보라고 격려한 사람은 젊은 병원 원내 목사였고 그는 환자의 요청에 따라 병실에 남아 그 상황을 지켜보았다. 두 사람 모두 더는 거짓 연기를 할 필요가 없다는 사실에 무척 안도했고 둘 중 한 사람이 혼자 할 수 없었던 일을 처리해나가기 시작했다. 훗날 두 사람은, 그들의 표현을 따르자면, 자신들이 했던 '유치한 게임'에 대해 웃으며 얘기할 수 있게 되었고, 누가 그 사실을 먼저 알았는지, 그리고 외부의 도움이 없었다면 그 게임을 얼마나 오래 계속했을지 궁금해했다.

나는 가족들이 죽음을 편안하게 받아들일 수 있도록 시한부 환자 본인이 도울 수 있다고 생각한다. 환자는 다양한 방식으로 가족들을 도울 수 있다. 그중 한 가지는 자신의 생각이나 감정을 가족들에게 자연스럽게 표현함으로써 가족들 역시 그렇게 하도록 돕는 것이다. 환자가 자신의 슬픔을 극복하고 평화롭게 죽음을 맞이할 수 있음을 몸소 보여준다면, 가족들은 환자의 강인함을 기억하면서 자신의 슬픔을 좀 더 품위 있게 견딜 것이다.

죄책감이야말로 가장 고통스러운 죽음의 동반자다. 가족 중 한 사람이 잠재적으로 죽음에 이를 수도 있는 병에 걸렸다는 진단을 받으면 가족들은 혹시 내 잘못은 아닌지 자책하곤 한다. "만약 내가 의사한테 조금만 더 일찍 데리고 갔더라면…….", "좀 더 일찍 증상을 알아차리고 병원에 가보라고 했어야 했는데……." 가 시한부 환자의 부인들이 자주 하는 말들이다. 말할 것도 없이, 가족의 친구, 가정의, 혹은 병원 원내 목사는 환자의 아내에게 최선을 다했음을 일깨워줌으로써 비현실적인 죄책감을 걷어내도록 도울 수 있다. 그러나 그들에게 "죄책감 갖지 마세요. 왜냐하면 당신 잘못이 아니니까요."라고 말하는 것만으로는 충분치 않다. 환자 아내들의 얘기를 세심하고 주의 깊게 들어보면 그들이 느끼는 죄책감의 현실적인 이유를 파악할 수 있다. 친지들도 종종 죽은 사람에 대한 지극히 현실적인 원한을 품었던 것 때문에 죄책감에 사로잡혀 있을 수도 있다. 분노에 휩싸여 누가 없어져버렸으면, 사라져버렸으면 좋겠다고 생각하거나 "죽어버려!"라고 말해본 적 없는 사람이 어디 있겠는가? 제12장에 수록된 인터뷰가 좋은 예다. 그에게는 아내에게 화가 날 이유가 충분했다. 그의 아내는 남편을 버리고 오빠와 살고 있었고 환자는 그 오빠를 나치라고 생각했다. 그의 아내는 유대인이었던 남편을 버리고 외아들을 기독교 신자로 키웠다. 그런데 그 아내가 그가 곁에 없을 때 세상을 떠나버렸고 그는 그 사실 또한 원망스러웠다. 불행히도 그에게는 해소되지 않은 분노를 표출할 기회가 없었고 그는 극도의 슬픔과 죄책감에 사로잡혀 살다가 결국 병이 들고 말았다.

개인 병원이나 가정의를 찾는 과부나 홀아비들 중 상당수가 죄책감과 슬픔을 해소하지 못한 데서 오는 육체적 고통을 호소한다. 만약 그들이 배우자가 세상을 떠나기 전에 자신과 배우자 간의 거리를 좁히도록 도움을 받았다면, 그것은 이미 절반은 이긴 싸움이다. 사람들이 죽음과 죽어감에 관해 자유롭게 얘기하는 것을 내키지 않아 하는 건 이해할 수 있다. 더구나 죽음이 갑자기 우리에게 직접적인 영향을 미치는 사안이 되고 코앞에 닥친 일이 된다면 더더욱 그럴 것이다. 죽음이 임박해오는 위기를 겪은 몇몇 사람들만이 그런 소통이 처음에만 힘들 뿐 갈수록 쉬워진다는 사실을 알게 된다. 점점 더 소외되고 고립되는 대신 부부는 좀 더 의미 있고 심오한 대화를 나눌 수 있게 되고 오직 고통을 통해서만 가능한 친밀감과 이해를 발견할 수 있게 된다.

F 부인의 사례 역시 시한부 환자와 가족 간의 소통의 부족을 보여주고 있다.

F 부인은 시한부 판정을 받고 심각하게 심신이 쇠약해진 흑인 여성으로, 몇 주째 꼼짝없이 침대에 누워 있었다. 흰 시트 위에 누워 있는 검은 피부의 그녀의 모습은 어딘가 섬뜩한 나무뿌리를 연상시켰다. 병으로 인한 심각한 손상으로 몸과 이목구비의 윤곽을 파악하기가 힘들었다. 평생을 함께 살았던 그녀의 딸도 환자와 마찬가지로 아무런 말도 없이 꼼짝 않고 침대맡을 지켰다. 우리에게 도움을 청한 사람은 간호사였다. 간호사는 환자가 아닌 딸을 걱정하고 있었고 걱정하는 게 당연했다. 환자의 딸은 하던 일을 그만두고 죽어가는 어머니의 곁을 문자 그대로 밤낮없이 지켰다. 하루 종일 함께 있는데도 거의 대화를 하지 않는 기이한 상황이 아니었다면 간호사들도 그렇게 걱정하진 않았을 것이다. 환자는 최근에 마비 증세가 와서 말을 할 수가 없었고 사지를 전혀 움직일 수가 없었기 때문에 그녀의 뇌도 더는 기능을 하지 않는 것으로 여겨졌다. 딸은 그저 말없이 어머니 곁에 앉아 있었고, 어머니에게 단 한마디도 하지 않았으며, 언어적인 혹은 비언어적인 관심과 애정의 표현도 전혀 하지 않았다.

우리는 30대 후반의 독신 여성인 딸을 병실로 찾아가서 우리의 짧은 인터뷰에 참석해달라고 부탁했다. 우리는 그녀가 점점 더 병원에서 많은 시간을 보내는 이유를 알고 싶었다. 그것은 곧 바깥세상에서 점점 더 멀어지고 있음을 의미했다. 간호사들은 어머니가 세상을 떠난 뒤에 딸이 어떻게 살아갈지를 걱정하면서도 딸 역시, 비록 이유는 다르더라도, 소통 불능이라고 생각하고 있었다. 딸과 병실을 나서기 전에 내가 왜 환자를 돌아보았는지 잘 모르겠다. 어쩌면 환자로부터 딸을 빼앗아가는 것 같은 기분이 들어서일 수도 있었고, 어쩌면 항상 환자에게 상황을 설명해주는 오랜 습관 때문일 수도 있었다. 나는 나중에 혼자 남겨졌을 때가 걱정이 되어서 잠시 데리고 나가는 거라고 환자에게 설명했다. 환자가 나를 쳐다보았고 그 순간 나는 두 가지 사실을 깨달았다. 첫째, 환자가 비록 의사소통을 할 수는 없지만 자신의 주변 상황을 완전히 파악하고 있다는 것, 둘째, 비록 주위의 자극에 반응하지 않는 것처럼 보일지라도 함부로 환자를 식물인간으로 취급해서는 안 된다는 잊을 수 없는 교훈이었다.

우리는 환자의 딸과 긴 대화를 나누었다. 그녀는 자신의 일을 포기했고, 소수의 지인들을 포기했으며, 죽어가는 어머니와 최대한 많은 시간을 보내기 위해 자신의 아파트마저 거의 포기한 상태였다. 어머니가 세상을 떠난 뒤 어떻게 살지에 대해서는 거의 생각해본 적 없는 게 분명했다. 그녀는 병원에서 매일 밤낮을 보내는 것을 자신의 의무로 생각하고 있었고 실제로 몇 주 동안 하루에 세 시간 정도밖에는 잠을 자지 않았다. 그녀는 자신이 아무 생각도 하고 싶지 않아서 극도의 피로 상태로 스스로를 몰아붙이고 있는 건 아닌지 의문이 든다고 했다. 그녀는 어머니가 죽을

지도 모른다는 두려움 때문에 한시도 병실을 뜰 수가 없었다. 그러나 어머니와 한 번도 그런 얘기를 나눈 적이 없었다. 어머니가 꽤 오랫동안 병을 앓았고 최근까지는 말을 할 수 있었는데도. 인터뷰 말미에서 딸은 죄책감, 양가감정 그리고 자신의 고립된 삶에 대한, 그리고 더 크게는 혼자 남겨지는 것에 대한 분노의 감정을 표현할 수 있었다. 우리는 그녀에게 좀 더 자주 감정을 표현할 것을 권했고 병실 밖에서도 유대 관계와 일을 가질 수 있도록 시간제 일이라도 할 것을 권했다. 그리고 얘기할 사람이 필요하면 언제든 찾아오라고 말했다.

그녀와 함께 병실로 돌아갔을 때 나는 환자에게 우리가 나눈 대화를 다시 들려주었다. 나는 환자에게 딸이 하루에 몇 시간만 병원에 있는 것을 허락해달라고 했다. 환자는 우리의 눈을 똑바로 쳐다보았고, 안도의 한숨을 내쉬며 눈을 지그시 감았다. 이 광경을 지켜본 간호사는 환자의 강한 반응에 놀라움을 표했다. 그 간호사는 우리에게 무척 고마워했다. 왜냐하면 간호사들은 환자에게 무척 애착을 느끼고 있었고 딸의 조용한 분노와 표현 불능의 상태를 불편해하고 있었기 때문이다. 딸은 시간제 일자리를 찾았고, 그 소식을 어머니에게 전했다. 그 모습을 본 간호사들도 기뻐했다. 환자와 딸이 함께하는 시간 동안 양가감정, 의무감, 분노는 줄어들었고 좀 더 큰 의미로 채워졌다. 딸은 병원 안팎의 사람들과 소통하기 시작했고 어머니가 죽기 전에 사람들을 사귀었다. 어머니는 그로부터 며칠 뒤에 세상을 떠났다.

Y 씨도 우리가 잊지 못할 남자다. 그는 수십 년 동안의 행복한 결혼 생활 끝에 아내를 떠나보내야 하는 노인의 분노, 절망, 외로움을 우리에게 표현했다.

Y 씨는 늙고, 다소 야위고, 한 번도 대도시에 발을 들여놓은 적이 없는, '세상의 풍파를 견딘' 농부였다. 그는 자신의 땅을 일구었고, 송아지들을 직접 받았으며, 자식들을 키웠다. 그의 자식들은 한동네 곳곳에 살고 있었다. 그와 아내는 몇 년째 단둘이 살고 있었고, 그가 말한 것처럼, '서로에게 익숙해진' 상태였다. 두 사람 모두 배우자 없이 산다는 건 상상조차 할 수 없었다.

1967년 가을 그의 아내의 병세가 악화되었고 의사는 그에게 도시에서 치료를 받아볼 것을 권했다. Y 씨는 한동안 고민했지만 갈수록 야위고 쇠약해져가는 아내의 상태를 보고 '큰 병원'으로 데리고 갔고 아내는 집중치료실로 들어갔다. 집중치료실을 한 번이라도 본 사람이라면 농장 주택에서 병실로 꾸며놓은 방과 그곳이 얼마나 다른지 한눈에 알 수 있을 것이다. 모든 침대에 중환자들이 누워 있다. 신생아에서부터 죽어가는 노인까지. 침대마다 농부가 태어나서 지금껏 본 것들 중 가장 현대적인 장비들로 둘러싸여 있다. 침대 기둥마다 병들이 달려 있고, 흡입기가 작동하고, 모니터가 깜빡거리고, 간호사들은 이 기계들이 계속 돌아가게 하면서 위험 신호가 잡히는지 확인하느라 정신이 없다. 온갖 시끄러운 일들, 긴박한 분위기, 중대한 의사 결정들, 오가는 사람들. 한 번도 도시에 와본 적 없는 노인이 있을 곳은 어디에도 없었다.

Y 씨는 아내 곁에 있고 싶었지만 면회는 한 시간에 5분만 가능하다는 통보를 받았다. 그는 매시간에 5분 동안 창백한 아내의 얼굴을 바라보며 절망적인 몇 마디를 읊조리다가, 단호하게 그리고 반복적으로 "그만 나가주세요. 시간 다 됐어요."라는 말을 들어야 했다.

그 무렵 우리 학생 중 한 명이 Y 씨를 보았다. 복도에서 서성거리는 그의 모습이 너무도 절망적으로 보였고, 그는 커다란 병원에서 길을 잃은 불쌍한 영혼 같았다. 학생이 노인을 우리 세미나에 데려왔고 마침내 얘기할 사람을 만난 노인은 자신의 분노를 표출했다. 그는 병원 인근의 숙소에 방을 얻어 지내고 있었다. 주로 학생들이 머무는 하숙집이었고 새 학기가 시작되면서 학생들이 돌아오고 있었다. 그는 돌아오는 학생들을 위해 방을 비워달라는 통보를 받은 터였다. 하숙집은 병원에서 그리 멀지 않았지만 노인은 하루에 열 번도 넘게 하숙집과 병원을 오갔다. 그에겐 있을 곳이 없었고, 얘기할 사람도 없었으며, 아내가 며칠 더 살게 될 경우에는 묵을 곳이 있다는 보장도 없었다. 게다가 아내를 정말 잃을지도 모른다는, 그래서 어쩌면 혼자 집으로 돌아가야 할지도 모른다는 생각이 그를 괴롭히고 있었다.

우리가 그의 얘기에 귀를 기울이는 동안 그는 점점 더 병원의 처우에 분노했다. 겨우 한 시간에 5분만 면회를 허락해주는 매정한 간호사들에게 화를 냈다. 그 짧은 시간조차도 간호사들을 방해하고 있는 것 같은 기분이 든다고 했다. 50년 가까이 함께 살았는데 고작 이런 식으로 작별 인사를 해야 하나? 이 노인에게 집중치료실이라는 곳이 원래 그런 식으로 운영된다는 것을 어떻게 설명해야 할까. 치료실 내에 문병객이 많아선 안 되고 환자들을 위해서라기보다는 민감한 장비들 때문에 면회를 제한하는 운영상의 규칙이 있고 법이 있다는 것을. 그에게 "그토록 부인을 사랑하셨고 평생 농장에서 사셨는데, 왜 부인을 농장에서 눈감게 하지 않으셨나요?"라고 물어봐야 도움이 안 될 것이다. 그는 아마도 이렇게 대답했을 것이다. 그와 그의 아내는 한 몸처럼 살아왔다고, 마치 나무줄기와 뿌리처럼 한시도 떨어져 살 수가 없었다고. 큰 병원은 아내의 삶을 연장해주겠다고 약속했고, 시골 노인인 그는 그 약속에 희망을 걸고 어렵사리 이곳으로 오게 되었다고.

그를 위해 우리가 할 수 있는 일은 그의 경제적 여건이 허락하는 범위 내에서 편히 묵을 숙소를 찾아주고, 그의 아들들에게 이 노인이 느끼는 외로움에 대해 알리고 도움이 필요한 상황임을 알리는 것뿐이었다. 우리는 간호사들과도 얘기를 나누었다. 면회 시간을 연장할 수는 없었지만 적어도 아내와 함께 있는 동안만이라도 그가 마음 편히 있도록 배려할 수는 있었다.

말할 것도 없이, 모든 큰 병원에서는 매일 이런 일들이 일어난다. 집중치료실 환자 가족들의 숙소 문제를 해결하기 위한 조치가 취해져야만 한다. 병실 가까운 곳에 친지들이 앉고, 쉬고, 먹을 수 있는 장소가 있어야 하고, 끝없는 기다림의 시간에 서로의 외로움을 나누고 서로를 위로할 수 있는 장소가 있어야 한다. 사회복지사나 병원 원내 목사들도 항상 그들 곁에 대기하고 있어야 하고, 그들 한 명 한 명에게 충분한 시간을 할애해야 하며, 의사나 간호사들은 틈틈이 그들을 방문하면서 그들의 의문과 걱정을 해소해주어야 한다. 현 상태에서 환자 가족들은 대체로 완전히 혼자 남겨진다. 그들은 복도에서, 간이식당에서, 혹은 병원 근처에서 목적 없이 서성거리며 기다림의 시간을 보낸다. 이따금 간호사나 의사와 얘기라도 해보려 애쓰지만, 의사가 수술 중이라거나 혹은 다른 일을 보느라고 바쁘다는 말만 듣는다. 개별 환자의 상태를 책임지는 의료진의 숫자가 늘어남에 따라 그 누구도 환자를 상세히 알지 못하고 환자 역시 담당 의사의 이름을 모른다. 환자의 가족들은 이 사람 저 사람에게 기웃거리다가, 결국엔 병원 원내 목사의 집무실을 찾게 되는 경우가 많다. 환자에 대한 많은 질문의 대답을 얻기 위해서라기보다는 자신들이 느끼는 분노에 대한 위로와 이해라도 구하기 위해서이다.

때로는 되도록 안 오거나 짧게 머물러주는 게 환자에게나 의료진에게 도움이 되는 가족도 있다. 스물두 살 된 자신의 아들을 아기처럼 다루면서, 자기 외에는 그 누구도 아들을 돌보지 못하게 했던 어머니가 있었다. 아들은 혼자서도 충분히 스스로를 돌볼 수 있었지만 어머니는 그 아들을 씻겨주고 이를 닦아주었으며 용변 후 뒤처리까지 해주었다. 환자는 어머니가 나타날 때마다 짜증을 부렸고 화를 냈다. 간호사들도 환자의 어머니의 태도에 질렸고 점점 더 그녀를 싫어하게 되었다. 사회복지사가 몇 번이나 그녀와 대화를 하려고 시도했지만 매번 불쾌한 말들과 함께 쫓겨나곤 했다.

　그 어머니가 그토록 적대적인 방식으로 간호에 열성적이었던 이유는 무엇일까? 우리는 그녀를 이해하려고 노력했고, 환자와 간호사들의 짜증만 돋울 뿐 거의 도움이 되지 않는 그녀의 방문을 줄일 방법을 고심했다. 직원들과 이 문제를 토론한 끝에, 어쩌면 우리 자신의 바람을 환자에게 투영하고 있는 건지도 모른다는 생각이 들었고, 나아가 환자가 이러한 어머니의 행동을 부추긴 것까지는 아니더라도 최소한 기여하고 있을지도 모른다는 생각이 들었다. 환자는 방사선 치료를 받기 위해 몇 주간 입원해 있을 예정이었고 치료가 끝나면 일단 퇴원했다가 아마도 몇 주후 다시 입원할 예정이었다. 비록 건강한 관계로 보이진 않았을지언정, 우리가 두 사람의 관계에 개입한 것이 과연 그에게 도움이 될까? 어쩌면 간호사들을 '나쁜 엄마'처럼 보이게 만들고 구원자를 자처하는 우리의 환상에 찬물을 끼얹은 열성적인 어머니에게 우리의 분노를 표출했던 건 아닐까? 이 사실을 인정하고 나니 환자의 어머니에 대한 우리의 적대감이 누그러졌을 뿐 아니라 환자를 좀 더 어른으로 대할 수 있었고, 어머니의 행동이 자신을 너무 어린애 취급하는 것인지 아닌지 여부를 결정하는 것은 결국 환자 자신임을 환자에게 일깨워줄 수 있었다.

　환자가 곧바로 퇴원을 했기 때문에 우리의 개입이 실제로 도움이 되었는지는 알 수 없다. 그러나 내가 이 사례를 언급한 이유는 이 사례야말로 환자에게 무엇이 좋고 무엇이 나쁜지를 판단할 때 개인의 감정에 휩쓸려서는 안 된다는 것을 보여주고 있기 때문이다. 어쩌면 환자는 일시적으로 어린아이로 돌아가는 것으로 자신의 병을 견디고 있는 것일 수도 있었고, 그의 어머니는 그러한 욕구를 충족해주는 것으로 위로를 얻고 있는 것일 수도 있었다. 그들의 경우에 꼭 그런 상황이었다고는 생각하지 않는다. 왜냐하면, 환자가 어머니가 와 있을 때 몹시 화를 내고 분통을 터뜨렸기 때문이다. 그러나 그러면서도 환자는 노력을 거의 하지 않았다. 다른 가족과 병원 관계자들을 동원하여 얼마든지 선을 그을 수 있었는데도 말이다.

가족의 입장에서 시한부 선고에 대처하기

환자의 가족들도 환자들이 거치는 각 단계와 비슷한 적응의 단계들을 거친다. 처음에는 상당수가 그 통보가 사실임을 믿지 못한다. 그들은 가족 중에 그런 병에 걸린 사람이 있다는 사실 자체를 부정하거나 오진이라는 말을 들으려는 허망한 바람 속에 이 의사 저 의사를 찾아다닌다. 그들은 점쟁이나 심령치료사를 찾아가 도움과 확답(사실이 아니라는)을 구하기도 한다. 유명한 병원이나 의사들을 찾아 값비싼 여행을 감행하면서, 그들의 삶을 완전히 뒤바꿔놓을 수도 있는 현실을 아주 서서히 받아들인다. 환자의 태도, 의식, 소통 능력에 크게 의존하면서 가족들도 일련의 변화를 겪는다. 공통의 관심사에 대해 서로 의견을 나눌 수 있다면, 초기에 중요한 문제들을 처리하고 시간과 감정의 압박을 덜 수 있을 것이다. 가족들이 제각기 서로에게 비밀을 지키려 한다면, 가상의 벽이 생겨나고 그로 인해 환자나 가족들 모두 예비적 슬픔의 시기를 갖기가 힘들어진다. 결국 최후의 순간은 때때로 함께 얘기하고 울었던 가족보다 훨씬 더 극적으로 다가온다.

환자들이 분노의 단계를 겪는 것처럼, 직계 가족 또한 똑같은 감정 상태를 겪는다. 그들은 처음 환자를 검진했던 의사와, 정확한 진단을 하지 못했던 의사와, 서글픈 진실을 알려준 의사에게 차례로 분노를 표출할 것이다. 실제로 의료진이 환자를 얼마나 잘 돌보았는지에 상관없이 자신들의 분노를 그들에게 표출할 수도 있다. 그러한 반응에는 시기심이 상당 부분 포함되어 있다. 환자와 함께 있을 수도 없고 함께 있는 것이 허락되지도 않고 간호할 수도 없는 상황에서, 가족들은 종종 우롱당하는 것 같은 기분이 들기 때문이다. 죄책감과 함께 과거에 놓쳐버린 기회들을 만회하고 싶은 바람도 있다. 사랑하는 사람의 죽음이 닥치기 전에 가족들이 그런 감정들을 표현할 기회를 많이 갖도록 돕는다면 가족들은 한결 편안해질 것이다.

분노와 억울함, 죄책감이 해소되었을 때 가족들은 죽어가는 환자와 마찬가지로 예비적 슬픔의 단계를 거친다. 죽음이 닥치기 전에 이러한 슬픔을 더 표출할수록 죽음 이후의 상황이 덜 힘들어진다. 우리는, 환자를 만날 때마다 항상 웃음을 잃지 않았다고 자랑스럽게 말하다가 어느 순간 더는 연기를 할 수 없게 되어버렸다는 가족들을 자주 만난다. 가족의 솔직한 감정을 표현하는 편이 거짓으로 꾸민 표정보다 환자의 입장에서 대하기 편하다는 사실을 그들은 깨닫지 못한다. 환자들은 결국 가족의 가면을 꿰뚫어 보게 마련이고 그것은 환자의 입장에서 슬픔을 함께 나누는 것이라기보다는 하나의 위장으로 여겨진다.

만약 가족들이 이러한 감정들을 서로 나눌 수 있다면, 다가올 이별의 현실을 서서히 대면하고 함께 수용의 단계로 접어들 수 있다. 아마도 가족에게 가장 고통스러운 시간은 환자가 가족들을 포함한 자신의 세계에서 서서히 자신을 분리하는 마지막 시기일 것이다. 자신의 죽음에서 평화를 얻고 그것을 수용하기에 이른 죽어가는 환자라면 누구나, 사랑하는 사람들을 포함한 주변의 모든 것으로부터 조금씩 스스로를 분리하려 한다는 것을 가족들은 이해하지 못한다. 그러나 자신이 일구어온 수많은 소중한 인간관계에 대한 집착을 버리지 못하고 어떻게 죽음을 준비할 수 있겠는가? 환자가 몇몇 친구들만 보겠다고 하고, 그다음엔 아이들만 보겠다고 하고, 마지막으로 아내만 보겠다고 한다면, 그것이 환자가 서서히 자신을 세상과 분리하는 방식임을 이해해야 한다. 직계 가족들은 종종 그러한 과정을 일종의 거절로 오해하곤 한다. 환자들의 지극히 정상적이고 건전한 분리의 과정에 과민 반응을 보이는 남편과 아내들을 몇 명 보았다. 죽어감의 과정들을 제대로 밟아온 환자들만이 이런 식으로 서서히, 평화롭게 자신을 세상과 분리할 수 있다는 사실을 그런 가족들에게 이해시킨다면 큰 도움이 될 것이다. 그것은 슬퍼하거나 분노할 일이 아니라 다행스럽고 기쁜 일이어야 한다. 이 단계야말로 환자에게는 최소한의 도움이, 가족들에게는 최대한의 도움이 필요한 시기라고 말할 수 있다. 그렇다고 해서 이 시기의 환자를 홀로 방치해도 좋다는 의미는 아니다. 환자가 도움을 필요로 할 때는 항상 도움을 줄 수 있어야 한다. 하지만 수용과 데커섹시스 단계에 도달한 환자들은 대체로 대인 관계의 관점에서는 거의 요구 사항이 없다. 이러한 분리의 의미를 가족들에게 제대로 설명해주지 않는 경우 W 부인의 사례(제7장)에서 나타난 문제가 발생할 수 있다.

가족들의 관점에서 보았을 때 가장 비극적인 죽음은 —— 아주 어린아이의 죽음을 제외하면 —— 아주 나이 많은 환자의 죽음이 아닐까 싶다. 여러 세대가 함께 살았건 따로 살았건, 각 세대는 그들의 삶을 살고, 그들만의 사생활을 누리고, 그들 세대에 맞는 방식으로 자신의 욕구를 충족할 필요와 권리가 있다. 경제학적인 관점에서 보면 노인들은 자신들의 효용 가치보다 오래 산 사람들이지만, 한편으로는 품위 있고 평화롭게 살 권리를 취득한 사람들이다. 육체적·정신적으로 건강하고 경제적으로 자립한 노인의 경우에는 이런 권리를 누릴 가능성이 높다. 그러나 육체적·정서적으로 장애가 있어서, 가족들이 원하는 수준의 품위 있는 삶을 유지하려면 엄청난 비용이 필요한 남녀 노인들을 우리는 많이 보았다. 그런 경우 가족들은 어려운 결단에 직면하게 된다. 말하자면, 그러한 마지막 치료를 위해, 대출과 그들 자신의 노후를 대비한 저축을 포함하여 가용 자산을 모두 동원해야 할지 여부를 결정해야 한다. 이러한 노인들의 비극은 아마도 그들에게 들어가는 막대한 비용과 경제적 희생으로도 상태가 호전되는 것이 아니라 최소한의 생존 수준을 유지하는 것일 뿐이라는 점일 것이다. 의학적으로 복잡한 상황이 발생한다면 비용은 더 불어나고 가족은 종종 환자의 빠르고 고통 없는 죽음을 바라면서도 그들의 바람을 드러내놓고 표현하는 경우는 드물다. 그러한 바람에 대해 죄책감을 느끼는 것은 자명하다.

　몇 주 동안 입원해 있던 어느 노인 환자가 떠오른다. 그녀는 개인 병원에서 포괄적인 고가의 간호가 필요한 상황이었다. 모두가 그녀가 빨리 죽기를 바랐지만 환자는 매일 똑같은 상태를 유지하고 있었다. 환자의 딸은 어머니를 요양원으로 보내야 할지, 아니면 병원에 두어야 할지를 놓고 몹시 괴로워하고 있었고, 환자는 병원에 남고 싶은 것이 분명했다. 사위는 평생에 걸쳐 저축한 돈을 쓰고 있는 아내에게 화를 냈고 두 사람은 끊임없이 말다툼을 했다. 딸은 어머니를 퇴원시키는 것에 대해 죄책감을 느끼고 있었다. 내가 방문했을 때 환자는 겁에 질린 것 같았고 지쳐 보였다. 나는 그녀에게 무엇이 가장 두려우냐고 물었다. 그녀는 나를 쳐다보다가, 너무도 비현실적인 것이라 오랫동안 표현할 수 없었던 두려움에 대해 털어놓았다. 그녀는 '산 채로 벌레에 물어뜯겨 죽을까 봐' 두렵다고 했다. 내가 잠시 숨을 고르고 그녀의 말이 무슨 의미인지를 헤아려보려고 애쓰고 있을 때 환자의 딸이 한마디를 불쑥 내뱉었다. "그것 때문에 못 죽는 거라면 화장해드리면 되잖아요!" 화장을 하면 벌레가 건드릴 일이 없다는 의미였다. 억눌러왔던 딸의 분노가 그 한마디 속에 전부 다 담겨 있었다. 나는 잠시 노인과 단둘이 앉아 있었다. 우리는 그녀가 평생토록 간직해왔던 공포증과, 벌레에 대한 두려움으로 표현된 죽음에 대한 두려움에 대해 차분하게 얘기를 나누었다. 그녀는 죽음 이후에도 벌레를 느낄 수 있을 거라고 생각하는 것 같았다. 그녀는 자신의 두려움을 털어놓고 한결 홀가분해했고 딸의 분노에 대해서는 충분히 이해한다고 말했다. 나는 환자에게, 나중에 딸이 자신이 분노를 표출한 것을 언짢아하지 않도록 그런 심정을 딸에게 표현해보라고 말했다.

병실 밖에서 딸을 만났을 때 나는 어머니가 딸의 심정을 이해하고 있다는 얘기를 했고, 두 사람은 마침내 그들의 근심을 서로 나눌 수 있었고 장례식과 화장 절차를 의논하기에 이르렀다. 분노에 휩싸여 말없이 앉아 있는 대신 두 사람은 소통했고 서로를 위로했다. 그 어머니는 다음 날 세상을 떠났다. 내가 마지막 날 그 어머니의 평화로운 얼굴을 보지 못했다면, 딸이 표출했던 분노가 어머니를 죽였을까 봐 걱정했을 것이다.

종종 간과되는 또 한 가지 측면이 있다면 환자의 병이 어떤 종류인가 하는 문제다. 심장병과 관련하여 발생할 수 있는 상황들이 있는 것처럼, 암 환자에게는 그 나름의 예후가 있게 마련이다. 심장병은 갑자기 발생하고 통증이 없는 대신 치명적인 반면, 암은 오래 끌고 고통이 있는 병이다. 사랑하는 사람이 자신과 가족들 모두에게 예비적 슬픔을 위한 시간을 충분히 주고 서서히 죽음을 맞이하는 것과, 어느 날 갑자기 "늦었어요. 다 끝났습니다."라는 전화를 받는 것은 큰 차이가 있다. 따라서 심장병 환자보다는 암 환자와 죽음과 죽어감에 대해 얘기를 나누는 것이 훨씬 수월하다. 심장병 환자의 경우 혹시 괜한 겁을 주어서 심장마비를 일으켜 죽음에 이르게 하는 건 아닌가 하는 우려를 일으키기 때문이다. 마찬가지로 심장병 환자의 가족보다는 암 환자 가족들과 마지막 순간에 대해 의논하는 것이 부담이 덜하다. 심장병 환자의 경우 그 마지막이 언제든 닥칠 수 있고 그런 논의가 마지막을 유발할 수도 있다는 것이 우리가 만난 가족들 중 상당수의 의견이었다.

콜로라도에서 아들이 운동하는 것을 절대 허락하지 않는 어머니를 만난 기억이 있다. 의사는 오히려 운동을 하라고 조언했는데도 어머니는 최소한의 운동조차 허락하지 않았다. 대화 도중 그 어머니는 "운동을 너무 많이 했다간 내 눈앞에서 죽을 거예요."와 같은 말을 자주 했다. 마치 아들이 자신에게 적대적인 행위를 하기를 기다리는 사람처럼. 그녀는 그토록 '약해빠진 아들'을 둔 것에 대한 분노를 우리에게 털어놓은 뒤에도 자신의 적대감을 전혀 의식하지 못했다. 그녀는 아들을 무능하고 한심한 자신의 남편과 자주 연관 지었다. 우리가 몇 달에 걸쳐 인내심을 갖고 주의 깊게 이야기를 들어주고 나서야 그녀는 아들에 대한 자신의 파괴적인 소망을 드러낼 수 있었다. 그녀는 아들 때문에 자신의 사회적·직업적 생활이 제한되었고, 그래서 그녀가 무능하다고 여기는 남편처럼 자신도 무능하게 되었다며 자신의 감정들을 합리화했다. 이것은 다소 복잡한 가족의 상황이고, 그런 상황에서 환자는 가족 간의 갈등으로 인해 자신의 역량을 더욱더 수행할 수 없는 상태가 된다. 그런 가족들을 함부로 평가하고 비난하기보다는 연민과 이해로 대한다면, 환자가 악조건을 좀 더 편안하고 품위 있게 견딜 수 있도록 도울 수 있을 것이다.

다음에 소개하는 P 씨의 사례는 환자 자신은 자신을 분리할 준비가 되어 있는데 가족들이 현실을 받아들이지 못해서 환자의 갈등이 유발되는 경우다. 우리의 목표는 언제나 환자와 그의 가족이 힘을 합쳐 위기에 대처하고 마지막 진실을 동시에 수용할 수 있도록 돕는 것이다.

P 씨는 50대 중반의 남자로, 나이보다 열다섯 살은 더 들어 보였다. 의사들은 환자의 몸이 치료에 반응을 보일 가능성은 희박하다고 생각했다. 암의 전이와 노쇠함이 원인이었지만 그보다는 그의 '투지'가 주된 이유였다. P 씨는 입원하기 5년 전에 암으로 위를 제거했다. 처음에는 자신의 병을 상당히 잘 받아들였고 희망으로 가득 차 있었다. 그러나 점점 더 허약해지고 야위어가면서 점점 더 침울해졌다. 그리고 다시 입원했을 때는 종양이 폐로 전이된 것을 흉부 엑스레이로 확인한 상태였다. 내가 방문했을 때 환자는 아직 조직 검사 결과를 듣지 못한 상태였다. 허약한 상태의 환자에게 방사선 치료나 수술을 권하는 것이 옳은지를 놓고 의문이 제기되었다. 인터뷰는 두 차례 진행되었다. 첫 만남에서 나를 소개하고 병의 심각성이나 그로 인해 일어날 문제점

에 대해 얘기하고 싶으면 들어줄 수 있다고 말했다. 전화벨이 울리는 바람에 나는 병실을 나서면서 나의 제안을 생각해봐달라고 부탁했다. 그리고 그에게 다음번 방문 시간을 알려주었다.

다음 날 찾아갔을 때, P 씨는 환영의 의미로 한 팔을 들고는 의자에 앉으라고 손짓했다. 주사제 병을 바꿔 끼우고, 약을 받고, 주기적으로 혈압과 맥박을 재느라 방해를 받긴 했지만, 우리는 한 시간 넘게 앉아 있었다. P 씨는, 그의 표현을 빌리자면, '베일을 걷어도' 되는 상황임을 감지한 것 같았다. 그는 방어하려고도, 회피하려고도 하지 않았다. 그는 시간이 얼마 남지 않았음을 알고 있었고, 소중한 시간을 잃고 싶지 않았으며, 자신의 걱정과 회한을 들어줄 수 있는 누군가와 그 시간을 나누고 싶어 했다.

그 전날, 그는 "잠을 자고, 자고, 또 자고, 깨어나지 않으면 좋겠어요."라고 말했다. 그날도 똑같은 말을 반복했지만, 그 말끝에 "하지만"을 붙였다. 내가 궁금해하며 고개를 들자 그는 힘없는 목소리로 아내가 왔었다고 말했다. 아내는 그가 살아날 거라고 확신하고 있었다. 그가 집으로 돌아와 텃밭과 꽃들을 돌봐주기를 바랐다. 아내는 그에게 조만간 은퇴해서, 애리조나 같은 곳으로 이주해서, 오래오래 행복하게 살자던 그의 약속을 일깨워주었다.

대학을 휴학하고 그를 보러 왔던 스물한 살 된 대학생 딸에 대해 얘기할 때는 애정과 따스함이 느껴졌다. 딸은 그의 상태를 보고 충격을 받았다고 했다. 그는 가족을 실망시키고, 그들의 기대에 맞게 오래 살지 못하는 것이 자신의 잘못인 양 말했다.

내가 그에게 그 점을 언급했고 그가 고개를 끄덕였다. 그는 자신의 모든 회한들에 대해 얘기했다. 결혼 초기에는 가족들을 위해 재물을 축적하면서, 그들에게 '훌륭한 보금자리'를 만들어주려 애쓰며 살았고, 그래서 시간 대부분에 집을 떠나 있었다고 했다. 암 선고를 받고 나서 그는 모든 시간을 그들과 함께 보냈지만 이미 늦은 것 같더라고 말했다. 그의 딸은 대학에 다니느라 떠나 있었고 친구들과 어울렸다. 딸이 어려서 아빠를 필요로 하고 원할 때, 그는 돈을 버느라 바빴다.

자신의 현재 상태에 대해 그는 이렇게 말했다. "자는 것만이 유일한 낙이에요. 깨어 있는 모든 순간이 괴로워요. 괴로움 그 자체예요. 아무것도 도움이 되질 않아요. 처형당하는 사람 둘을 본 적이 있는데, 그 사람들이 부럽다는 생각이 들어요. 첫 번째 남자가 죽을 때 바로 그 앞에 있었어요. 아무 느낌도 없었어요. 지금 생각해보면, 그 사람이 운이 좋았다는 생각이 드네요. 그는 죽어 마땅한 사람이었어요. 괴로워하지도 않았고, 빠르고 고통 없이 죽었어요. 난 이렇게 침대에 누워 있는데, 매일 매시간이 고통이에요."

그러나 P 씨는 고통이나 육체적 불편보다는 가족들의 기대를 저버리고 '실패자'가 되어버린 것에 대한 회한으로 더 괴로워했다. 그는 "다 놓아버리고 자고, 자고 또 자고 싶다."라는 강한 욕구와 주변에서 끊임없이 밀려드는 기대로 고문당하고 있었다. "간호사들이 들어와서 먹지 않으면 너무 약해질 거라고 하고, 의사들이 들어와서 새로운 치료를 시작했다고 얘기하고 제가 기뻐하기를 기대해요. 아내가 와서 퇴원하면 제가 할 일들에 대해 얘기하고, 딸아이가 와서 날 쳐다보면서 "아버지 꼭 완쾌되셔야 해요."라고 말해요. 이런 상황에서 어떻게 맘 편히 죽겠습니까?"

그는 잠깐 미소를 짓고는 이렇게 말했다. "전 이 치료를 받고 한 번 더 퇴원할 거예요. 직장으로 돌아가서 돈을 좀 더 벌 겁니다. 제 보험사에서 딸의 학비는 대줄 테지만, 그래도 여전히 아빠가 필요한가 보네요. 하지만 그럴 수 없다는 걸 박사님도 아시고 저도 알죠. 다들 그 사실을 받아들이는 법을 터득해야 해요. 그러면 죽기가 훨씬 편하겠죠!"

P 씨의 사례는 W 부인의 사례(제7장)와 마찬가지로 가족들이 그들을 '놓아줄' 준비가 되어 있지 않고 은연중에 혹은 노골적으로 환자가 세상으로부터 자신을 분리하는 것을 방해할 때, 환자가 임박한, 그리고 예고된 죽음을 맞이하는 것이 얼마나 힘겨워지는지 보여주고 있다. W 부인의 남편은 침대맡에 서서 그녀에게는 자신들의 행복한 결혼 생활을 끝낼 수 없다고 일깨워주었고, 의사들에게는 무슨 수를 써서라도 아내가 죽지 않게 해달라고 애원했다. P 씨의 아내는 그가 지키지 못한 약속들과 하지 못한 일들을 일깨워주면서, 역시 같은 욕구, 즉 앞으로 몇 년 더 그를 곁에 두고 싶다는 자신의 욕구를 표현했다. 배우자가 둘 다 부정의 태도를 취했다고 보긴 어렵다. 두 사람 모두 배우자의 상태를 알고 있었다. 그러나 두 사람 모두, 그들 자신의 욕구 때문에 현실을 외면하고 있었다. 그들은 다른 사람들과 얘기할 땐 현실을 받아들였지만 정작 환자 앞에서는 현실을 부정했다. 그러나 환자

들이야말로 가족들로부터 그들 역시 상황의 심각성을 알고 있으며 현실을 받아들일 준비가 되었다는 말을 듣고 싶어 하는 사람들이다. 그 말을 듣지 못한 환자들은 '깨어 있는 모든 순간이 괴로운' 것이 된다. 우리의 인터뷰는, 이 상황에서 중요한 역할을 하고 있는 사람들이 환자에게 삶의 연장에 대한 희망만을 얘기하지 말고 그의 죽어감을 현실로 받아들이는 법을 터득했으면 좋겠다는 말로 마무리되었다.

P 씨는 이 세상으로부터 자신을 분리할 준비가 되어 있었다. 그는 마지막 단계에 접어들 준비가 되어 있었고 삶을 끝내는 것이 더 좋아 보이거나 더는 살 기력이 남아 있지 않은 상태였다. 그런 상황에서 전면적인 의학적 치료가 적절한지에 대해서는 논란의 여지가 있다. 정맥 주사와 수혈, 비타민, 활력제, 항우울제, 심리 요법과 대증 요법을 통해 다시 한 번 '삶의 연장'을 누리는 환자들도 많다. 그렇게 번 시간에 대해 나는 고맙다는 인사보다는 욕설을 더 많이 들었다. 이쯤에서 나는, 모든 환자에게는 평화롭고 품위 있게 죽음을 맞이할 권리가 있다는 나의 소신을 다시 한 번 밝혀두고 싶다. 환자의 욕구가 우리의 욕구와 상충할때 우리 자신의 욕구를 충족하기 위해 환자를 이용해서는 안 된다. 여기서 내가 말하는 환자들은 육체적인 질병이 있지만 정신적으로는 온전하며 스스로를 위해 결정을 내릴 수 있는 사람들이다. 우리는 그들의 소망과 의견을 존중해야 하고, 들어주어야하고, 논의해야 한다. 환자의 소망이 우리의 믿음이나 신념에 반하더라도, 우리는 이러한 갈등을 터놓고 얘기하고 추가적인 관여

나 치료와 관련된 결정을 환자의 몫으로 남겨두어야 한다. 지금까지 내가 인터뷰했던 수많은 시한부 환자들 중 비이성적인 행동을 하거나 무리한 요구를 하는 사람은 보지 못했다. 그 점에 있어서는 앞서 언급했던, 정신 이상 증세를 보였던 두 명의 여자 환자도 마찬가지였다. 심지어 둘 중 한 명은 자신의 병을 완전히 부정하는 상태였는데도 두 사람 모두 치료를 받았다.

죽음을 겪은 가족

나는 환자가 죽었을 때 하나님의 사랑에 대해 말하는 건 잔인하고 부적절하다고 생각한다. 누군가를 잃었을 때, 더구나 마음의 준비를 할 시간이 거의 없었다면, 우리는 분개하고, 화가 나고, 절망한다. 부검에 동의하는 그 순간부터 가족들은 종종 홀로 남겨진다. 분하고, 화가 나고, 혹은 그저 멍한 상태로 병원 복도를 걸어 다니는 그들은 냉혹한 현실을 받아들일 수가 없다. 처음 며칠간은 이런저런 일들을 준비하고 찾아오는 사람들을 만나느라 바쁘게 흘러간다. 허전함과 공허함은 장례식이 끝나고 친지들이 떠나고 난 뒤에 밀려온다. 이 시기야말로 유족들이 얘기할 상대가 있다는 것에 가장 고마워하는 때다. 더구나 그 상대가 고인과 최근까지 교류했던 사람이고 마지막이 가까워졌을 때의 좋은 일화들을 나눌 수 있는 사람이라면 더더욱 그럴 것이다. 이 시기의 대화는 유족들을 충격과 초기의 슬픔에서 벗어나 서서히 현실을 수용할 수 있도록 준비시킨다.

추억에 사로잡히고, 망상 속에서 헤매고, 심지어 고인이 아직 살아 있다는 듯 얘기를 하는 사람들도 많다. 그들은 살아 있는 사람들로부터 자신을 소외시키는 것은 물론이고 죽음의 진실을 대면하는 것을 스스로 더 힘들게 만든다. 그러나 상실감을 그런 식으로 견디어야만 하는 사람들도 있기 때문에 그들을 조롱하거나 감당하기 힘든 진실을 날마다 그들에게 들이대는 것은 잔인하다. 그러한 그들의 욕구를 이해하고 그들이 고립 상태에서 서서히 벗어나도록 돕는 것이 훨씬 더 도움이 될 것이다. 젊은 나이에 준비가 되지 않은 상태에서 남편을 잃은 젊은 과부들에게서 그런 모습을 주로 보게 된다. 젊은 사람이 객지에서 죽는 전쟁 시기에는 그런 일이 빈번했겠지만 전쟁은 가족들에게 항상 그들이 귀환하지 못할 가능성을 주지시킨다. 따라서 그런 경우는 갑작스럽게 진행된 병으로 젊은 남편을 느닷없이 잃는 경우보다는 죽음에 대해 준비가 되어 있다고 말할 수 있을 것이다.

마지막으로 아이들 문제 역시 짚고 넘어가야 할 문제다. 이런 상황에서 아이들은 종종 소외된다. 아무도 아이들에게 신경을 쓰지 않아서라기보다는 오히려 그 반대인 경우가 많다. 아이들에게 죽음에 관해 얘기하는 것을 편안하게 생각하는 사람은 없다. 아이들은 죽음에 대해 조금 다른 개념을 갖고 있으므로 아이들과 대화하고 그들을 이해하려면 그 점을 염두에 두어야 한다. 세 살 이전까지 아이들은 오직 '분리'에 대해서만 걱정하고, 세 살 이후로는 '절단'에 대한 두려움이 이어진다. 어린아이가 움직이기 시작하고, '세상 속으로' 첫발을 내딛고, 세발자전거를 타고 보도를 다니기 시작하는 시기다. 사랑하는 강아지가 차에 치어 죽거나 예쁜 새가 고양이에 물려 죽은 것을 처음 보게 되는 것도 이 무렵이다. 아이에게 절단이란 바로 그런 의미인 것이다. 왜냐하면 아이가 자신의 몸의 온전함을 걱정하고 그것을 파괴할 수 있는 모든 것을 두려워하는 나이이기 때문이다.

또한 죽음은, 제1장에서 잠깐 설명했듯이, 세 살에서 다섯 살 아이들에게 영구적인 사실로 여겨지지 않는다. 마치 꽃 피는 봄에 다시 피어나도록 가을에 꽃 구근을 땅에 심는 것처럼 일시적인 현상인 것이다.

다섯 살이 넘은 아이들에게 죽음은 사람들을 데려가는 저승 사자처럼 일종의 사람 같은 존재로 여겨지며, 여전히 외부 개입에 의해 일어나는 것으로 여겨진다.

아홉 살에서 열 살 무렵 현실적인 죽음의 개념, 즉 영구적인 생물학적 과정으로서의 죽음의 개념이 확립되기 시작한다.

부모의 죽음에 대한 아이들의 반응은 제각기 다르다. 조용히 물러나 고립되는 아이들에서부터 거칠고 요란하게 슬퍼해서 관심을 끌고 자신의 사랑과 욕구를 받아줄 대리인을 필요로 하는 경우도 있다. (제1장에서 설명한 바와 같이) 아이들은 아직 소망과 행위의 차이를 구분하지 못하기 때문에 심한 가책과 죄책감을 느낄 수도 있다. 아이들은 부모를 죽인 것에 대한 책임을 느끼고 그로 인해 섬뜩한 벌을 받을까 봐 두려워한다. 반면, 부모와의 이별을 비교적 담담하게 받아들이면서 "봄 방학 땐 돌아오실 거야."와 같은 말들을 중얼거리거나, 일시적인 여행길에 오른 엄마에게 먹을 것이 충분하도록 사과 한 개를 몰래 꺼내놓는 아이들도 있다. 만약 이미 슬픔에 잠겨 있는 어른들이 그런 아이들을 이해하지 못하고 야단치거나 잘못을 지적하면 아이들은 그들만의 슬픔의 방식을 가슴에 담아둘 것이다. 그것은 종종 훗날 정서불안의 뿌리가 되기도 한다.

청소년기의 아이들에게 죽음은 성인들과 크게 다르지 않다. 청소년기는 그 자체로 이미 힘든 시기이고 그 시기에 보태어진 부모를 잃은 상실감은 그야말로 감당하기 벅찬 일일 것이다. 따라서 죄책감이건, 분노이건, 혹은 단순한 슬픔이건, 그들의 이야기에 귀를 기울여주고 감정을 표출할 수 있도록 도와야 한다.

슬픔과 분노의 해소

내가 여기서 다시 한 번 짚고 넘어가고 싶은 것은, 유족들이 얘기하고, 울고, 필요하면 소리를 지르도록 배려해야 한다는 것이다. 그들이 나누고 분출하게 하되, 그들이 원할 땐 곁에 있어주어야 한다. 죽은 자의 문제들이 해결되고 나면 유족에게는 긴 애도의 시간이 남아 있다. 소위 나쁜 진단을 받게 되는 순간부터 가족의 죽음 이후 몇 달까지 그들에게는 도움과 격려가 필요하다.

내가 말하는 도움이란 반드시 다양한 형태의 전문적 상담을 말하는 것은 아니다. 대다수의 사람들에게 그것은 필요하지도 않고 여력도 없다. 그러나 그들에게는 한 사람의 인간이 필요하다. 친구이건, 의사이건, 간호사이건, 목사이건 상관없다. 사회복지사야말로 큰 도움을 줄 수 있는 사람들이다. 그들은 환자를 위해 요양원을 주선한 사람이고 가족들이 그 특정 상황에 놓였던 어머니에 관해 얘기를 하고 싶다면, 그리고 그것이 환자를 집에서 보살피지 못한 데서 오는 죄책감의 근원이라면 더더욱 그들의 도움이 필요할 것이다. 그런 가족들은 때때로 같은 요양원의 다른 노인들을 방문하면서 누군가를 돌보는 일을 지속한다. 그것은 부분적인 부정일 수도 있고 할머니와의 관계에서 놓쳐버린 기회를 만회하기 위한 선행일 수도 있다. 어떤 이유에서건 우리는 그들의 욕구를 이해해야 하며, 그들이 자신의 욕구를 건설적으로 해소함으로써 죄책감, 수치심, 응징에 대한 두려움을 떨쳐낼 수 있도록 도와야 한다. 우리가 줄 수 있는 가장 큰 도움은, 아이이건 어른이건 할 것 없이, 가족의 죽음을 겪기 이전부터 자신의 감정을 나눌 수 있게 해주고, 이성적인 것이건 비이성적인 것이건, 그들의 감정을 극복하도록 돕는 것이다.

우리가 그들의 분노를 감내해준다면, 그것이 우리를 향한 것이건, 죽은 사람을 향한 것이건, 아니면 하나님을 향한 것이건, 우리는 그들이 죄책감 없는 수용의 단계로 큰 한 걸음을 내딛도록 돕는 것이다. 우리가 사회적 금기로 여겨지는 감정들을 표출한다는 이유로 그들을 비난한다면, 우리야말로 정신적·육체적 건강의 악화로 이어지는 슬픔과 수치심, 죄책감의 시기를 연장했다는 비난을 받아 마땅하다.

시한부
환자들과의
인터뷰

Some

Interviews

with

Terminally

Ill

Patients

당신의 종인 죽음이 내 집 문 앞에 왔습니다. 그는 미지의 바다를 건너 당신의 부르심을 받고 나를 찾아왔습니다.

밤은 어둡고 나의 마음은 두렵습니다. 그러나 등불을 밝히고 문을 열고 그에게 환영의 인사를 하겠습니다. 내 문 앞에 서 있는 자는 바로 당신의 전령이니까요.

두 손을 모으고 눈물로 그를 경배하겠습니다. 내 심장이라는 보물을 그의 발치에 놓아 그를 경배하겠습니다.

임무를 마치면 그는 나의 아침에 어두운 그림자를 남겨놓고 돌아갈 것입니다. 쓸쓸한 나의 집에는 오직 버려진 나의 자아만이 당신에게 바치는 마지막 선물로 남아있을 것입니다.

타고르, 「기탄잘리」 86

앞에서 우리는 심각하거나 치명적인 투병의 시기에 환자가 자신의 욕구를 전달하기가 갈수록 어려워지는 이유를 밝혀보려 애썼다. 우리가 알아낸 사실들 중 일부를 정리하고, 환자들의 의식, 문제, 걱정, 소망들을 유추하는 데 사용되었던 방법들을 설명하려 노력했다. 여러 인터뷰를 무작위로 수록하는 것도 도움이 될 것 같다. 여러 인터뷰를 보면 환자와 인터뷰 진행자 양측의 다양한 반응과 태도를 좀 더 구체적으로 볼 수 있기 때문이다. 환자는 인터뷰 진행자에 대해 거의 알지 못했다는 점을 기억해야 한다. 인터뷰 일정을 잡기 위해 그에 앞서 겨우 몇 분간 대화를 나눈 것이 전부였다.

이 장에는 한 소녀 환자와의 인터뷰도 수록했다. 마침 그 환자의 어머니가 병원에 와 있었고 자신의 심정을 나누고 싶다며 우리와의 만남을 자청했다. 한 가족의 구성원들이 불치병에 어떻게 대처하는지, 그리고 때로는 같은 사건을 얼마나 다르게 기억하는지 잘 나타나 있다. 인터뷰 말미에는 앞부분에 수록된 내용과 관련하여 간단한 요약을 수록했다. 여기 수록된 인터뷰 원본들은 그 자체로 큰 의미가 있다. 인터뷰는 일절 편집되거나 삭제되지 않았으며 환자가 전달하고자 하는 은밀한 혹은 은밀하지 않은 내용에 우리가 민감하게 대처한 순간과 제대로 호응하지 못한 순간도 그대로 담겨 있다. 우리가 독자들과 공유하지 못하는 부분이 있다면 대화 도중에 일어나는 체험들이다. 이를테면, 환자와 의사, 의사와 병원 원내 목사, 환자와 병원 원내 목사 간에 끊임없이 오가는 비언어적인 대화, 한숨, 촉촉한 눈, 미소, 손짓, 공허한 표정, 놀란 눈빛, 혹은 내민 손 같은 것들. 그 모든 것이 종종 언어를 초월한 중요한 의미를 담고 있었다.

몇몇 예외적인 경우를 제외하면 여기 수록된 인터뷰는 대체로 환자와의 첫 만남이지만, 대부분의 경우 유일한 만남은 아니었다. 모든 환자들은 세상을 떠나기 전까지 되도록 여러 차례 인터뷰를 했다. 우리가 만난 환자들 중 상당수가 한 번 더 퇴원할 수 있었다. 퇴원 후 집에서 사망한 경우도 있었고 나중에 병원에 다시 입원한 경우도 있었다. 그들은 집으로 찾아와달라고 부탁하기도 했고, 인터뷰 진행자 중 한 명과 '친분을 유지하기 위해' 전화를 하기도 했다. 때로는 환자의 가족이 우리 사무실에 비공식적으로 들러서 환자의 행동을 이해하기 위한 조언을 듣고 도움과 이해를 구하거나, 환자가 사망한 뒤 추억을 나누기 위해 찾아오기도 했다. 우리는 환자가 입원한 중이거나 그 이후에 도움을 주려 했던 것처럼 가족에게도 항상 도움을 주려 노력했다.

다음의 인터뷰들은 이 힘겨운 시기에 친지들의 역할과 관련하여 검토할 수 있을 것이다.

S 부인은 남편에게 버림받았고, 남편은 그녀의 불치병에 대해 어린 두 아들로부터 간접적으로만 전해 들은 상태였다. 환자의 투병 생활에서 가장 중요한 역할을 해온 사람은 이웃과 친구였지만, 그녀는 헤어진 남편과 남편의 새 아내가 그녀의 아이들을 맡아주기를 원하고 있었다.

열일곱 살 소녀는 위기에 직면했을 때 젊은이 특유의 용기를 보여주었다. 그녀의 인터뷰에 이어 그녀의 어머니의 인터뷰가 이어졌고 두 사람 모두 각자의 생각을 털어놓았다.

C 부인은 자신이 완수해야 하는 수많은 가족에 대한 의무로 인해 자신의 죽음을 받아들일 수가 없었다. 병들고 의존적이고 연로한 가족들을 환자가 돌보아야 하는 경우 가족 상담이 중요함을 보여주는 좋은 사례라고 말할 수 있다.

L 부인은 시력 장애가 있는 남편의 눈이 되어 살아왔고, 그러한 자신의 역할을 자신이 여전히 쓸모 있다는 증거로 사용했으며, 남편과 아내 둘 다 위기의 상황에서 부분적인 부정의 태도를 취하고 있었다.

S 부인은 마흔여덟 살의 기독교 신자로 두 아들을 혼자 키우고 있었다. 그녀는 누군가와 얘기를 나누고 싶어 했고 우리가 그녀를 세미나에 초대했다. 처음에는 내키지 않아 했고 조금 불안

해했지만 세미나가 끝난 뒤에는 무척 후련해했다. 세미나실로 향하는 길에 그녀는 무심결에 두 아들 이야기를 했고 그녀가 입원해 있는 동안 두 아들이 가장 큰 걱정인 것 같았다.

의사 S 부인, 지난번에 잠깐 얘기를 나눈 것 외엔 우리가 부인에 대해 거의 아는 게 없네요. 나이가 어떻게 되시죠?

환자 어디 보자. 일요일이면 마흔여덟 살이 되네요.

의사 이번 일요일요? 기억해두어야겠네요. 이번이 두 번째 입원이시죠? 처음 입원하신 게 언제였나요?

환자 4월요.

의사 어떤 병으로 오셨죠?

환자 종양요. 흉부에요.

의사 어떤 종류의 종양인가요?

환자 그게, 말씀드리기가 좀 어렵네요. 실은, 제가 종류를 구분할 수 있을 정도로는 종양에 대해 아는 게 없어서요.

의사 어떤 종양이라고 생각하세요? 얘기를 어떻게 들으셨어요?

환자 병원에 가서 조직 검사를 했는데, 이틀 뒤에 가정의가 들어오더니 결과가 나왔는데 악성이라고 하더군요. 하지만 솔직히 어떤 종류인지는 잘…….

의사 악성 종양이라고는 알려준 거네요.

환자 네.

의사 그게 언제였죠?

환자 그러니까 그게…… 아, 그게 아마 3월 말쯤 되었을 거예요.

의사　올해요? 그럼 올해 이전에는 건강하셨나요?

환자　아뇨. 사실은 예전에 결핵 보균자 판정을 받아서 격리된 적이 있어요. 요양원에서 수시로 몇 달씩 보내곤 했어요.

의사　그러셨군요. 어디서요? 콜로라도에서요? 요양원이 어디 있었나요?

환자　일리노이요.

의사　그러니까 병을 자주 앓으셨군요.

환자　네.

의사　그렇다면 병원 생활에는 어느 정도 익숙하신 편인가요?

환자　아뇨. 병원 생활엔 절대 익숙해질 수 없을걸요.

의사　그렇다면, 병이 어떻게 시작되었나요? 병원에 어떻게 오게 되셨죠? 이 병의 시작에 대해 얘기해주시겠어요?

환자　조그만 혹이 하나 있었어요. 꼭 뭐 같았냐 하면…… 약간 블랙헤드 같았어요. 바로 여기요. 그게 점점 더 커지고, 그리고 또 아프고, 음, 저도 다른 사람들하고 똑같았어요. 병원에 가기가 싫어서 계속 미루었어요. 그러다가 점점 더 나빠져서 결국 병원에 갔죠. 그 몇 달 전에 오랫동안 우리 가정의였던 분이 돌아가셨어요. 그래서 어디로 가야 할지를 모르겠더라고요. 당연히, 그러니까, 제가 남편이 없어요. 22년 동안 결혼 생활을 했는데 남편이 다른 여자하고 살고 싶다는 거예요. 그래서 저 혼자 아이들을 데리고 살았는데, 아이들한텐 제가 필요했어요. 아마도 그래서, 제가 혹시 뭔가 심각한 병은 아닐까 생각하다가도, 그럴 리가 없다고 생각했던 것 같아요. 그래서 계속 미루었던 거죠. 그러다가 혹이 점점 커지고 통증도 심해지고 도저히 더는 참을 수가 없었어요. 그래서 의사한테 갔는데, 의사가 자기네 병원에서는 할 수 있는 게 없다는 거예요. 큰 병원에 가보라고 했어요. 그래서 병원에 갔고, 나흘인가 닷새 만에 병원에 입원 했는데, 한쪽 난소에도 종양이 있대요.

의사 동시에요? 종양이 발견된 건가요?

환자 네. 제 생각엔 먼저 병원 의사가 그것도 치료하려고 했었는 데, 조직 검사를 해보더니 악성이라면서 그것도 자기가 건드릴 수가 없다는 거예요. 어디로 갈지 마음을 정하라고 했어요.

의사 어느 병원으로 갈지요?

환자 네.

의사 그래서 이 병원으로 정하신 거고요?

환자 네.

의사 어떻게 이 병원을 선택하게 되셨나요?

환자 전에 친구가 이 병원에 입원했던 적이 있어요. 보험 때문에 알게 된 친구인데, 이 병원 의사며 간호사들을 얼마나 침이 마 르게 칭찬하던지. 의사들이 전문가들이라면서 훌륭한 치료를 받을 거라고 했어요.

의사 훌륭한 치료를 받고 계신가요?

환자 네.

의사 악성 종양이라는 얘기를 처음 들었을 때 심경이 어떠셨는 지 궁금해요. 계속 미루다가 사실을 알게 되었는데 어떻게 받아 들이셨는지. 더구나 집에 돌봐야 할 아이들이 있는 상황에서 그런 얘기를 들으셨잖아요. 최종 진단을 받았을 때 어떤 생각이 드시던가요?

환자 처음 얘기를 들었을 땐…… 그야말로 완전히 무너졌어요.

의사 어떻게요?

환자 감정적으로요.

의사 좌절하고, 우셨나요?

환자 그럼요. 저는 이런 일은 절대로 저에겐 일어나지 않을 줄 알았거든요. 그러다가 제 병이 얼마나 심각한지 알게 되고, 또 제가 받아들일 수밖에 없는 일이라는 걸 알게 되고 나서, 이렇게 무너져봐야 해결되는 건 아무것도 없고, 빨리 의사를 만날수록 더 많은 도움을 받을 수 있을 거라고 생각했어요.

의사 아이들한테도 말씀하셨나요?

환자 두 아이 모두한테 말했어요. 아이들이 얼마나 이해했는지는 잘 모르겠어요. 그러니까, 제 병이 심각하다는 건 알고 있는데 얼마나 심각한지 알고 있는지는 잘 모르겠어요.

목사 다른 가족들은 어떤가요? 이 상황을 다른 사람에게 알리셨나요? 알릴 만한 사람이 있으신가요?

환자 친구가 있어요. 5년 정도 만났어요. 착한 남자이고 저한테 참 잘해주었어요. 우리 애들한테도 그렇고요. 제가 애들만 두고 여기 있는 동안 그 사람이 애들을 돌보고 있어요. 아이들 먹을 걸 챙겨주고 밤에 같이 있어줄 사람도 구해주었어요. 그래서 애들이 완전히 자기들끼리만 있는 건 아니에요. 물론 큰 아이는, 그 아이는 책임감을 느낄 나이지만, 그래도 제 눈에는,

그러니까 스물한 살이 될 때까진 어린애나 마찬가지죠.

목사 돌봐줄 사람이 있으니 한결 마음이 놓이시겠네요.

환자 네. 그리고 이웃집 친구도 있어요. 한 건물에 두 가구가 살고 있는데, 그녀가 나머지 한 집에 살아요. 그래서 매일 드나들어요. 제가 집에 있던 두 달 동안 집안일도 도와주었어요. 절 돌봐주고 목욕을 시켜주고 식사도 챙겨주고. 신앙심이 대단한 사람인데, 저한테 아주 큰 도움을 주고 있어요.

의사 그분은 어떤 종교를 갖고 계신가요?

환자 어떤 교회를 다니는지는 잘 모르겠어요.

목사 기독교인가요?

환자 네.

목사 다른 가족이 있으신가요? 아니면……

환자 오빠가 근처에 살아요.

목사 하지만 별로 가깝게 지내진……

환자 별로 가깝게 지내진 않아요. 이웃집 친구는 안 지 얼마 안되었는데도, 가장 친한 친구 같은 느낌이 들어요. 제가 터놓고 얘기할 수가 있고 그 친구도 저에게 터놓고 얘기해요. 그러면 기분이 한결 나아져요.

의사 운이 좋으시네요.

환자 정말 대단한 여자예요. 그런 사람은 지금껏 만나본 적이 없어요. 매일 저한테 카드나 메일을 보내줘요. 우스운 것도 있고, 심각한 것도 있는데, 매일 기다리게 돼요.

의사 진심으로 생각해주시는군요.

환자 네.

의사 남편이 떠난 지는 얼마나 되었나요?

환자 1959년 9월에 떠났어요.

의사 1959년도요. 결핵에 걸리셨던 건 그 이후였나요?

환자 처음 발병한 건 1946년이었어요. 그때 딸을 잃었어요. 두 살 반이었는데 남편은 군 복무 중이었어요. 아이가 많이 아파서 병원에 데려갔어요. 그런데, 가장 힘들었던 건, 아이가 병원에 있는 동안 아이를 볼 수 없다는 거였어요. 아이가 혼수상태에 빠졌는데, 결국 깨어나질 못했죠. 병원에서 부검을 해도 되겠냐고 물어보길래 그러라고 했어요. 언젠가 다른 사람한테 도움이 될지도 모르잖아요. 그래서 부검을 했는데, 좁쌀 결핵[*]이라는 진단이 나왔어요. 혈액에 결핵균이 있었다는 거예요. 남편이 군 복무 중일 때 아버지가 우리와 함께 살고 계셨어요. 딸이 죽은 뒤로 가족이 모두 검진을 받았는데, 아버지는 이미 폐에 커다란 구멍이 나 있었고 전 약간의 문제만 있는 상태였어요. 그래서 아버지와 제가 둘 다 동시에 요양원에 가게 되었죠. 거기 석 달 정도 있었는데, 제가 받은 치료라고는 그저 하루 종일 누워 있으면서 주사를 맞는 것뿐이었어요. 수술 같은 건 받은 적 없고요. 그 뒤로, 아들이 태어나기 전후로, 요양원에 드나들었어요. 1953년에 막내가 태어난 이후로는 환자로 그곳에

• 결핵균이 혈액 속으로 들어가 온몸에 퍼져 그곳에 무수한 좁쌀만 한 결핵 결절을 만드는 질환.

갔던 적은 없어요.

의사 딸이 첫아이였군요.

환자 네.

의사 더구나 외동딸이었고요. 보통 일이 아니었을 텐데요. 어떻게 견디셨어요?

환자 진짜 힘들었어요.

의사 어디서 힘을 얻으셨나요?

환자 다른 것보다도, 기도에서 힘을 얻었던 것 같아요. 딸과 저는, 그 아인 그때 저의 전부였거든요. 남편이 군 복무를 하러 떠난 게 딸이 생후 3개월 때였어요. 그 아인 정말, 전 진짜 그 아이를 위해서 살았어요. 도저히 받아들일 수 없을 것 같았는데, 결국엔 받아들이게 되더라고요.

의사 이제 남편이 떠났으니 두 아들을 위해서 살겠군요.

환자 네.

의사 참 힘드시겠어요. 병 때문에 우울해지거나 절망감이 들 때 종교나 기도 등 어떤 것에서 힘을 얻으시죠?

환자 기도가 가장 큰 것 같아요.

의사 혹시 이 병으로 죽게 된다면 어떻게 될지 생각해보시거나 누군가와 얘기를 나누시나요? 아니면 그런 생각은 전혀 안 하시나요?

환자 글쎄요, 별로 얘기해본 적이 없어요. 그 이웃 친구 말고는. 그 친구와는 제 병이 얼마나 심각한지에 대해서도 얘기해요. 그 친구 말고 다른 사람과는 얘기해본 적이 없어요.

목사 신부님이 찾아오시나요? 아니면 성당에 나가시나요?

환자 전엔 성당에 다녔어요. 하지만 몇 달째 몸이 좋지 않았어요. 심지어 병원에 입원하기 전부터요. 사실 성당에는 그렇게 열심히 다니진 않았어요. 하지만……

목사 신부님이 방문하시나요?

환자 여기 오기 전에 집 근처 병원에 있을 때 신부님이 방문해 주셨어요. 다시 오겠다고 하셨는데, 갑자기 이 병원으로 오는 바람에 기회가 없었어요. 이 병원에 입원한 뒤 2~3개월쯤 지나서 D 신부님이 와주셨어요.

목사 그러니까 주로 집에서 개인적으로 신앙생활을 하셨군요. 성당 사람들 중에 대화를 나눌 만한 사람은 없었던 거네요.

환자 없었어요.

목사 하지만 친구분이 그 역할을 해주셨군요.

의사 비교적 최근에 사귄 것 같은데요. 그 집으로 최근에 이사를 하셨나요? 아니면 그분이 이사를 오신 건가요?

환자 알고 지낸 지가…… 한 1년 반 정도 된 것 같아요.

의사 겨우요? 정말 대단하시네요. 어떻게 그렇게 금방 친해지셨어요?

환자 그러게요. 저도 잘 모르겠어요. 설명하기가 좀 힘들어요. 그 친구가 자긴 늘 자매가 있었으면 했다는 거예요. 그래서 저도 늘 자매가 있었으면 했다고 말했어요. 오빠 하나밖에 없다고. 그랬더니 그 친구가 이제 이렇게 서로 만났으니 자매가 생긴 셈이라고 하더라고요. 집 안에 그 친구가 있으면, 그게 어떤 기분이냐 하면, 진짜 너무나 편안하고 기분이 좋아요.

의사 자매가 있었던 적이 있나요?

환자 아뇨. 오빠와 저 둘 뿐이에요.

의사 오빠만 있으시군요. 부모님은 어떤 분들이었나요?

환자 우리가 아주 어렸을 때 이혼하셨어요.

의사 얼마나 어렸을 때요?

환자 제가 두 살 반, 오빠가 세 살 반 정도 되었을 때였어요. 숙모와 삼촌 손에 컸어요.

의사 두 분은 어떤 분들이었나요?

환자 정말 잘해주셨어요.

의사 친부모님들은 어떤 분들인가요?

환자 어머니는 아직 살아 계세요. 어머닌 이 근방에 살고 계시고 아버지는 병이 들어서 요양원에 가신 지 얼마 안 되어서 돌아가셨어요.

의사 결핵으로 돌아가셨나요?

환자 네.

의사 그렇군요. 누가 더 가깝게 느껴지세요?

환자 숙모하고 삼촌요. 그분들이 저의 진짜 아버지 어머니예요. 아주 어렸을 때부터 같이 살았으니까요. 한 번도 우리에게 부모라고 말씀하신 적이 없어요. 항상 숙모와 삼촌이라고 말씀하셨죠. 하지만, 저희한테는 친부모나 다름없는 분들이에요.

의사 전혀 거짓이 없으셨군요. 두 분은 정직하셨던 거예요.

환자 그럼요, 그렇고말고요.

목사 두 분은 살아 계신가요?

환자 아뇨. 삼촌은 돌아가신 지 몇 년이 됐고요. 숙모는 아직 살아 계세요. 올해 여든다섯 살 되셨어요.

목사 숙모님도 부인의 병에 대해 알고 계신가요?

환자 네.

목사 자주 연락하세요?

환자 자주 해요. 외출을 잘 안 하세요. 건강이 썩 좋지 않아서요. 작년에 척추 관절염 때문에 병원에 계셨거든요. 그 병을 이겨내실지 어떨지 장담할 수 없는 상황이었어요. 그런데 이겨내셨고, 지금은 꽤 건강하세요. 자그마한 집에 사시는데, 혼자 사시고, 혼자 앞가림을 하세요. 대단하시죠.

의사 여든네 살요?

환자 여든다섯 살요.

의사 생계는 어떻게 유지하시나요? 직장 생활을 하셨나요?

환자 여기 입원하기 전까지 시간제로 일했어요.

의사 4월까지요?

환자 네. 남편이 매주 생활비 정도는 보내주고 있어요.

의사 그렇군요. 그럼 월급에만 의존하신 건 아니군요.

환자 네.

의사 전남편이 아직 연락을 하시는군요.

환자 그게, 남편이 아이들이 보고 싶으면 보러 오거든요. 전 항상…… 전 항상 남편이 아이들을 보고 싶을 때 보게 해주어야 한다고 생각했어요. 남편도 한동네에 살아요.

의사 흠. 남편은 재혼했나요?

환자 네, 재혼했어요. 재혼한 게, 그러니까, 아마 절 떠난 뒤 1년 쯤 지나서였을 거예요.

의사 부인의 병에 대해선 알고 계신가요?

환자 네.

의사 얼마나 알고 계시죠?

환자 아, 그건 잘 모르겠어요. 애들한테 들은 게 전부일 거예요.

의사 두 분은 대화를 안 하시는군요.

환자 안 해요.

의사 개인적으로 만나지도 않으시고요?

환자 만나서 얘기하고 그러진 않아요. 전 그 사람을…… 안 만나요.

의사 종양이 번진 부위가 어디죠?

환자 여기에 종양이 있고 간에도 일부 있어요. 그리고 다리에도 커다란 종양이 뼈까지 파먹어서 뼈를 제거하고 핀을 박았어요.

의사 그게 봄인가요, 아니면 여름인가요?

환자 7월요. 난소에도 종양이 있는데, 아직 미심쩍어요. 아직 어디서 시작된 건지 파악하지 못했어요.

의사 그렇군요. 여러 곳에 종양이 있다는 건 아는데 어디서 시작된 건지는 모른다는 거죠. 암에 걸려서 가장 힘든 점은 무엇인가요? 종양이 평범한 삶과 행동에 얼마나 큰 영향을 미치던가요? 예를 들면, 지금 걸을 수가 없으신 거죠?

환자 못 걸어요. 목발이 있어야 걸어요.

의사 집에서도 목발을 짚고 걸으시나요?

환자 네. 움직이는 일에 관해서라면, 음식을 만드는 일이건 집안 일이건, 전부 다 제약이 있어요.

의사 또 어떤 영향이 있을까요?

환자 글쎄요. 그건 잘 모르겠어요.

의사 위층에서 뵈었을 때 통증이 심하다고 하셨죠.

환자 맞아요.

의사 아직도 통증이 있으신가요?

환자 네. 오랫동안 통증에 시달리다 보니 이제 그러려니 하게 된 것 같아요. 아주 심해져서 도저히 견딜 수 없는 지경이 되면 진통제를 달라고 하죠. 하지만 제가 워낙 약을 좋아하는 편이 아니라서요.

의사 S 부인은 참을 수 있는 한 최대한 참아보다가 무언가를 요구하는 모습이 참 인상적이네요. 종양도 오랫동안 기다렸다가 많이 커졌을 때 의사를 만나셨고요.

환자 바로 그게 저의 가장 큰 문제예요.

의사 간호사들이 어려우신가요? 필요한 게 있으면 말씀을 하시나요? 부인은 어떤 환자라고 생각하세요?

환자 그건 간호사들한테 물어보시는 게 좋을 것 같은데요. (농담하듯)

목사 아, 그건 쉽죠. 하지만 부인의 생각을 알고 싶어요.

환자 아, 잘 모르겠어요. 제 생각엔, 전 누구하고든 잘 어울려요.

의사 아하. 그러신 것 같아요. 하지만 충분히 요구하진 않으시는 것 같아요.

환자 꼭 필요한 것만 요구해요.

의사 왜요?

환자 그건 정말 모르겠어요. 사람마다 다 다르잖아요. 그게, 제 힘으로 스스로 할 때가 행복해요. 집안일을 스스로 하고, 아이들을 돌보고요. 그게 가장 마음에 걸려요. 다른 누군가가 절 돌보아야 한다는 게요. 저로서는 받아들이기 힘든 일이거든요.

의사 병세가 점점 더 악화되고 있으니 더 힘드시겠죠. 다른 사람한테 베풀 수 없어서요?

환자 네.

의사 마음대로 움직일 수 없다면 무얼 베풀 수 있을까요?

환자 사람들을 기도 속에서 기억해줄 수 있겠죠.

의사 지금 여기서 부인이 하고 있는 일도 베푸는 일이 아닐까요?

환자 그렇겠네요.

의사 이 일이 다른 환자들한테 도움이 된다고 생각하세요?

환자 네, 도움이 될 것 같아요. 도움이 되길 바라요.

의사 또 어떻게 도움이 될 수 있을까요? 부인에게 죽어간다는 건 무엇인가요? 그게 어떤 의미인가요?

환자 전 죽는 게 두렵지 않아요.

의사 두렵지 않으세요?

환자 네.

의사 죽음에 대한 부정적인 생각이 전혀 없으시다는 건가요?

환자 그런 뜻은 아니고요. 당연히 누구나 되도록 오래 살고 싶
겠죠.

의사 그럼요.

환자 하지만 죽는 게 두렵진 않아요.

의사 그럼 어떤 생각을 갖고 계시죠?

목사 그저 궁금해서 여쭤보는 겁니다. 사람들이 죽음에 대해
여러 가지 문제를 갖고 있다는 것 외에 부인께 특별히 무언가
를 말씀드리려는 게 아니고요. 만약 이 병으로 부인이 죽음에
이르게 된다면 어떤 일이 벌어질까요? 그런 생각을 해보신 적
있나요? 친구분과 그런 얘기를 나누었다고 하셨죠?

환자 네, 그런 얘기를 나눈 적이 있어요.

목사 저희에게도 들려주실 수 있을까요?

환자 그건 좀…… 얘기하기가 좀 힘드네요.

목사 다른 사람들보다 그 친구분과 얘기하는 게 훨씬 편안하신
가 봐요.

환자 아는 사람과는 얘기할 수 있어요.

목사 그럼 연관된 질문을 드려도 될까요? 지금 병을 앓고 계시
고, 부인에게는 두 번째로 앓는 병이고, 과거에 결핵을 앓으셨
으니까요. 또 딸을 잃으셨는데 이런 경험들이 삶에 대한 태도
라든가 종교에 대한 생각에 어떤 영향을 미쳤나요?

환자 병이 저를 하나님께 더 가까이 이끌어준 것 같아요.

목사 어떤 면에서요? 하나님이 도움을 주실 수도 있다는 느낌이
드시던가요, 아니면…….

환자 네, 그저 저 자신을 그분의 손에 맡겼다는 느낌이 들어요. 제가 다시 건강해져서 평범한 삶을 살게 되는 건 하나님의 손에 달려 있어요.

목사 남에게 의존해야 하는 상황이 불편하다고 말씀하셨는데, 그래도 이 친구분한테는 큰 도움을 받을 수가 있으시네요. 하나님에게 의지하는 것도 불편하신가요?

환자 아뇨.

목사 하나님은 꼭 그 친구분 같은 존재로군요. 그렇죠?

환자 네.

의사 제가 보기엔 친구분도 부인과 똑같은 욕구를 갖고 계셨던 것 같아요. 그분도 자매가 필요했을 거예요. 그러니까 서로 주고받는 관계인 거죠. 일방적으로 받기만 하시는 게 아니고요.

환자 그 친구의 삶에도 슬픔과 고난이 있었어요. 그래서 저와 더 가까워질 수 있었던 것 같아요.

의사 외로운 분이신가요?

환자 외로움이 뭔지 아는 사람이죠. 결혼을 했는데 아이가 없어요. 아이들을 그렇게 사랑하는데, 정작 본인은 아이를 낳은 적이 없죠. 하지만 다른 집 아이들은 무척 예뻐해요. 그 친구네는 부부가 모두 어린이집에서 보육교사로 일하거든요. 항상 아이들한테 둘러싸여 있어요. 우리 애들한테도 얼마나 잘해주는지 몰라요.

의사 만약 오래 입원하시게 된다면, 그리고 혹시 돌아가시게 된다면 누가 그 아이들을 돌볼까요?

환자 글쎄요. 만약 저에게 무슨 일이 일어난다면, 아마 애들 아빠가 아이들을 돌보겠죠. 아마 아빠의 집으로 가는 게……

의사 그 점에 대해선 어떻게 생각하세요?

환자 그게 최선인 것 같아요.

의사 애들한테는 그렇다는 거죠?

환자 애들한테 최선인지는 잘 모르겠지만……

의사 아이들이 남편의 새 부인과는 잘 지내나요? 그분이 새엄마가 되시는 거죠?

환자 글쎄요, 아이들한텐 새엄마가 필요하지 않을 거예요.

의사 어떤 면에서 그렇죠?

환자 그 여자가 아이들을 미워할지 어떨지 잘 모르겠어요. 하지만 제 생각에 애들 아빠는 마음 깊은 곳에서 애들을 무척 사랑해요. 항상 그랬어요. 막상 상황이 닥치면, 애들을 위해서는 무슨 일이든 할 사람이에요.

목사 아이들이 터울이 좀 있네요. 막내가 열세 살인가요?

환자 열세 살요. 올해 8학년이 됐어요.

의사 열세 살, 열여덟 살, 맞죠?

환자 큰애가 작년에 고등학교를 졸업했어요. 9월에 열여덟 살이 돼요. 그래서 징집 대상이 되는데, 그것 때문에 요즘 별로 기분이 안 좋아요. 저도 마찬가지고요. 전 그 생각을 안 하려고 해요. 그 생각을 안 하려고 애를 쓰지만 어느새 그 생각을 하고 있죠.

의사 특히 지금 같은 상황이라면 생각하기 정말 힘든 일이겠네요. 이 병원이 전반적으로, 부인의 층에 있는 의료진 모두가 여러모로 도움이 되던가요? 부인 같은 환자들, 말하자면 온갖 문제와 갈등, 고민들을 갖고 있지만 거의 내색을 안 하시는 환자분들을 위해 개선해야 할 점이 있을까요?

환자 아, 제 생각에는, 전 의사들이 저에게 조금 더 설명을 해주었으면 좋겠어요. 전, 그러니까 제 상태에 관해 제가 알고 있는 걸로 말하자면, 아직 암흑 속에 있는 것 같거든요. 물론 자신이 얼마나 아픈지 알고 싶은 사람도 있을 거고 그렇지 않은 사람도 있겠죠. 하지만 만약 제가 살날이 얼마 안 남았다면 전 알고 싶어요.

의사 의사에게 물어보셨나요?

환자 아뇨. 의사들은 항상 바쁘고…….

의사 다음번엔 꼭 의사를 붙잡고 물어보시겠어요?

환자 그분들의 시간은 소중하잖아요. 제가 괜히…….

목사 부인이 다른 인간관계에 대해 말씀하셨던 것과 별로 다르지 않네요. 다른 사람에게 부담을 주는 걸 원치 않으시고, 편한 관계가 아니면 시간을 빼앗는 것도 어떻게 보면 부담을 주는 거라고 볼 수 있죠.

의사 그래서 종양이 아주 커질 때까지, 그리고 고통이 도저히 견딜 수 없는 지경이 될 때까지 버티시는 거죠? 어떤 의사한테 얘기를 듣고 싶으세요? 여러 의사가 번갈아 회진을 하나요? 그중에 누가 좀 더 편하신가요?

환자 Q 박사님이 가장 신뢰가 가요. 그분이 제 병실에 들어오시면…… 그분이 하시는 말씀은 무슨 말이든 받아들일 수 있을 것 같아요.

의사 Q 박사님이라면 질문을 받아줄 수도 있을 것 같던가요?

환자 글쎄요, 잘 모르겠지만, 아마도 그분은 필요하다고 생각하면 얘기해주실 것 같아요.

의사 하지만 그 정도로는 부인에게 충분치가 않아요.

목사 제 생각에 부인 말씀은 좀 더 자세한 얘기를 듣고 싶다는 의미인 것 같군요. 부인께서 예로 든 질문이, 본인이 살날이 얼마 안 남았는가 하는 문제인데요. 그런 말씀을 하시는 걸 보니, 혹시 그 점이 염려되시는 건가요? 그게 바로 지금 부인의 마음속에 떠오르는 질문인가요?

의사 살날이 얼마 안 남았다는 건 정확히 어느 정도를 말씀하시는 건가요, S 부인? 그건 너무 상대적인 개념이라서요.

환자 아, 저도 잘 모르겠어요. 아마 6개월이나 1년 정도?

목사 그 정도가 아니어도 자세히 알고 싶으실까요? '그 정도'란 부인이 제시하신 기간을 의미합니다.

환자 어쨌든 이건 저의 병이고 뭐든 알고 싶어요. 그런 얘기를 해도 되는 환자가 있고 그렇지 않은 환자가 있겠지만요.

의사 뭐가 달라질까요?

환자 아, 잘 모르겠어요. 아마 하루하루 좀 더 즐기려고 노력하고…….

의사 아시다시피 어떤 의사도 환자의 수명을 알려줄 순 없어요. 의사도 모르는 일이니까요. 하지만 간혹 좋은 뜻으로 의사가 대략적인 기간을 말해주면, 어떤 환자들이 너무 우울해져서 그 뒤로는 단 하루도 즐기지 못하는 경우도 있어요. 그 점에 대해선 어떻게 생각하세요?

환자 전 괜찮을 것 같아요.

의사 하지만 의사들이 주저하는 이유는 이해하시죠?

환자 네. 아마 창밖으로 뛰어내리거나 아주 극단적인 행동을 저지르는 사람들도 있겠죠.

의사 그런 사람들도 있어요. 하지만 부인께서는 자신이 어느 쪽인지 알고 계신 걸 보니 이 점에 대해 분명히 오랫동안 생각해오신 것 같아요. 제가 보기엔 의사에게 얘기를 하는 게 좋을 것 같네요. 얘기를 하셔야 해요. 일단 문을 열고 얼마나 멀리 갈 수 있는지 보세요.

환자 어쩌면 그분은 제가 저의 상태를 모르는 편이 낫다고 생각하신 건지도 몰라요. 그러니까 제 말은…….

목사 곧 알게 될 겁니다.

의사 대답을 얻고 싶으시면 일단 질문을 해야 하잖아요.

환자 제가 이 병원에 들어와서 처음 만난 의사는…… 그러니까 처음 검진을 받으러 갔을 때 만난 그 의사는 정말 신뢰가 갔어요. 처음 만난 그 순간부터요.

목사 그분이라면, 제가 보기엔, 충분히 신뢰할 만하죠.

의사 그게 정말 중요해요.

환자 보통은 가정의가 있고 그 사람들은 무척 친근하게 느껴지잖아요.

의사 그런데 그런 분이 돌아가셨군요.

환자 정말 힘들었어요. 진짜 좋은 분이었거든요. 아직 살날이 창창한 분이었는데. 나이가 이제 겨우 50대 후반이었거든요. 하지만 아시다시피 의사로서의 삶도 결코 호락호락하진 않겠죠. 아마 자기 몸은 잘 돌보지 않으셨나 봐요. 환자들이 우선이었죠.

의사 부인하고 똑같네요! 부인도 항상 아이들이 우선이시잖아요.

환자 항상 자식들이 우선이었죠.

의사 혹시 지금 힘드신가요? 사실 약간 주저하셨잖아요. 이 세미나실에 오시기까지요.

환자 사실 딱히 오고 싶다는 생각은 안 들었어요.

의사 알고 있어요.

환자 그러다가 어느 순간, 한 번 가보자는 생각이 들었어요.

목사 지금은 기분이 어떠신가요?

환자 오길 잘한 것 같아요.

의사 그렇게 끔찍하진 않았죠? 말솜씨가 없다고 하셨는데, 오늘 정말 잘해주셨어요.

목사 저도 같은 생각이에요. 혹시 저희한테 질문이 있으신지 궁금하네요. 아까 의사들이 환자에게 질문할 틈을 주지 않는다는 말씀도 하셨고 해서요. 잠시 속도를 늦추고, 이 시간에 대해 혹시 저희에게 질문이 있으신지 여쭈어볼게요. 무슨 질문이든 좋아요.

환자 아, 제가 궁금한 건, 박사님이 처음 절 찾아오셔서 세미나에 대해 얘기하셨을 때, 솔직히 잘 이해가 안 갔어요. 이 세미나가 무슨 문제를 해결한다는 건지, 그리고 주제가 뭔지, 어떤 문제를 해결한다는 건지, 도대체 이 세미나의 목적이 뭔지…….

목사 이 인터뷰가 부분적으로나마 그 질문에 답이 되었나요?

환자 네, 부분적으로는요.

의사 저희가 하고자 하는 일은 환자들로부터 배우는 거예요. 어떻게 하면 의료진이 이전에 한 번도 만난 적 없고 전혀 아는 것도 없는 낯선 환자들과 대화를 나눌 수 있는지, 어떻게 하면 환자를 제대로 이해하고 환자에게 필요한 것들을 파악할 수 있는지를요. 그다음엔 환자가 필요로 하는 것들을 실제로 충족해드리기 위해 노력하는 겁니다. 제가 지금 부인에 대해 많은 걸 알게 된 것처럼요. 부인은 자신이 어떤 병을 앓고 있는지 알고, 상태가 심각하다는 것도 알고, 여러 부위에 종양이 있다는 것도 알고 계시네요. 부인이 앞으로 얼마나 더 살 수 있을지 정확하게 말할 수 있는 사람은 아무도 없어요. 새로운 식이 요법을 시도하고 계시던데, 여러 환자들한테 시도했던 방법은 아니지만 의료진은 그 요법에 희망을 걸고 있는 것 같아요. 이 요법이 무척 견디기 힘들다는 건 알고 있어요. 하지만 모두가 최선을 다하고 있고…….

환자 그게 저한테 도움이 될 거라고 생각하신다면 저도 해볼 용의가 있어요.

의사 의사들은 그렇게 생각하고 있어요. 그래서 그 방법을 시도해보려는 거고요. 하지만 부인 말씀은, 의사와 마주 앉아서 그런 문제를 직접 의논해보고 싶으신 거죠. 모든 문제의 해답을 명쾌하게 제시할 순 없더라도 말이에요. 아무도 그럴 수는 없어요. 하지만 그저 얘기라도 나눠보는 거죠. 가정의와 했던 식으로, 여기서도 하고 싶으신 거죠.

환자 제가 생각했던 것만큼 이 자리가 긴장이 되진 않네요. 아주 편안해요.

목사 제가 보기에도 아주 편안하게 얘기를 해주셨던 것 같아요.

환자 처음 여기 들어왔을 땐 조금 떨렸어요.

목사 네. 그렇게 말씀하셨죠.

의사 이제 그만 모셔다드릴게요. 그리고 가끔 찾아뵙겠습니다. 괜찮으시죠?

환자 그럼요.

의사 와주셔서 감사합니다.

요약하자면, 그녀는 살아오면서 이미 많은 상실을 겪은 환자의 전형적인 사례였다고 말할 수 있다. 그녀는 자신의 고민을 누군가와 나누고 싶어 했고 관심을 가진 누군가에게 자신의 감정을 분출함으로써 안도감을 느꼈다.

부모가 이혼했을 때 그녀의 나이는 두 살 반이었고 친척의 손에서 자랐다. 두 살 반 된 외동딸을 결핵으로 잃었고 당시 남편은 군 복무 중이었기 때문에 그녀에게는 어린 딸 외에는 가까운 사람이 없었다. 얼마 후 요양원에 있던 그녀의 아버지가 세상을 떠났고 그녀 자신도 결핵으로 입원해야 했다. 22년간의 결혼 생활 끝에 남편은 두 아들을 남겨두고 그녀를 떠나 다른 여자에게로 갔다. 신뢰했던 가정의는 그녀가 가장 필요로 할 때 세상을 떠났고 그때 그녀는 미심쩍은 혹을 발견했고 그 혹은 악성 종양으로 판명되었다. 홀로 두 아들을 키우면서 그녀는 통증이 견딜 수 없는 수준이 되고 악성 종양이 온몸에 퍼질 때까지 치료를 미루었다. 그러나 그 모든 고통과 외로움 속에서도 그녀는 항상 의지할 사람, 그녀의 고민을 들어줄 사람을 찾을 수 있었다. 그러나 그들도 결국엔 대리인일 뿐이었다. 숙모와 삼촌은 친부모의 대리인이었고, 남자 친구는 남편의 대리인이었고, 이웃집 친구는 자매의 대리인이었다. 이웃집 친구는 그중에서도 가장 소중한 존재였고 병이 악화되면서 그 친구가 그녀와 그녀의 아이들의 대리 어머니 역할을 해주었다. 친구의 헌신 역시 친구 본인의 욕구를 충족하기 위한 것이었고, 거슬리지 않고 세심한 방식으로 이루어졌다.

환자의 추후 관리에 사회복지사가 의사 못지않게 중요한 역할을 했다. 좀 더 사적인 문제를 의논하기를 원한다는 환자의 소망을 알게 된 사회복지사는 추후 환자의 투병 생활에서 중요한 역할을 했다.

다음은 재생불량성 빈혈*을 앓고 있던 열일곱 살 소녀와의 인터뷰이다. 그녀는 학생들과 한자리에서 인터뷰를 하고 싶다고 요

---

* 골수에서 혈구 세포를 정상적으로 만들어내지 못하는 질환.

청했다. 환자의 어머니와의 인터뷰가 곧바로 이어졌고, 그 뒤로 해당 병동의 의과 대학원 학생, 담당 의사, 간호사들의 토론이 있었다.

의사 편안하게 진행할 테니 혹시 피곤하거나 통증이 있으면 알려줘요. 여기 있는 분들에게 본인이 얼마나 오랫동안 병을 앓았는지, 언제부터 증세가 시작됐는지 얘기해볼래요?

환자 그냥 어느 날 병에 걸렸어요.

의사 어떻게 시작되었죠?

환자 X에 있는 교회에 있을 때였어요. X는 저희가 사는 작은 동네인데, 그때 전 교회에서 열리는 행사에는 전부 다 참석하고 있었거든요. 주일 학교에 가서 저녁 식사를 하려고 식판을 들고 자리에 앉았는데, 갑자기 너무 추워지고 오한이 나더니 몸이 떨리기 시작하면서 왼쪽 옆구리가 너무 아팠어요. 사람들이 절 목사님 사택으로 데리고 가서 침대에 눕혔어요. 그런데 통증이 점점 더 심해지고 점점 더 추워졌어요. 그래서 목사님이 목사님네 가정의를 부르셨고 가정의가 오더니 제가 급성 맹장염이라는 거예요. 그래서 병원에 갔는데 통증이 사라졌어요. 그냥 저절로 없어졌어요. 여러 가지 검사를 했는데, 맹장염이 아니래요. 그래서 다시 집으로 돌아왔어요. 두어 주 동안 아무 이상이 없어서 다시 학교로 돌아갔어요.

학생 그때 본인은 어떤 병이라고 생각했나요?

환자 전 몰랐어요. 그래서 몇 주 동안 학교에 잘 다니다가 어느 날 갑자기 어지러워서 계단에서 쓰러졌는데 진짜 기운이 하나도 없고 머릿속이 하얘지는 거예요. 학교에서 저희 가정의한테 연락을 했고 가정의가 오셔서 제가 빈혈인 것 같다고 했어요. 가정의가 절 병원에 입원시키고 수혈을 세 통이나 했어요. 그러다가 여기가 다시 아프기 시작했어요. 진짜 아팠고 이번엔 아무래도 비장에 문제가 생긴 거 같다고 했어요. 그러고는 엑스레이를 찍고 온갖 검사를 다 했어요. 전 계속 너무 아팠는데 다들 어떻게 해야 할지 몰랐어요. 그래서 Y 박사님한테 의뢰를 했고 검사를 받으러 왔다가 이 병원에 열흘을 입원하게 됐어요. 그래서 여러 가지 검사를 했고 재생불량성 빈혈이라는 걸 알게 되었어요.

학생 그게 언제였죠?

환자 5월 중순이었어요.

학생 그때 어떤 생각이 들던가요?

환자 이번엔 확실한 건지 궁금했어요. 학교를 한참 못 가고 있었으니까요. 그렇게 아팠는데, 그제야 뭔지 알아낸 거잖아요. 열흘을 병원에 있으면서 온갖 검사를 다 받고 나니까 그제야 무슨 병인지 말해주었어요. 별로 심각한 건 아니라고 했어요. 왜 그런 병이 생겼는지는 의사들도 모른대요.

의사 심각하진 않다고 했어요?

환자 네, 부모님한테만 알렸어요. 부모님이 사실을 알고 싶으냐고 물으셨고, 제가 그렇다고, 전부 다 알고 싶다고 말했어요. 그래서 부모님이 사실을 말해주셨어요.

학생 기분이 어떻던가요?

환자 그게, 처음엔 잘 몰랐는데, 나중엔 그게 하나님의 뜻이란 걸 알게 되었어요. 왜냐하면 그동안은 한 번도 아팠던 적이 없는데 갑자기 병이 난 거거든요. 제가 아파서 하나님의 보살핌 안에 있게 하는 게 하나님의 뜻이고, 그렇다면 아무것도 걱정할 게 없으니까요. 그 뒤로 계속 그런 생각으로 지냈고 그 사실을 알고 있기 때문에 지금도 제가 살아 있는 것 같아요.

학생 우울했던 적은 없나요?

환자 아뇨.

학생 다른 사람들은 우울할 수도 있을까요?

환자 아주 많이, 진짜 많이 괴로워하는 사람들도 있겠죠. 제가 지금, 안심할 만한 상황은 아니니까요. 하지만 아픈 사람들은 누구나 때때로 우울해지는 것 같아요.

학생 본인의 상태에 대해 알려준 사람이 부모님이 아니라 의사였으면 좋았겠다고 생각한 적은 없나요? 의사가 직접 얘기를 해주었으면 더 좋았을 텐데 하는 생각이 들던가요?

환자 아뇨. 전 부모님이 말해주시는 편이 더 좋아요. 부모님이 말해주셔도 괜찮다고 생각해요. 하지만 만약 의사 선생님이 말씀해 주셨다면 훨씬 더 좋았을 것 같기도 해요.•

학생 주위 사람들, 이를테면 의사와 간호사 같은 사람들이 그

• 이 대목에서 환자는 의사 대신 부모님에게 상황을 들은 것에 대한 다소 모호한 태도를 보이고 있다. – 저자 주

주제를 회피하는 것 같은 느낌을 받았나요?

환자 그 사람들은 내게 아무 얘기도 안 해줘요. 주로 부모님이 얘기하시죠. 그 사람들이 내게 얘기해주어야 해요.

학생 처음 병명을 들었을 때 이후로 이 병의 예후에 대한 감정이 달라지던가요?

환자 아뇨, 처음이나 지금이나 똑같아요.

학생 병에 대해서 깊이 생각해보았나요?

환자 네.

학생 그렇지만 감정이 달라지진 않았나요?

환자 네, 달라지지 않았어요. 물론 힘든 일이 많았어요. 지금은 제 몸에서 혈관을 찾지 못하고 있어요. 그것 말고도 다른 문제들 때문에 여러 가지 힘든 일들이 있지만 믿음을 가져야죠.

학생 투병 기간 동안 믿음이 더 강해졌나요?

환자 네, 정말 그래요.

학생 혹시 그런 면에서 달라졌다고 말할 수도 있지 않을까요? 신앙이 이 병을 이겨내는 데 가장 큰 힘이 된다면요?

환자 글쎄요, 잘 모르겠어요. 사람들은 제가 이 병을 이겨내지 못할 수도 있다고 하는데, 만약 하나님이 제가 건강해지길 원하신다면 그렇게 될 거라고 생각해요.

학생 혹시 성격이 달라졌거나, 하루하루 뭔가 달라졌다는 기분이 드나요?

환자 네. 왜냐하면 전보다 사람들하고 더 잘 어울리고 있거든요. 물론 평상시에도 그렇긴 하지만요. 병원을 돌아다니면서 다른 환자들을 만나고 환자들을 도와주고 그래요. 같은 병실 환자들하고도 잘 지내요. 얘기할 사람이 있어야 하니까요. 우울해지면 얘기하는 게 도움이 되잖아요.

의사 자주 우울해지나요? 전에는 두 사람이 병실을 같이 썼는데, 지금은 혼자라서?

환자 제가 좀 피곤해서 우울한 것 같아요. 일주일 동안 밖에 한 번도 안 나갔거든요.

의사 지금 피곤한가요? 너무 피곤하면 알려줘요. 인터뷰 마칠게요.

환자 아뇨, 전혀요.

학생 가족이나 친구들이 본인을 대하는 태도가 달라졌다는 느낌을 받은 적이 있나요?

환자 가족들과 훨씬 더 가까워졌어요. 저희는 우애가 깊은 편이거든요. 저희 가족은 아주 화목하고, 오빠와 저는 아주 어렸을 때부터 무척 친했어요. 오빠는 열여덟 살이고 전 열일곱 살이에요. 겨우 14개월 차이죠. 그리고 여동생과 전 정말 친해요. 지금은 형제자매도 부모님도 훨씬 더 가까워졌어요. 전보다 대화도 더 많이 하고, 가족들은…… 잘 모르겠어요, 그냥 더 가까워진 것 같은 기분이 드는 걸지도…….

학생 부모님과의 관계가 더 깊어지고 풍요로워졌다고 말할 수 있을까요?

환자 네, 형제자매들과도 그렇고요.

학생 투병 생활에 가족들의 격려가 힘이 되던가요?

환자 네, 가족과 친구들이 없었다면 이겨낼 수 없었을 거예요.

학생 모두가 힘이 닿는 한 어떤 식으로든 돕고 싶어 하겠죠. 본인은 어떤가요, 어떤 식으로든 그들을 돕고 싶은가요?

환자 글쎄요, 전…… 사람들이 찾아오면 되도록 마음을 편안하게 해주고, 좀 더 마음이 편해져서 돌아가게 해주려고 노력해요.

학생 혼자 있으면 많이 우울한가요?

환자 네. 제가 사람들을 좋아하고 사람들하고 함께 있는 걸 좋아해서, 혼자 있으면 좀 당황스럽고…… 잘 모르겠어요, 혼자 있으면 별의별 생각이 다 들어요. 어쩔 줄을 모르겠어요. 얘기할 사람이 아무도 없으면 더 우울해져요.

학생 혼자 있을 때 특별히 느껴지는 감정이 있나요? 혼자 있는 걸 두려워하게 만드는 뭔가가 있나요?

환자 아뇨. 단지 주위에 아무도 없고 얘기할 사람이 없어서 그런 것뿐이에요.

의사 병이 들기 전에는 어떤 사람이었나요? 외향적인 편이었나요? 아니면 혼자 있길 좋아했나요?

환자 외향적인 편이었어요. 운동을 좋아하고, 돌아다니는 것도 좋아하고, 경기도 보러 가고, 모임에도 자주 나가고요.

의사 아프기 전에 혼자 지내본 적이 있나요?

환자 아뇨.

학생 만약 돌이킬 수 있다면 부모님이 사실을 얘기 안 하고 좀 더 기다려주는 게 좋을까요?

환자 아뇨. 처음부터 사실을 알아서 다행이라고 생각해요. 만약 제가 죽게 된다면 처음부터 그 사실을 알고 대처하고 싶어요.

학생 무엇에 대처해야 할까요? 죽음에 대해 어떤 생각을 갖고 있나요?

환자 죽음은 멋진 일이라고 생각해요. 집으로 돌아가는 거니까요. 그곳은 또 하나의 집이고 하나님 곁으로 가는 거잖아요. 그래서 죽는 게 두렵진 않아요.

의사 '또 하나의 집'이 머릿속에 그려지나요? 모두가 그곳에 대해 저마다의 환상을 갖고 있지만 거의 얘기는 하지 않죠. 혹시 얘기할 수 있겠어요?

환자 제 생각에 그곳은 모두가 다시 만나는 곳이고 정말 멋진 곳이고 다른 사람들, 그러니까 아주 특별한 사람들도 있는 곳일 거예요. 그래서 모든 게 여기와는 다르겠죠.

의사 그것 외에 또 어떻게 표현할 수 있을까요? 어떤 기분이라고 말할 수 있을까요?

환자 기분이 아주 좋을 거예요. 아무것도 필요한 게 없고 그저 거기 있는 것만으로 충분하고 혼자 있을 일은 절대 없을 거예요.

의사 모든 게 다 좋은 곳이군요.

환자 다 좋은 곳, 네.

의사 기운을 차리려고 먹을 필요도 없고요?

환자 네, 그럴 필요가 없을 거예요. 필요한 힘은 이미 지니고 있을 테니까요

의사 지상에서 필요한 것들은 하나도 필요하지 않고요.

환자 맞아요.

의사 어디서 그런 힘을 얻을 수 있었죠? 어떻게 처음부터 진실을 받아들일 용기를 낼 수 있었죠? 종교를 가진 사람들은 많지만 이런 상황에서 진실을 대면할 수 있는 사람은 그리 많지 않거든요. 지금까지 늘 이런 자세로 살아왔나요?

환자 그랬어요.

의사 아주 깊은 적대감을 품어본 적도 없고요?

환자 없었어요.

의사 아프지 않은 사람들에게 화가 나진 않던가요?

환자 네. 제 생각엔 부모님의 영향인 것 같아요. 부모님은 S에서 2년간 선교사로 일하셨거든요.

의사 그렇군요.

환자 두 분 다 교회에서 좋은 일들을 많이 하셨어요. 두 분은 독실한 기독교 가정 안에서 우릴 키우셨는데 그 점이 도움이 많이 되었던 것 같아요.

의사 우리 같은 의사들이 시한부 환자들에게 앞으로 어떻게 될지 알려줘야 한다고 생각하나요? 만약 환자들을 어떻게 대해야 하는지 우리에게 가르쳐준다면 무얼 가르쳐주고 싶은가요?

환자 의사들은 병실에 들어와서 환자를 쓱 한번 훑어보고는 "오늘은 좀 어떠세요?" 하는 식으로, 그냥 건성으로 묻잖아요. 아무 얘기도 안 해주니까 그럴 땐 제가 환자라는 게 진짜 싫어요. 의사들은 자기들이 완전히 다른 부류라는 듯이 행동해요. 제가 아는 의사들은 대부분 그래요. 병실에 들어와서 저하고 잠깐 얘기하면서 기분이 어떠냐고 물어요. 제 머리에 대해 얘기하고 한결 좋아 보인다고 얘기하고. 그런 얘기를 하다가 기분이 어떠냐고 묻고, 그중 어떤 의사들은 최대한 설명을 해주려고 노력하죠. 아무래도 제가 미성년자이다 보니 더 어려워하는 것 같아요. 저한테는 얘기를 하면 안 되고 부모님한테 얘기해야 된다고 생각하죠. 제가 보기엔 환자한테 직접 얘기하는 게 정말 중요한 것 같아요. 왜냐하면 의사들 사이에 뭔가 싸늘한 기운이 감돌고, 병실에 와서 차갑고 사무적으로 말하면 의사들이 병실에 오는 게 정말 싫어지거든요. 의사가 따뜻하고 인간적으로 대해주면 진짜 큰 힘이 될 텐데.

의사 여기 와서 우리와 이런 얘기를 나누는 게 불편하거나 불쾌했나요?

환자 아뇨. 얼마든지 얘기할 수 있어요.

학생 간호사들은 그 문제를 어떻게 다루던가요?

환자 여기 간호사들은 정말 훌륭한 분들이고 저한테 얘기도 많이 해주시고 전 간호사들하고 아주 친해요.

의사 어떻게 보면 의사들보다는 간호사들이 더 잘하고 있다는 뜻인가요?

환자 네. 간호사들을 볼 기회가 더 많고 의사들보다 많은 일을 해주니까요.

의사 그렇군요. 그러니까 아무래도 간호사들이 좀 덜 불편하겠네요.

환자 맞아요.

학생 자라면서 혹시 가족의 죽음을 경험한 적이 있는지 물어봐도 될까요?

환자 아빠의 형제, 그러니까 삼촌이 돌아가셨어요. 장례식에도 갔었어요.

학생 그땐 기분이 어떻던가요?

환자 글쎄요, 잘 모르겠어요. 삼촌이 좀 우스워 보였고, 좀 달라 보였어요. 죽은 사람을 본 건 그때가 처음이었거든요.

의사 그때가 몇 살이었죠?

환자 열두 살이나 열세 살쯤이었을 거예요.

의사 방금 '우스워 보였다'고 말하면서 살짝 미소를 지었어요.

환자 음, 삼촌 모습이 다른 때와 달랐어요. 손에 핏기가 하나도 없이 창백하고 완전히 정지된 것처럼 보였어요. 그다음엔 할머니가 돌아가셨는데, 그땐 못 갔어요. 외가 쪽 할아버지가 돌아가셨는데, 그때도 못 갔고요. 그냥 평상시처럼 지냈어요. 아, 그다음엔 숙모가 돌아가셨는데 장례식에 못 갔어요. 그건 얼마 안 된 일이고 제가 아플 때였거든요.

의사 매번 형태나 방식이 달랐네요. 그렇죠?

환자 제가 가장 좋아했던 삼촌이었어요. 사람이 죽을 때 울 필요는 없다고 생각해요. 천국으로 가리란 걸 알고 있으니까요. 천국으로 가게 된다는 걸 안다면 그건 그 사람들을 위해 기뻐해야 할 일이잖아요.

의사 혹시 그런 얘기를 해준 사람이 있나요?

환자 저하고 굉장히 친했던 아저씨 한 분이 한 달 전에 돌아가셔서 그때 그 아저씨의 부인하고 제가 장례식에 갔거든요. 그 아저씨는 저한테 정말 잘해주셨고, 제가 병이 나고 나서도 진짜 많이 돌봐주신 분이라 저에게 그 일은 아주 큰 의미가 있는 일이었어요. 그 아저씬 참 편안한 모습으로 떠나셨어요.

의사 그러니까 결론적으로 말하면, 의사들이 환자들을 좀 더 이해하고 좀 더 여유를 가지고 환자들과 대화를 나누어야 한다는 거네요.

다음은 앞서 인터뷰한 어린 소녀의 어머니와의 인터뷰이다. 딸을 인터뷰하고 나서 곧바로 그 어머니와 이야기를 나누었다.

의사 아픈 자녀분에 대해 얘기를 해주시는 부모님은 그리 많지 않으신데, 이 자리가 다소 특이한 상황이라는 걸 잘 알고 있어요.

어머니 제가 요청을 드렸어요.

의사 저희는 따님의 기분이 어떤지, 죽음을 어떻게 바라보고 있는지에 대해 얘기를 나누었어요. 따님이 혼자 있을 때를 제외하면 침착하고 불안감도 없는 모습이 참 인상적이더군요.

어머니 오늘 얘기를 많이 하던가요?

의사 네.

어머니 오늘 통증이 무척 심해서 기분이 영 좋지가 않았어요.

의사 얘기를 많이 했어요, 아침보다 훨씬 더 많이.

어머니 혹시 여기 와서 한마디도 안 하면 어쩌나 걱정되더라고요.

의사 저희가 부인을 오래 붙잡아두진 않을 건데요, 우리 젊은 의
학도들에게 몇 가지 질문을 허락해주신다면 감사하겠습니다.

학생 따님의 상태를 처음 알게 되고, 그 병이 치료할 수 없는 병
이라는 걸 알았을 때 어떻게 반응하셨나요?

어머니 많이, 많이 놀랐죠.

학생 부인과 남편 되시는 분 모두요?

어머니 당시 남편은 병원에 같이 오지 않았는데, 그 사실을 알게
된 과정이 좀 불쾌했어요. 아이가 아프다는 걸 이제 막 알게
된 상황이었고, 아이가 어떤지 보려고 병원에 왔어요. 의사가
말하기를 "아, 상태가 전혀 좋지 않아요. 나쁜 소식이 있습니
다."라고 말하는 거예요. 그러고는 저를 어떤 방으로 데리고 가
더니, 상당히 노골적으로, "재생 불량성 빈혈인데 회복은 안 될
겁니다. 그게 다예요. 할 수 있는 일도 없고, 원인도 모르고, 치
료법도 없어요."라고 하더군요. 그래서 제가 말했죠. "한 가지
여쭤봐도 될까요?" 그랬더니 의사가 "원하신다면요."라고 답하
더군요. "얼마나 살 수 있을까요? 1년은 살 수 있을까요?" 그랬
더니 의사가 "아, 아뇨, 절대로요."라고 하더군요. 그래서 제가
말했어요. "지금 살아 있는 게 다행이군요." 의사가 한 말은 그
게 다였고 그때 전 묻고 싶은 게 엄청 많았어요.

의사 그게 지난 5월인가요?

어머니 네, 5월 26일. 의사가 말하더군요. "이 병에 걸린 사람들
은 많은데, 치료가 불가능하다는 게 우리가 아는 것 전부입니
다. 따님은 받아들이는 수밖엔 없어요." 그러더니 휙 나가버리

는 거예요. 딸이 있는 병동으로 다시 돌아가는 길을 찾는 게 얼마나 힘들던지, 그만 복도에서 길을 잃었고, 돌아가는 길을 찾다가 완전히 넋이 나갔어요. 전 우두커니 서서 생각했어요. "세상에, 그러니까 얘가 살 수 없다는 뜻이네." 전 제정신이 아니었고 아이한테 어떻게 돌아가야 할지 모르겠더라고요. 그러다가 정신을 가다듬고 병실로 돌아가서 아이와 얘기를 나누었어요. 처음엔 병실에 들어가서 그 아이가 얼마나 아픈지 얘기하기가 두려웠어요. 제 감정이 어떤지 몰랐고 얘기하다가 울음을 터뜨릴 것 같았거든요. 그래서 병실로 들어가기 전에 허리를 꼿꼿이 펴고 들어갔어요. 하지만 통보를 받은 방식이 너무 충격적이었고 더구나 제가 혼자였잖아요. 의사가 저한테 일단 앉으라고 한 다음에 말해주었어도 그보다는 좀 더 잘 받아들였을 것 같아요.

학생 의사가 정확히 어떻게 말해주었더라면 좋았을까요?

어머니 글쎄요, 좀 더 기다려주었더라면……. 다른 때는 남편하고 항상 같이 왔었고 그날 처음으로 저 혼자 온 날이었거든요. 저희 두 사람을 같이 불러서 "따님이 불치병에 걸렸습니다."라고 말할 수도 있었잖아요. 솔직하게 말해준 건 좋지만 조금이라도 연민을 보여줄 수도 있었잖아요. 꼭 그렇게 냉혹하게 말해야 했는지. 말하는 투가 꼭, 따님만 그런 병에 걸린 건 아니다, 그런 식이었어요.

의사 실은, 제가 이런 얘기를 종종 듣거든요. 그럴 때마다 정말 가슴이 아파요. 그 의사도 이런 상황에 처했을 때 자신의 감정에 대해 그 나름의 고충이 있을지도 모른다는 생각이 들진 않으시던가요?

어머니 그런 생각도 들긴 했지만 그래도 속상한 건 어쩔 수 없어요.

의사 그런 소식을 그런 식으로 차갑고 냉혹하게 전할 줄밖에 모르는 사람도 있거든요.

어머니 물론 그 말씀도 맞긴 해요. 이런 상황에서 의사가 너무 감정적일 수도 없고 또 그래서도 안 되겠죠. 하지만 그래도, 더 나은 방법이 있을 거라고 생각해요.

학생 따님에 대한 감정에 변화가 있으셨나요?

어머니 아뇨. 그저 아이와 보내는 하루하루가 감사할 따름이에요. 하지만 더 많은 걸 바라고 기도하고 있어요. 그래선 안 되겠지만. 아이는 죽음은 아름다운 것이고, 결코 두려워할 일이 아니라고 배우면서 자랐어요. 막상 죽음이 눈앞에 닥치더라도 용감하게 대처할 거라고 생각해요. 꼭 한 번 무너져서 울음을 터뜨리는 걸 봤어요. 그때 이렇게 말하더라고요. "엄마, 엄마가 너무 걱정하는 것 같아요." 그러더니 이렇게 말했어요. "걱정하지 마세요, 난 두렵지 않아요. 하나님이 기다리고 계시고, 잘 보살펴주실 거예요. 그러니까 엄마도 두려워하지 마세요." 이런 말도 했어요. "엄마, 저 조금 두려워요. 제가 두려워하면 엄마가 힘들어요?" 그래서 이렇게 말했어요. "아니, 모두가 조금은 두려울 거야. 그냥 네가 편한 대로 해. 울고 싶어? 그럼 울어도 돼. 누구나 그래." 그랬더니 아이가 말하더군요. "아뇨, 울 일도 아니잖아요." 말하자면, 우리가 받아들인 것처럼 아이도 받아들였다는 거죠.

의사 그게 열 달 전이었죠?

어머니 네.

의사 불과 얼마 전에 '24시간'을 못 넘길 거라는 말을 들으셨다면서요?

어머니 지난 목요일에는 의사가 12~24시간을 넘기면 운이 좋은 거라고 했어요. 의사는 모르핀을 주어서 시간을 단축하고 통증을 덜어주고 싶어 했어요. 우리가 좀 생각해봐도 되겠냐고 물었더니 의사가 "왜 당장 통증을 멎게 해주지 않는지 이해가 안 가네요."라면서 나가버리더라고요. 결국 우리는 의사 뜻대로 모르핀을 쓰는 게 낫겠다고 판단했어요. 그래서 우리 층 의사한테, 우리가 동의했으니 담당 의사한테 전해달라고 했어요. 그런데 그 뒤로 그 의사를 볼 수가 없었어요. 모르핀도 놓아주지 않았고요. 그날 이후 상태가 호전된 날도 있었고 더 나빠진 날도 있었지만, 서서히 증상이 심해지면서 다른 환자들한테 일어났다고 들었던 증상들이 전부 다 나타나기 시작했어요.

의사 어디서 들으셨는데요?

어머니 어머니가 P 출신이신데, 거긴 이 병을 앓는 환자가 200명이나 되기 때문에 어머니가 이 병에 대해 아시는 게 많아요. 어머니 말씀이 마지막이 가까워질수록 통증이 심해져서 건드리기만 해도 온몸이 다 아프대요. 몸을 살짝 들기만 해도 뼈가 부러질 수도 있대요. 지금 일주일째 식욕이 없고 모든 증상들이 나타나고 있어요. 3월 1일까지만 해도 복도에서 간호사들을 쫓아다니고 간호사들을 도와주고 환자들한테 물을 가져다주고 격려를 해주던 아이였거든요.

의사 그러니까 이번 달이 가장 힘드셨겠네요.

학생 따님의 병이 부인과 다른 자녀들의 관계에도 영향을 미쳤나요?

어머니 아, 아뇨. 아이들은 툭 하면 싸웠고 딸아이도 싸우다가 "내가 아프니까 속이 후련하겠네!"라고 말하기도 했어요. 아직도 조금씩 싸우긴 하는데, 다른 형제자매들보다 더 싸우는 것 같진 않고 서로를 미워하거나 했던 적은 없어요. (웃음) 서로한테 참 잘하죠.

학생 자녀분들은 이 일을 어떻게 받아들이고 있나요?

어머니 아이들이 딸아이를 일부러 어린애 취급하거나 하진 않아요. 예전하고 똑같이 대하고 있어요. 그 편이 나은 것 같아요. 그래야 딸아이가 비참한 생각이 들지 않을 테니까요. 딸아이가 하는 말에 약간 대들기도 하고 그래요. 다른 볼일이 있으면, "이번 주 토요일에는 못 와. 대신 주중에 한 번 올게. 이해하지?"라고 물으면, "그럼, 재미있게 놀아!" 하고 대답하죠. 그러고는 그냥 그러려니 해요. 아이들은 병원에 올 때마다 어쩌면 딸아이가 집으로 돌아가지 못할 수도 있다는 걸 깨닫는 것 같아요. 아이들도 알고 있고 그래서 서로 연락이 닿도록 항상 서로에게 알리죠.

의사 앞으로 닥칠지도 모르는 일에 대해 다른 자녀분들과도 얘기를 하시나요?

어머니 아, 네.

의사 툭 터놓고 솔직하게 얘기하시나요?

어머니 네, 얘기해요. 우린 워낙 종교적인 가족이라서요. 매일 아침 집에서 예배를 드리고, 학교 가기 전에 기도를 하는데, 이런 것들이 아이들한테 광장히 도움이 된다고 생각해요. 10대 아이들은 항상 갈 데도 많고 할 일도 많잖아요. 도무지 한자리에 모여서 여러 가지 문제에 대해 얘기할 짬을 못 내죠. 하지만 우린 매일 아침 가족의 문제를 얘기해요. 매일 아침 10~15분 동안 문제를 해결하고 그 시간이 우리를 결속시켜요. 우린 이미 많은 얘기를 나누었고 사실 딸아이는 자기 장례식 계획까지 세워두었어요.

의사 저희한테 얘기해줄 수 있으신가요?

어머니 네, 이런 얘기를 했어요. 우리 동네에 갓 태어난 아기가 있는데, 그 아기가 실은 우리 교회 신자의 아기인데, 앞이 보이질 않아요. 아마 6개월쯤 된 것 같은데, 제 딸이 예전 병원에서 일어나더니 "엄마, 내가 죽으면 그 애한테 내 눈을 주고 싶어요."라고 하더군요. 그래서 제가 말했어요. "글쎄다. 어떻게 하면 되는지 한번 알아보자. 저 사람들이 받아줄지 잘 모르겠구나." 제가 이런 말도 했어요. "우리 그런 얘기를 미리 해두어야 할 것 같아. 우리 모두가 말이야. 아빠 엄마가 차를 타고 가다가 무슨 일이 생길 수도 있고 그러면 너희들만 남게 될 수도 있잖아." 그랬더니 딸아이가 말했어요. "맞아요, 우리 모두가 이 문제를 의논해야 해요. 일단 다른 사람들이 쉽게 얘기할 수 있게 엄마하고 제가 먼저 얘기해요. 우리가 원하는 걸 적어보고 그다음엔 다른 사람들이 원하는 걸 물어보기로 해요." 그래서 딸아이가 말하는 걸 제가 받아 적었어요. 덕분에 제 마음이 훨씬 편했죠. 늘 그렇게 다른 사람을 편하게 해주려고 애쓰는 아이예요.

학생 불치병일지도 모른다는 얘기를 듣기 전에 조금이라도 의심을 하셨나요? 남편분이 늘 같이 왔는데 그날만 혼자 왔다고 하셨죠. 그날 같이 못 오신 특별한 이유가 있나요?

어머니 저는 되도록 자주 병원에 와보려고 하는 편이고, 남편은 그날 아팠어요. 사실 평상시에는 남편이 저보다 더 시간이 많은 편이에요. 그래서 대부분의 시간 동안 같이 있어요.

학생 따님이 아버지는 S에서 선교사로 일하셨고 두 분은 교회 일을 열심히 하신다고 했는데요. 그게 깊은 신앙심을 갖게 된 배경이라고 말할 수 있겠죠. 남편은 어떤 선교 활동을 하셨나요? 또 왜 지금은 안 하시죠?

어머니 남편은 모르몬교 신자였어요. 거기서 모든 자금을 대주고, 복리 후생을 포함한 모든 비용을 대주었기 때문에, 갓 결혼했을 때 1년 동안 저도 그 교회를 다녔어요. 그러다가 남편이 저와 함께 우리 교회에 다니기 시작했고 17년 동안 매주 일요일 저와 아이들을 데리고 교회에 갔어요. 4~5년 전에 우리 교회로 왔고 그때부터 우리 교회 일을 했어요.

학생 따님이 원인과 치료법이 알려지지 않은 병에 걸렸는데, 혹시 부질없는 죄책감 같은 걸 느낀 적은 없으신지 궁금해요.

어머니 있어요. 제가 아이들한테 한 번도 비타민을 주지 않았다는 사실을 여러 번 자책했어요. 가정의는 비타민을 먹일 필요가 없다고 말했지만, 이런 일을 당하고 보니 먹였어야 했다는 생각이 들어요. 그것 말고도 온갖 일들을 자책해요. 아이가 이스트에서 사고를 당한 적이 있어요. 사람들이 뼈의 이상이 원인일 수도 있다고 하더군요. 어떤 식으로든 뼈가 다치면 이 병에 걸릴 수 있다는 거예요. 하지만 이 병원 의사들은 그러더라고요. "아뇨, 그건 아닐 거예요. 그게 원인이라면 몇 달 전에 일어난 사고였어야 해요." 그때 통증이 무척 심했는데, 잘 참아냈어요. 우린 항상 기도해요. "주여, 당신 뜻대로 하소서."라고. 만약 하나님이 데려가고 싶으시면 데려가실 거고, 데려가지 않으실 거면 기적을 일으키시겠죠. 하지만 기적은 이미 반쯤 포기했는데, 사람들이 절대 포기하지 말라네요. 아이한테 가장 좋은 일이 일어나리란 걸 알아요. 우리가 아이한테 물어봤는데……. 이건 다른 얘긴데요. 병원에선 아이한테 절대로 말하지 말라고 하더군요. 지난 한 해 동안 아이가 부쩍 어른스러워졌어요. 별의별 여자들을 다 알게 됐거든요. 자살 기도를 한 여자도 있었고, 남편 문제나 불임 문제를 이야기하는 여자들도 있었어요. 아이는 모르는 게 없고 안 겪어본 사람들이 없어요. 참아야 할 일도 많았고요. 한 가지 싫어하는 게 있다면 사람들이 자기한테 무언가를 숨기려고 하는 거예요. 전부 다 알고 싶어 하죠. 그래서 우리가 얘기 했어요. 우리는 아이와 그 얘기를 했고 지난주에는 상태가 아주 나빠져서 이제 끝인가 보다 하고 생각했어요. 의사가 복도에서 우리에게 아이의 상태에 대해 얘기하고 있는데, 아이가 큰 소리로 "선생님이 뭐래요? 제가 곧 죽을거래요?" 하고 묻더군요. 그래서 제가 말했죠. "아직은 잘 몰라. 지금 네 상태가 아주 좋지 않대." 그랬더니 아이가 묻더군요. "그래서 이제 저한테 뭘 줄 거래요?" 하고 묻더군요. 사실대로 말할 수가 없어서 "진통제를 줄 거래."라고 했죠. 그랬더니 "그건 마약 아니에요? 전 마약은 싫어요." 하더군요. 제가 "통증을 가라앉힐 수 있대."라고 했더니, "싫어요. 차라리 그냥 아플래요. 마약 중독자가 되긴 싫어요."라고 하더군요. 제가 말했죠. "그렇게 되지 않을 거야." 그랬더니 아이가 말하더군요. "엄마, 엄마 진짜 너무하시네요." 그러고는 절대 포기하지 않았어요. 항상 자기가 나을 거라는 희망을 갖고 있어요.

의사 인터뷰를 끝내고 싶으세요? 시간이 얼마 안 남았거든요. 죽어가는 자식을 둔 어머니로서 이 병원의 처우에 대해 학생들한테 얘기해주시겠어요? 어머니로서 당연히 최대한 많은 시간을 딸과 함께 보내고 싶으시겠죠. 그런 측면에서 어느 정도의 도움을 받고 계신가요?

어머니 예전 병원은 참 좋았어요. 사람들이 무척 친절했죠. 여기 사람들은 훨씬 바쁘고 서비스도 별로 좋지 않아요. 여기 사람들은 항상 제가 방해하는 것 같은 기분이 들게 만들어요. 레지던트나 인턴들이 특히 그래요. 한마디로 제가 그 사람들 길을 막고 있는 거예요. 심지어 전 복도에 숨어 있다가 몰래 지나가려 한다니까요. 전 여기 들어오고 나갈 때마다 도둑이 된 것 같은 기분이 들어요. 그 사람들이 절 쳐다볼 때면 마치 "또 오셨어요?"라고 묻는 것 같거든요. 그 사람들은 그냥 제 곁을 휙 지나가고, 저한테 말도 안 붙여요. 마치 제가 어딘가에 침입한 것 같은, 있어서는 안 될 곳에 있는 것 같은 기분이 들어요. 하지만 전 여기 있고 싶어요. 아이가 그러길 원하거든요, 전에는 아이가 한 번도 이런 부탁을 한 적이 없었거든요. 전 항상 방해가 되지 않으려고 노력해요. 좀 건방진 생각인지 모르겠지만, 전 아주 큰 도움이 되고 있다고 생각해요. 여긴 일손이 무척 부족한데, 처음 2~3일 정도 밤중에 우리 아이 상태가 아주 나빴어요. 간호사들이 같은 병실에 있는 우리 아이와, 우리 아이보다 나이가 많은 여자 환자를 기피했기 때문에 만약 제가 없었더라면 아이가 어떻게 됐을지 모르죠. 그 여자 환자는 심근경색이 있었고 혼자 힘으로 환자용 변기 위에 앉을 수가 없어서 제가 도와주었고 우리 아이는 토해서 씻겨주고 돌봐주어야 했는데, 간호사들이 아무도 하지 안 하는 거예요. 누군가 해야 하는 일이잖아요.

학생　어디서 주무세요?

어머니　병실에 있는 의자에서요. 첫날 밤엔 베개도 담요도 아무것도 없었어요. 환자 중 한 명이 자기는 베개를 안 쓴다면서 한 사코 자기 베개를 쓰라는 거예요. 그날은 코트를 덮고 잤고 다음 날엔 집에서 가져왔어요. 이런 얘긴 하면 안 될 것 같은데, 병원 경비 중 한 명이 (웃음) 가끔 커피를 가져다줘요.

의사 좋은 분이네요.

어머니 얘기하면 안 될 것 같은데, 속을 좀 털어놓고 싶었어요.

의사 제 생각에 이런 얘기들은 하는 게 맞아요. 돌려서 말하거나 다 좋다고 말하는 것보다는 이런 문제를 생각해보고 얘기하는 게 중요해요.

어머니 앞서 말씀드렸다시피, 의사와 간호사들의 태도는 환자와 가족들에게 아주 큰 영향을 미칠 수 있어요.

의사 물론 좋은 경험도 있었겠죠?

어머니 있죠. 야간에 일하는 사람 중에 손버릇이 나쁜 아가씨가 있는데, 몇몇 환자들이 불평을 했는데도 아무도 조치를 취하지 않았어요. 그 아가씨는 아직도 근무를 하고 있고 환자들은 그 아가씨가 들어올까 봐 뜬눈으로 밤을 새워요. 자기 물건을 가져갈까 봐 두려운 거죠. 그리고 그 아가씨가 들어오면, 정말 무례해요. 얼마나 못됐는지 몰라요. 그런데 이 병원 청소부예요. 그런데 그다음 날, 착한 흑인 남자가 우리 병실로 들어오더니, "안녕하세요! 여러분의 밤을 더 즐겁게 해드리기 위해 왔습니다!"라고 말하는데, 사람이 얼마나 유쾌하던지. 진짜 좋은 사람이었어요. 밤새도록 벨을 누를 때마다 와주었어요. 그다음 날 아침엔 우리 병실의 두 환자가 100퍼센트 기분이 좋아졌고 그날 하루는 훨씬 더 즐거웠어요.

의사 고맙습니다, M 부인.

어머니 제가 말을 너무 많이 한 게 아닌지 모르겠네요.

다음은 가족에 대한 의무감 때문에 자신의 죽음을 받아들일
수 없었던 C 부인과의 인터뷰이다.

의사 혼자 침대에 누워 생각하다 보면 머릿속에 너무 많은 일들
이 떠오른다고 하셨죠? 그래서 저희가 이렇게 옆에 앉아서 얘
기를 듣고 싶다고 제안을 드렸습니다. 가장 큰 걱정은 자식들
이라고 하셨죠. 맞습니까?

환자 네. 막내딸이 가장 큰 걱정이에요. 그 아이 말고도 아들이
셋 더 있어요.

의사 아들들은 웬만큼 컸죠?

환자 네, 하지만 부모가 많이 아프면 아이들이 영향을 받게 마
련이잖아요. 엄마가 아프면 특히 더 그렇죠. 이런 일들이 어린
시절에는 꽤 힘든 일인데, 딸아이가 이런 일을 겪고 자랐으니
앞으로가 걱정이에요. 어른이 되어서 이런 일들을 돌이켜보
면……

의사 어떤 일들요?

환자 글쎄요, 첫째, 엄마가 활동을 못하고 있잖아요. 학교에서나
교회에서나 전보다 훨씬 더 활동을 못하고 있으니까요. 그리고
지금은 우리 가족을 누가 돌보고 있는지 전보다 더 걱정이 돼
요. 집에 있을 때보다 더 걱정이 돼요. 심지어 집에서 활동을
못하고 있을 때보다도 더요. 이런 경우에 대부분은 친구들한테
도 알리지 않고 아무도 얘기를 안 하려고 하잖아요. 그런데 전
사람들에게 얘기했어요. 사람들이 알아야 할 것 같아서요. 과

연 잘한 건가 하는 생각도 들어요. 그렇게 어린 딸아이한테 얘기를 한 게 잘한 건가, 아니면 좀 더 미루어야 했던 건 아닌가.

의사 따님에게 어떻게 얘기하셨는데요?

환자 아이들은 무엇이든 직설적으로 물어보잖아요. 전 아주 솔직하게 대답했어요. 다만 희망을 담아서 말했죠. 항상 희망을 간직해왔으니까요. 딸아이에게 언제고 사람들이 뭔가 새로운 것을 발견해서 희망이 생길 수도 있다고 했어요. 엄만 두렵지 않고 그러니까 너도 두려워해선 안 된다고. 만약 병이 더 진행되어서 아주 절망적인 상태가 되고, 그래서 더는 움직일 수가 없고 너무 힘들어져도, 계속 버티는 게 두렵지 않다고. 주일 학교를 통해서 성장하고 성숙해지길 바란다고. 어떻게든 이겨내고 이 일을 비극으로 여기지 않았으면 좋겠다고. 절대, 절대 그렇게 느끼지 않았으면 좋겠다고. 실제로 제가 비극으로 여기고 있지 않아서 딸아이한테도 그렇게 말했어요. 전 항상 딸아이와 즐겁게 지내려 애썼고 딸아이는 항상 이 병원에서 절 낫게 해줄 거라고 생각해요. 그리고 이번에도 또 이 병원에서 절 낫게 해줄 거라고 생각하고 있어요.

의사 부인은 아직 희망을 간직하고 계시지만 가족들만큼 강한 건 아니군요. 지금 그런 말씀을 하시는 거죠? 상황에 대한 인식들이 서로 달라서 더 힘드신 거네요.

환자 이 상태로 얼마나 갈지는 아무도 몰라요. 물론 항상 희망을 갖고 있긴 하지만, 지금 상태는 최악이거든요. 의사들은 저한테 아무것도 알려주지 않았어요. 수술 중에 무얼 발견했는지도 말해주지 않았어요. 하지만 말해주지 않아도 누구라도 알 수 있죠. 몸무게가 이렇게 많이 빠지긴 처음이에요. 식욕도 전혀 없고요. 감염이 되었다는데 어떤 감염인지 밝혀내지는……. 백혈병 환자한테 일어날 수 있는 최악의 사건은 감염이거든요.

의사 어제 찾아뵈었을 때, 화가 나셨던데요. 대장 엑스레이 촬영 이후 거침없이 의견을 말씀하시는 것 같았어요.

환자 맞아요. 몸이 아프고 허약할 땐 사소한 것들이 문제가 되잖아요. 작은 것들이 중요해요. 그 사람들은 대체 왜 저한테 말을 안 하는 걸까요? 왜 어떤 절차를 밟기 전에 애기를 안 해주냐고요. 사람이 아니라 무슨 짐짝처럼 병실 밖으로 데리고 나가기 전에 왜 화장실에 다녀오라고 하지 않는 거죠?

의사 어제 아침에는 정확히 어떤 일로 그렇게 화가 나셨나요?

환자 아주 개인적인 문제이긴 하지만, 그래도 말씀드려야겠네요. 대장 엑스레이를 촬영할 때 왜 여분의 환자복을 준비해주지 않죠? 촬영이 끝나고 나면 완전히 엉망진창이 되거든요. 그런데 의자에 가만히 앉아 있으래요. 의자에 앉아 있고 싶은 생각이 눈곱만치도 없는데도요. 일어나면 온통 흰 분필 자국투성이에, 영 찜찜하거든요. 문득 이런 생각이 들더군요. 위층 병실에서는 다들 내게 그렇게 친절한데, 엑스레이실에만 내려오면 내가 무슨 짐짝이 된 것 같은 기분이 든다고. 내 몸에 별 이상한 짓을 다 해놓아서 그런 상태로 병실에 돌아오기가 아주 찜찜하다고요. 왜 그런 상황이 벌어지는지 알 수 없지만, 매번 똑같은 상황이 반복되는 거예요. 그런 일이 일어나선 안 된다고 생각해요. 미리 저한테 얘기를 해주었어야죠. 너무 기운이 없고 너무 지쳐 있었어요. 절 데려다준 간호사는 제가 걸을 수 있다고 생각하더라고요. 그래서 제가 말했죠. "내가 걸을 수 있을 거라고 생각하는 모양인데, 그렇다면 어디 한 번 시도는 해보죠." 엑스레이를 찍고 테이블 위로 기어 올라가고 별의별 짓을 다 하고 나니, 얼마나 기운이 없고 피곤한지 병실까지 갈 수나 있을지 자신이 없더라고요.

의사 화가 나고 짜증이 나셨겠네요.

환자 제가 화를 자주 내는 편은 아니에요. 제가 마지막으로 심하게 화를 냈던 건, 남편은 직장에서 일하고 있고 큰아들은 밖에 나가 있을 때였어요. 현관문을 잠글 도리가 없더라고요. 문을 잠그지 않으면 마음이 안 놓여서 잠을 잘 수가 없거든요. 우리 집이 모퉁이에 있는데, 모퉁이엔 가로등이 하나밖에 없어요. 문이 잠겼다는 걸 알기 전엔 잠이 들 수가 없었어요. 남편한테 늘 이 얘기를 해서 남편이 항상 전화를 해주고 저에게 문이 잠겼다고 알려주었는데, 그날 밤은 그러지 않았어요.

의사 큰아드님이 문제가 있는 아드님이죠? 정서 장애가 있고 정신 지체도 있다고, 어제 잠깐 말씀하셨죠?

환자 맞아요. 주립 병원에 4년 동안 입원해 있었어요.

의사 지금은 집에 있고요?

환자 집에 있어요.

의사 큰아드님을 좀 더 통제해야 한다고 생각하시나요? 큰아드님이 충분한 통제를 받고 있지 않아서 걱정되시나요? 그날 밤

잠기지 않은 문 때문에 걱정하셨던 것처럼?

환자 맞아요. 제가 책임져야 한다고 생각하니까요. 제가 할 일이 너무 많은데, 지금 할 수 있는 일이 거의 없어요.

의사 부인이 더는 책임질 수 없으면 어떤 일이 벌어질까요?

환자 이번 일을 계기로 그 아이가 좀 더 눈을 크게 뜨게 되길 바라죠. 그 아인 세상을 잘 이해하지 못하거든요. 장점이 많은 아이지만 도움이 필요해요. 제 앞가림을 전혀 못해요.

의사 누가 큰아드님을 도울까요?

환자 바로 그게 문제예요.

의사 한번 생각해보시겠어요? 집안에 이 문제를 해결할 만한 사람이 있을까요?

환자 글쎄요, 물론 남편이 살아 있는 한 그 아일 돌봐주겠죠. 하지만 남편은 일 때문에 여러 시간 동안 집을 비워야 하니 그게 걱정이에요. 아이의 조부모님이 계시긴 하지만 그분들만으로는 충분할 것 같지가 않아요.

의사 누구의 부모님이죠?

환자 남편의 아버지와 저의 어머니요.

의사 두 분은 건강하신가요?

환자 아뇨, 건강하지 않으세요. 어머니는 파킨슨병을 앓고 계시고 시아버님은 심장이 안 좋으세요.

의사 열두 살짜리 따님 걱정 말고도 걱정거리가 많으시네요. 큰아드님도 문제가 있고요. 파킨슨병을 앓는 어머니가 계시고, 아마 누굴 도우려고 해도 몸을 많이 떠시겠죠. 시아버지는 심장

병이 있으시고, 부인도 건강이 좋질 않으시고요. 가족 모두를 돌봐줄 누군가가 필요하네요. 바로 이 문제가 부인을 가장 힘들게 하는군요.

환자 맞아요. 친분을 쌓으려 노력하면서 어떻게든 이 상황이 해결되길 바라고 있어요. 그저 하루하루 살고 있죠. 하루는 어떻게든 지나가는 것 같은데, 앞날을 생각하면 걱정을 안 할 수가 없어요. 이 판국에 저까지 병이 들었으니 말이에요. 그저 하루하루 지혜롭게 상황을 차분하게 받아들이며 살아야 할지, 아니면 획기적인 변화를 일으켜야 할지 알 수가 없어요.

의사 변화요?

환자 네, 한번은 남편이 "변화가 필요해."라고 말하더라고요. 노인들을 다른 데로 보내야 한다고. 한 분은 제 여동생의 집에 가야 하고 다른 한 분은 양로원에 가야 한다고. 가족을 시설에 보내려면 아주 마음을 모질게 먹어야 하죠. 심지어 우리 가정의는 제가 아들을 시설에 넣어야 한다고 생각해요. 그런데 아직도 전 그걸 용납할 수가 없는 거예요. 결국 제가 세 사람한테 가서 이렇게 말했어요. 떠나보내고 나면 내 마음이 더 안 좋을 거 같으니 그냥 있으라고. 혹시 어쩔 수 없는 상황이 되어서 가게 되더라도, 영 적응을 못하겠거든 다시 돌아오라고. 가버리면 더 힘들 거라고. 제가 무조건 돌아오라고 했어요.

의사 어른들이 양로원에 들어가시면 죄책감이 들 것 같으신가요?

환자 만약 두 분이 위층 아래층을 오르내리는 게 위험할 정도로 심각한 상황이라면 죄책감이 안 들 것 같아요. 어머니가 스토

브를 사용하는 게 위험하다는 생각은 좀 들어요.

의사 다른 사람들을 돌보는 일이 익숙하신데, 이제 다른 사람들의 도움을 받으려니 어색하고 힘드신가 봐요.

환자 그게 좀 문제예요. 어머니는 항상 절 도와주려고 애쓰세요. 다른 일에는 일체 관심이 없고 오로지 자식들밖에 모르는 분이거든요. 그런데 그게 항상 좋진 않아요. 다른 관심사도 있어야 하잖아요. 오직 가족들밖에 모르시죠. 그게 어머니의 삶이에요. 옆집에 사는 여동생을 위해 바느질을 해주고 이런저런 일들을 도와주시고. 제 딸이 그 집에 드나들 수 있어서 그나마 다행이에요. 여동생이 옆집에 살아서 다행이에요. 어머니도 그집에 들락거리면서 기분 전환을 할 수 있으니까요.

의사 모두에게 잘된 일이군요. C 부인, 자신에 대해 좀 더 얘기해주세요. 이번에는 상태가 가장 좋지 않고 몸무게도 가장 많이 줄었다고 하셨는데요. 침대에 혼자 누워 계실 땐 주로 어떤 생각들이 떠오르고 어떤 것들이 가장 도움이 되시나요?

환자 남편이나 저나 불우한 가정에서 자랐기 때문에, 결혼 생활을 시작하려면 우리 자신의 힘이 아닌 외부의 힘에 의존해야 한다는 생각을 했어요. 남편은 보이 스카우트 단장 출신인데 부모님이 사이가 좋지 않아서 결국 이혼하셨어요. 우리 아버지도 이게 두 번째 결혼이었고, 그때 이미 자식이 셋이 있었어요. 처음에 아주 젊은 웨이트리스와 결혼을 했는데 잘 안 풀렸어요. 참 딱하게도, 어린아이 셋이 여기저기 흩어져 살았어요. 아버지가 우리 어머니와 결혼할 때 그 자식들은 우리 집으로 오지 않았거든요. 아버진 성격이 괴팍하고 신경질적인 사람이었어요. 성격이 좋은 편은 아니었죠. 가끔은 제가 그걸 어떻게 견디고 살았나 싶어요. 어쨌든 남편과 저는 한동네에 살다가 교회에서 만났어요. 그러다가 결혼을 했죠. 결혼 생활을 지켜나가기 위해서는 외부의 힘이 있어야 한다고 생각했어요. 항상 그런 생각을 갖고 있었어요. 우리는 늘 교회 활동을 열심히 했고 열여섯 살 때부터 주일 학교 교사 일을 했어요. 어린이집에 일손이 필요했기 때문에 그 일도 즐겁게 했죠. 아들 둘을 낳을 때까지 주일 학교 교사 일을 했어요. 전 교회 일이 정말 좋았고, 기도 시간에 교회가 저에게 어떤 의미인지 얘기하기도 했어요. 하나님이 제 삶에서 어떤 의미인지도요. 그래서 이런 일이 닥치더라도 다 팽개쳐버리지 않는 거죠. 믿음을 버리지 않고, 무슨 일이 일어나더라도 담담히 받아들여요.

의사 그게 지금 큰 도움이 되나요?

환자 네. 남편과 얘기하다 보면 남편도 같은 생각이라는 걸 알게 되죠. C 목사님께도 말씀드렸지만 이런 얘기라면 지치지 않고 얼마든지 할 수 있어요. 목사님께 이런 말씀도 드렸어요. 결혼 생활이 올해 29년째지만 우리의 사랑은 처음처럼 강하다고요. 그것도 저에게 또 하나의 큰 의미라고 말할 수 있죠. 온갖 시련이 있었지만 우린 이겨낼 수 있었어요. 남편은 멋진 사람이에요. 아주 멋진 사람!

의사 온갖 힘든 일에 용감하게 대처하셨군요. 가장 힘든 일이 아마도 아드님 문제겠죠?

환자 우리는 최선을 다했어요. 모든 부모가 그렇게 할 수는 없었을 거라고 생각해요. 어떻게 다루어야 할지 도무지 알 수가 없거든요. 다들 처음엔 그저 아이가 고집이 세다고만 생각하지, 아무것도 몰라요.

의사 장애가 있다는 걸 처음 알았을 때 아드님이 몇 살이었죠?

환자 그게, 꽤 확연하게 나타나더라고요. 세발자전거도 못 타고, 다른 아이들이 하는 것들을 전혀 못하니까요. 하지만 사실, 엄마들은 그런 진실을 받아들이고 싶지가 않죠. 그래서 처음엔 다른 이유들을 찾으려 해요.

의사 진실을 받아들이기까지 얼마나 오래 걸리던가요?

환자 이 나이가 되도록 받아들이기가 힘들지만, 유치원에 들어갔을 때 선생님의 골칫거리가 되었어요. 관심을 끌려고 자기 입에 뭔가를 잔뜩 쑤셔 넣곤 했어요. 선생님한테서 연락이 오기 시작했고, 그때 아이한테 문제가 있다는 걸 확실히 알게 됐죠.

의사 부인이 백혈병 진단을 서서히 받아들이셨던 것처럼, 아드님의 병도 서서히 받아들이셨던 거군요. 일상적으로 겪는 문제와 관련해서 병원에서 가장 큰 도움을 주는 사람은 누구인가요?

환자 신앙심을 보여주는 간호사들을 만날 때마다 큰 힘을 얻죠. 아까 말씀드렸던 것처럼, 어제 아침에 엑스레이실에 내려갔을 때는 짐짝 취급을 당하는 것 같은 기분이었거든요. 아무도 신경을 쓰지 않았어요. 두 번째로 내려갔을 땐 더더욱 그랬어요. 늦은 시간이어서, 그렇게 늦은 시간에 환자를 내려보낸다면서 간호사가 영 내키지 않아 하더라고요. 가는 길 내내 투덜거렸어요. 간호사는 절 아래층으로 데리고 가서 휠체어를 놓고 그냥 사라져버릴 작정이었어요. 전 휠체어에 앉아서 누군가 나와 줄 때까지 기다려야 할 상황이었죠. 그런데 간호사 중 한 명이 그래선 안 된다고, 들어가서 내가 왔다는 걸 알리고 그 사람들이 나와서 데려가게 해야 한다고 했어요. 아마 그 간호사는 늦은 시간에 환자를 데리고 가야 하는 게 화가 났나 봐요. 엑스레이실 문을 닫을 시간이었고 의료기사들도 퇴근하려는 참이었고 시간이 늦었으니까요. 그런 작은 것들, 간호사들의 밝은 태도 같은 것들이 큰 도움이 되죠.

의사 신앙심이 없는 사람들에 대해선 어떻게 생각하세요?

환자 그런 사람들도 자주 만나요. 이 병원 환자들 중에도 많아요. 지난번에 여기 입원했던 신사분이 있는데, 그분은 제 병명을 알고 나서는 이렇게 말하더군요. "도저히 이해가 안 가네요. 세상은 정말 공평하지 않아요. 당신 같은 분이 왜 백혈병에 걸려야 하죠? 담배도 안 피웠고, 술도 안 마셨고, 해로운 일은 하나도 하지 않았는데." 그분이 또 그러더라고요. "난 늙은이이고, 해서는 안 될 일들을 많이 했어요." 하지만 그런 건 아무 상관없어요. 우리가 아무 시련도 없이 살 거라고 아무도 말하지 않았으니까요. 우리 주 예수님 자신도 수많은 시련을 겪으셨고 우리에게 가르침을 주셨으니 저도 그분을 따르려고 노력할 뿐이죠.

의사 죽음에 대해 생각하세요?

환자 죽음에 대해 생각하느냐고요?

의사 네.

환자 그럼요. 죽음에 대해 자주 생각해요. 사람들이 와서 본다고 생각하니 너무 싫어요. 왜냐하면 제 몰골이 끔찍할 테니까요. 왜 꼭 그래야 해요? 그냥 기념 예배만 하면 안 되나요? 전 장례식이라는 것 자체가 싫어요. 제가 좀 이상한 건지 모르겠지만. 관 속에 누워 있는 저의 몸, 너무 혐오스러워요.

의사 무슨 말씀인지 잘 이해가 안 되는군요.

환자 전 사람들을 슬프게 만드는 게 싫어요. 우리 아이들도요. 이틀이나 사흘 내리 그런 일을 치러야 하잖아요. 그 문제를 생각해봤는데 아직 아무것도 결정하지 못했어요. 남편이 들어와서는 저에게 묻더라고요. 우리 안구하고 육신을 기증하는 문제에 대해 얘기해야 하지 않겠냐고. 그날은 결정을 내리지 못했고, 아직도 결정을 내리지 못했어요. 그런 일은 자꾸 뒤로 미루게 되잖아요.

의사 누구하고든 그런 얘기를 나눈 적이 있으신가요? 언제가 되건 그런 일이 닥치면 준비해야 할 것들에 대해?

환자 C 목사님께도 말씀드렸지만, 의지할 사람이 필요할 때면 목사님께 얘기하고 모든 해답을 얻고 싶어 하는 사람들이 많은 것 같아요.

의사 목사님이 해답을 주시던가요?

환자 기독교를 이해하는 사람이라면, 그리고 제 나이 정도 되면 결국 자기 몫이란 걸 알게 되죠. 대부분의 시간에 혼자 있게 되니까요. 병이 들어도 혼자예요. 사람들이 항상 곁에 있어줄 순 없잖아요. 목사님이 항상 곁에 있어줄 수도 없고, 남편이 항상 곁에 있어줄 수도 없고, 사람들이 항상 곁에 있어줄 수도 없죠. 남편은 최대한 많은 시간을 저와 함께 보내려고 노력하는 사람일 뿐이죠.

의사 사람들이 곁에 있어주면 큰 힘이 되던가요?

환자 아, 네, 특히 몇몇 사람들은요.

의사 그 사람들이 누구죠? 목사님과 남편분을 언급하셨죠.

환자 네. 제가 다니는 교회 목사님이 와주시면 반가워요. 훌륭한 기독교 신자인 동갑내기 친구가 하나 있는데 시력을 잃었어요. 몇 달 동안 병원에서 꼼짝도 못하고 누워 있었죠. 그런 상황을 너무도 잘 받아들였어요. 다른 누군가를 위해 평생 봉사하며 살 타입이에요. 환자들 병문안을 하고 헌 옷을 모아서 가난한 사람들한테 나누어주고 그래요. 얼마 전에 따뜻한 편지를 한 통 써주었는데, 시편 139편이 적혀 있었는데 참 좋았어요. 그 친구가 "네가 나의 가장 소중한 친구라는 걸 알아주길 바라."라고 썼어요. 그런 사람들을 생각하면 행복해지죠. 우릴 행복하게 하는 건 그런 작은 일들이잖아요. 전반적으로 이 병원 사람들은 친절한 편이에요. 하지만 병실에서 환자들이 신음하는 소리를 듣는 건 좀 힘들어요. 그런 소리를 들으면, 왜 어떻게든 조치를 취해주지 않나 하는 생각이 들어요. 아주 오랫동안 그런 소리가 들리고 울부짖는 소리가 들려오면, 혹시 혼자 방치되어 있는 게 아닌가 걱정도 되고요. 그렇다고 병실에 찾아가 그 사람들한테 말을 걸 수도 없으니 그저 가만히 듣고 있는 수밖에요. 그런 게 힘들어요. 처음 이 병원에 왔을 땐 잠을 푹 잘 수가 없었어요. 그러다가 생각했죠. 이런 식으로는 버틸 수 없다고. 어떻게든 잠을 자야 한다고. 그래서 잠을 잤어요. 그런데 그날 밤 환자 두 명이 우는 소리가 들리는 거예요. 그렇 게 우는 거야말로 제가 절대로 하고 싶지 않은 일이거든요. 암 진단을 받은 사촌 언니가 있었는데 참 인품이 훌륭한 사람이 었어요. 태어날 때부터 다리를 절었는데 장애를 잘 이겨냈죠. 아주 오랫동안 병원에 있었는데, 한 번도 울지 않았어요. 죽기 일주일 전에 제가 병문안을 갔는데 그때 참 감동했어요. 자기 걱정은 안 하고 멀리서 오느라고 고생이 많았다면서 제 걱정을 하더라고요.

의사 부인도 그런 사람이 되고 싶으신 거네요. 그렇죠?

환자 사촌 언니의 모습이 도움이 됐어요. 저도 그럴 수 있으면 좋겠어요.

의사 분명히 그럴 수 있어요. 오늘 이 자리에서도 그런 모습을 보여주고 계시잖아요.

환자 걱정되는 게 한 가지 더 있는데, 언제 무의식 상태에 빠질 지, 또 무의식 상태에 빠지면 어떤 반응을 보일지 아무도 모르 잖아요. 가끔은 전혀 다른 모습을 보이기도 하니까요. 의사에 대한 믿음을 갖고, 의사가 곁에 있어줄 거라는 확신을 갖는 게 중요한 것 같아요. 그런데 E 박사님은 너무 바빠서 얘기할 기회 도 별로 없어요. 박사님이 저한테 묻지 않는 이상 집안 문제 같 은 얘기를 먼저 꺼내긴 어려워요. 하지만 저의 집안 문제가 저의 건강에도 영향을 미치는 것 같거든요. 이런 문제들이 건강에 영향을 미친다는 건 선생님도 잘 아시잖아요.

목사 지난번에 가족들에 대한 의무감과 여러 가지 집안 문제들이 부인의 건강에 영향을 미치는지 궁금하다고 하셨을 때 바로 그런 의미로 말씀하신 거였군요.

환자 네, 왜냐하면 그게 사실이니까요. 크리스마스 즈음 아들의 상태가 악화되어서 애 아빠가 도로 주립 병원으로 데리고 갔어요. 아들이 "교회 갔다가 집에 와서 짐을 꾸릴게요." 하더래요. 그러더니 막상 병원에 가서 마음이 바뀌어서는 집으로 돌아왔어요. 애 아빠 말이 집으로 오고 싶다고 해서 도로 데려왔다는 거예요. 집으로 돌아오면 아들은 안절부절못해요. 너무 불안해서 가만히 앉아 있지도 못해요.

의사 아드님이 몇 살이죠?

환자 스물두 살이에요. 어떻게든 대처할 수 있고 해결을 할 수 있으면 좋겠는데, 그저 얘기하는 것 말고는 해답을 줄 수도 없고 도와줄 수도 없으니 그게 참 힘들어요. 얼마 전에 그 아이가 태어났을 때 무슨 일이 있었는지 설명해주었는데 이해하는 것 같았어요. 제가 이렇게 말했거든요. "엄마가 지금 병이 있는 것처럼 너도 지금 병이 있는 거야. 그래서 가끔은 아주 힘든 시간을 보내는 거야. 네가 지금 아주 힘들다는 거 알고 있고 그게 너한테 얼마나 힘든지도 알고 있어. 하지만 이 시련을 견디고 나면 다시 편안해질 수 있을 거야." 그런 식으로 계속 얘기했어요. 그 아이도 애를 쓰는 것 같긴 한데, 정신적인 문제가 있으면 사실 부모가 무얼 어떻게 해주어야 할지 확실하지가 않잖아요.

목사 그 문제로 계속 신경을 쓰셨군요. 그래서 많이 지치셨겠어요.

환자 맞아요. 그 아이가 저한텐 가장 큰 걱정이에요.

의사 아버지의 첫째 부인 아이들이 뿔뿔이 흩어졌다고 하셨는데, 이제 부인도 같은 질문을 하고 계시네요. "이제 우리 가족들은 어떻게 될까?"

환자 저의 가장 큰 걱정은 어떻게 하면 우리 가족들이 여기저기 시설로 흩어지지 않고 함께 살게 할 수 있을까 하는 거예요. 물론 어떻게든 방법이 있을 거라고 생각해요. 사람이 침대에 누워 지내다 보면 지금까지와는 전혀 다른 고민이 생기는 법이죠. 입원할 때마다 남편한테 말했어요. 시간이 지나면 다 해결될 거라고. 그런데 해결되지 않았어요. 시아버지는 얼마 전에 아주 심한 심장 발작이 왔었는데, 우리는 못 버티실 줄 알았어요. 놀라운 일이죠. 지금 잘 지내고 계시지만 때로는 다른 연로한 분들과 함께 지내시면 더 좋지 않을까 하는 생각이 들긴 해요.

의사 양로원으로 보내시려고요?

환자 네. 시아버지가 생각하시는 것처럼 형편없진 않을 것 같아요. 하지만 시아버지는 아들 며느리와 함께 사는 것에 대한 자부심이 대단하세요. 그 동네에서 어린 시절을 보냈고 평생 거기서 사셨거든요.

목사 연세가 어떻게 되시죠?

환자 여든한 살요.

의사　그러니까 시아버님은 여든한 살이시고 친정어머님은 일흔 여섯 살이시죠? C 부인, 이만 여기서 끝내야 할 것 같은데요. 45분을 넘기지 않기로 약속했으니까요. 어제 집안 문제와 죽음에 대한 부인의 생각을 얘기할 사람이 아무도 없다고 하셨어요. 만약 환자가 원한다면 의사나 간호사, 아니면 병원의 다른 누군가와 이런 얘기를 나눌 수 있어야 한다고 생각하시나요?

환자　그럼 도움이 될 거예요. 무척 도움이 될 거예요.

의사　그 일을 누가 해야 할까요?

환자　운이 좋으면 그런 대화를 나눌 수 있는 의사를 만날 수도 있겠지만, 하늘나라로 가는 거라든가, 삶의 이 방면에 대해 관심을 갖고 있는 사람들이 워낙 많지가 않아요. 대부분의 의사는 오직 환자의 의학적인 문제에만 관심이 있어요. M 박사님은 이해심이 많은 분이세요. 여기 입원한 이후 두 번이나 와주셔서 참 감사해요.

의사　사람들이 왜 그 문제를 기피한다고 생각하세요?

환자　병원 밖 세상에서도 마찬가지예요. 왜 그 문제를 해결하는 사람들이 늘어나지 않을까요?

의사　이만 마쳐야겠죠? 혹시 저희한테 질문이 있으신가요, C 부인? 다시 만나긴 하겠지만요.

환자　아뇨. 다만 더 많은 사람들 앞에서 이렇게 도움이 필요한 문제들에 대해 얘기할 수 있으면 좋겠어요. 제 아들 혼자만의 문제는 아닐 거예요. 세상에는 많은 사람들이 있고, 사람들로 하여금 이런 문제에 충분한 관심을 기울이도록 한다면 아마 그 사람들이 그 아이를 위해서 뭔가를 할 수 있을 거예요.

C 부인은 S 부인과 유사한 경우로, 여러 명의 의존적인 가족들을 돌보며 많은 책임을 떠안고 살아가던 중에 죽음을 앞두게 되었다. 그녀에게는 최근 심장 발작을 일으켰던 여든한 살의 시아버지와, 파킨슨병을 앓고 있는 일흔여섯 살의 어머니, 아직은 엄마의 손길이 필요한, 어쩌면 환자가 걱정하는 것처럼 '너무 일찍' 철이 들어야 할지도 모르는 열두 살짜리 딸, 그녀가 두려워하면서도 애틋해하는, 주립 병원을 수시로 드나드는 스물두 살 지적 장애인 아들이 있었다. 그녀의 아버지는 전처와의 결혼에서 낳은 자식 셋을 떠나 재혼했는데, 환자는 자신 역시 가족들이 가장 그녀를 필요로 할 때 그들을 떠나게 될 것을 걱정하고 있었다.

그러한 문제들을 논의하고 해결책을 찾지 않는 한 가족이라는 짐이 평화로운 죽음을 너무도 힘들게 하는 것은 당연한 일이다. 그런 환자가 자신의 걱정을 나눌 기회가 없을 때 환자는 화가 나고 우울해진다. 환자의 분노는 그녀가 엑스레이실로 걸어갈 수 있다고 생각하는 간호사, 그녀의 욕구를 배려해주지 않는 간호사, 어떻게든 혼자 힘으로 움직여보려 애쓰고 불쾌한 상황에도 불구하고 품위를 지키고 싶어 하는 허약하고 지친 환자를 효율적으로 보살피는 것보다는 근무 시간이 끝나는 것에 더 관심이 있는 간호사에게 가장 잘 표출된다.

그녀는 민감하고 이해심 있는 사람들이 있었으면 하는 욕구와, 그들이 고통에 미치는 영향을 가장 잘 설명하고 있다. 그녀는 노인들을 양로원에 보내는 대신 그들로 하여금 그녀 자신의 집에서 살면서 그들이 할 수 있는 일을 최대한 하도록 배려함으로써 스스로 모범을 보이고 있다. 그녀의 아들도 함께 지내는 게 결코 만만치 않지만 그가 주립 병원으로 돌아가기보다는 집에 있기를 원하자 집에서 살면서 그의 능력이 미치는 한도 내에서 최대한 가족과 함께 나눌 수 있도록 허락했다. 모두를 최대한 돌보려고 애쓰는 과정에서 그녀는 자신 역시 집에서 머물면서 최대한 할 수 있는 일을 하고 싶다는 소망을 내비치고 있다. 비록 침대에 누워만 있는 신세가 된다고 해도, 그녀가 집에 머무는 것을 가족들이 이해해주어야 한다고 생각하고 있다. 더 많은 사람들 앞에서 아픈 사람들의 욕구를 알릴 수 있으면 좋겠다는 그녀의 마지막 말은, 아마도 이 세미나로 부분적으로는 달성되었을 것이다.

C 부인은 L 부인과는 대조적으로 기꺼이 자신의 생각을 나누었고 기꺼이 도움을 받고 싶어 했다. L 부인은 초대에 응하긴 했지만 한참 시간이 흐른 뒤 죽음을 앞두고 우리에게 방문해달라고 부탁했을 때에야 비로소 자신의 걱정을 나눌 수 있었다.

C 부인은 지적 장애가 있는 아들의 문제가 해결될 때까지 최대한 많은 일을 하려고 노력했다. 이해심 많은 남편과 종교가 그녀를 도왔고 고통의 시간을 견디어낼 힘을 주었다. 그녀의 마지막 소망은, 말하자면 관 속에 누워 있는 '추한' 모습을 보이지 않는 것이었고 그녀의 소망은 남편에게 전해졌다. 남편은 아내가 항상 다른 사람을 배려하고 염려하는 사람임을 이해하고 있었

다. 추하게 보이는 것에 대한 두려움은 다른 환자들이 '품위를 잃고' 우는 소리를 들었다고 말할 때와, 의식을 잃는 것을 두려워하면서 "언제 무의식 상태에 빠질지, 또 무의식 상태에 빠지면 어떤 반응을 보일지 아무도 모르잖아요. 〈중략〉 의사에 대한 믿음을 갖고, 의사가 곁에 있어줄 거라는 확신을 갖는 게 중요한 것 같아요. 그런데 E 박사님은 너무 바빠서 얘기할 기회도 별로 없어요."라고 말할 때에도 표현되었다고 생각한다.

그것은 다른 사람에 대한 걱정이라기보다는 가족 문제가 너무 걷잡을 수 없어지고 그녀의 힘이 고갈되어서 그녀가 자제력을 잃고 분노에 휩싸일지도 모른다는 두려움을 보여주는 것이다.

그 다음번 만남에서 그녀는 자신 역시 가끔은 "비명을 지르고 싶다."라고 시인했고 "제발 누가 좀 나서줘요. 나도 이제 다른 사람들 걱정만 하고 있을 수가 없어요."라고 말했다. 병원 원내 목사와 사회복지사가 나서고 정신과 의사가 그녀의 아들이 있을 곳을 알아보기 시작하면서 그녀는 무척 안도했다. 모든 문제가 해결되고 나자 C 부인은 비로소 마음의 평화를 찾았고 더는 관속에 누워 있는 자신의 모습을 걱정하지 않았다. 자신의 모습은 어느새 '끔찍한 몰골'에서 최후의 수용과 데커섹시스와 함께 찾아온 평화와 안식, 품위를 지닌 모습으로 바뀌었다.

이어지는 L 부인의 인터뷰는 그 자체로 의미가 있다. 이 인터뷰가 이 책에 수록된 이유는 L 부인이야말로 도움을 기꺼이 받아들이고 싶은 마음과, 도움이 필요한 자신의 처지에 대한 부정 사이에서 오락가락하면서 우리를 가장 당혹스럽게 만드는 환자의 전형이기 때문이다. 그런 환자에게는 억지로 도움을 받을 것을 강요하지 않되, 우리를 필요로 할 때는 언제든 도울 수 있도록 대기하는 것이 중요하다.

의사 L 부인, 병원에 얼마나 오래 계셨죠?

환자 8월 6일에 이 병원에 입원했어요.

의사 처음은 아니시죠?

환자 네, 아니에요. 아마 스무 번이나 그보다 더 많이 입원했을 거예요.

의사 처음 입원하신 게 언제죠?

환자 처음 입원한 건 1933년 첫 아이를 낳을 때였어요. 이 병원에 처음 입원한 건 1955년이고요.

의사 그때 어떻게 오시게 되었죠?

환자 그때 부신을 절제했어요.

의사 어떤 이유로 부신을 절제하셨나요?

환자 척추 아래쪽에 악성 종양이 생겨서요.

의사 1955년도에요?

환자 네.

의사 그러니까 악성 종양을 11년 동안 갖고 계셨던 거네요?

환자 아뇨, 11년보다 더 됐어요. 1951년에 한쪽 유방을 절제했으니까요. 다른 쪽 유방은 1954년에 절제했고요. 1955년에 이 병원에서 부신하고 난소를 절제했어요.

의사 나이가 어떻게 되시죠?

환자 지금 쉰네 살인데 곧 쉰다섯 살이 돼요.

의사 쉰네 살요. 1951년부터, 말하자면 계속 투병 생활을 하셨던 거네요.

환자 맞아요.

의사 처음에 어떻게 시작됐는지 말씀해주시겠어요?

환자 1951년도에 가족 모임이 있었는데, 멀리 사는 남편 친척들이 전부 다 모였어요. 위층에 올라가서 뒷정리를 하고 목욕을 하다가 가슴에 멍울이 있는 걸 발견했죠. 시누이한테 전화를 해서 혹시 걱정할 일인지 물어봤어요. 시누이가 심상치 않다면서 병원에 예약을 하라고 해서 그렇게 했어요. 그게 금요일이었고, 그다음 주 화요일에 병원에 갔고 수요일에 엑스레이를 찍으러 갔어요. 악성 종양이라고 하더군요. 그다음 주 첫날 가슴을 절제했어요.

의사 어떻게 받아들이셨어요? 그때 나이가 어떻게 되셨죠?

환자 그때 나이가 서른…… 거의 마흔 살 가까이 됐을 거예요. 모두들 제가 그대로 무너질 거라고 생각하더군요. 어떻게 그렇게 침착할 수 있는지 다들 이해를 못 했어요. 제가 그 일을 두고 농담까지 했거든요. 혹을 처음 발견하고 악성 종양일지도 모른다고 말할 때 두어 번인가 시누이가 제 입과 손을 때렸어요. 하지만 전 아주 가볍게 받아들였어요. 제 아들이 가장 심각했죠.

의사 아드님이 몇 살이죠?

환자 그때 열일곱 살이었어요. 꽉 찬 열일곱 살은 아니고, 몇 달 있으면 열일곱 살이 되는 나이였죠. 제 수술이 끝날 때까지 집에 있다가 바로 입대했어요. 제가 많이 아프거나 침대에 누워서 꼼짝 못하게 되거나, 아니면 그 외에 무슨 일이 일어날까 봐 겁이 나서 입대를 해버린 거예요. 그것 말고는, 별로 힘든 건 없었어요. 유일하게 힘들었던 건 그 뒤로 받은 방사선 치료였어요.

의사 다른 자제분들은 몇 살이었죠? 자제분이 더 있으신 것 같은데요.

환자 스물여덟 살 된 아들이 하나 더 있어요.

의사 지금요?

환자 지금요. 그 아이는 그 당시 중학생이었어요.

의사 아들만 둘이신가요?

환자 아들만 둘이에요.

의사 부인이 죽을까 봐 아드님이 무척 겁이 났나 보네요.

환자 그랬던 것 같아요.

의사 그래서 훌쩍 떠났군요.

환자 훌쩍 떠났어요.

의사 나중엔 어떻게 받아들이던가요?

환자 그 아인 제가 '병원 공포증'이라고 놀려대는 증상이 있는데, 병원에 와서 제가 침대에 누워 있는 모습을 못 봐요. 그 아이가 왔던 건 꼭 한 번인데 제가 수혈받을 때였어요. 애 아빠가 자기가 들기엔 너무 무거운 물건들을 병원으로 가져오거나 병원에서 집으로 가져가야 할 때만 그 아이한테 부탁해요.

의사 악성 종양이 있다는 통보는 어떤 방식으로 받으셨나요?

환자 아주 무뚝뚝하게요.

의사 그런 방식이 좋던가요? 나쁘던가요?

환자 별로 힘들진 않았어요. 다른 사람이라면 어땠을지 모르겠지만, 전 빨리 아는 편이 낫다고 생각해요. 제 성격이 그래요. 주위 사람들이 전부 다 알게 되기 전에 제가 먼저 아는 편이 나아요. 갑자기 주위 사람들이 엄청난 관심을 보이기 시작하면 의심을 품게 되고, 뭔가 잘못됐다는 생각이 들고, 그런 식으로 뭔가 짐작하게 되잖아요.

의사 어차피 의심을 했을 거란 말씀이시군요.

환자 그런 셈이죠.

의사 그때가 1951년도이고 지금이 1966년도이고 그때부터 스무 번 정도 병원을 드나드셨던 거네요.

환자 그렇죠.

의사 저희한테 무얼 가르쳐주실 수 있을까요?

환자 (웃음) 잘 모르겠어요. 아직은 제가 배울 게 많은걸요.

의사 지금 몸 상태는 어떠세요? 보조기를 하고 계시네요. 허리가 불편하신가요?

환자 이게 제 척추예요. 작년 6월에 척추 고정술*을 받았어요. 1년 전 6월 15일에요. 그때 보조기를 계속 착용해야 한다고 했

• 둘 이상의 척추뼈를 서로 맞붙여 고정하는 수술. 척추뼈의 탈구, 골절 따위에 행한다.

어요. 지금은 오른쪽 다리가 약간 불편해요. 하지만 이 병원 의사들이 워낙 유능한 분들이라 이것도 고쳐줄 거라고 생각해요. 이쪽 다리가 약간 얼얼했어요. 잘 쓰지를 못하겠고 바늘이나 핀으로 찌르는 것처럼 약간 저리는 느낌이 있었는데 어제부로 그런 증상이 사라졌어요. 이젠 마음대로 움직일 수도 있고 다시 정상으로 돌아온 것 같은 느낌이 드네요.

의사 최근에 악성 종양이 재발된 적이 있으셨나요?

환자 아뇨. 없었어요. 지금은 걱정 안 해도 된다고, 휴면기라고 들었어요.

의사 휴면기에 접어든 지 얼마나 되셨죠?

환자 부신 절제술을 받은 뒤로는 계속 휴면 상태였던 것 같은데, 제가 자세히는 몰라요. 의사 선생님이 좋은 소식을 전해주면 그냥 믿는 편이에요.

의사 좋은 소식을 듣고 싶으시군요.

환자 매번 퇴원할 때마다 남편한테 이번이 마지막이라고, 다시는 병원에 안 올 거라고 해요. 지난 5월 7일에 퇴원할 땐 남편이 그 말을 하는 바람에 제가 말할 필요가 없었죠. 하지만 오래 못 갔어요. 8월 6일에 다시 돌아왔으니까요.

의사 항상 웃는 얼굴이신데 안으로는 너무도 많은 슬픔과 고통이 있으시네요.

환자 가끔은 서글퍼지는 것도 사실이에요.

의사 어떻게 견디셨어요? 악성 종양이 있으시고, 스무 번이나 입원을 하셨고, 유방을 제거하셨고, 부신을 제거하셨고…….

환자 척추 고정술도 받았죠.

의사 척추 고정술까지, 그걸 다 어떻게 견디셨어요? 어디서 그런 힘을 얻으시고 또 뭐가 가장 큰 걱정이신가요?

환자 모르겠어요. 하나님에 대한 믿음과 의사 선생님들이 도와주신 덕분이겠죠.

의사 어느 쪽이 먼저인가요?

환자 하나님요.

목사 전에도 이런 얘기를 나눈 적이 있었죠? 그때 신앙의 힘으로 버티고는 있지만 그래도 힘들 때도 있다고 하셨어요.

환자 네, 맞아요.

목사 사실 피하기가 쉽진 않죠. 가끔 우울해지는 것 말이에요.

환자 네. 제 생각엔 혼자 있을 때 좀 더 우울함을 느끼는 것 같아요. 지난 일을 생각하다 보면, 이렇게 누워서 생각해봐야 무슨 소용이 있나 싶어요. 다 지난 일이죠. 그보다는 미래에 대해 생각해야죠. 처음 이 병원에 와서 암 수술을 받아야 한다는 걸 알았을 때 어린 아들 둘을 생각하면서 그 아이들을 다 키울 수 있을 때까지만 살게 해달라고 기도했어요.

의사 그런데 그 아이들이 이젠 다 자랐군요. 그렇죠? 그럼 기도가 효력이 있었네요. (환자가 울기 시작)

환자 제가 원하는 건 그것뿐이었어요. 죄송해요, 좀 울어야겠어요.

의사 괜찮습니다. 목사님, 왜 우울해지는 것을 피할 수 없을 거란 말씀을 하셨죠? 우울이 피해야 할 대상인가요?

목사 제가 표현을 잘못했네요. L 부인과 전 우울증을 어떻게 다스려야 하는지에 대해 많은 얘기를 나누었거든요. 사실 우울해지는 건 피할 게 아니라 대면하고 극복해야 하는 거죠.

환자 가끔은 울음을 참을 수가 없어요. 죄송해요.

의사 아뇨, 죄송할 것 없어요. 전 오히려 우시라고 격려해요.

환자 아, 그러시는군요…….

의사 제 생각엔 피하려고 할수록 더 힘들어져요. 그렇지 않은가요?

환자 아뇨, 전 그렇게 생각하지 않아요. 감정을 쏟아내고 나면 기분이 더 나빠져요. 저는 그렇더라고요. 왜냐하면 저처럼 오랜 시간 투병 생활을 해온 사람은 오히려 지금까지 겪은 일에 대해 감사해야 하거든요. 제가 누렸던 것과 같은 기회를 누리지 못한 사람들도 많으니까요.

의사 덤으로 주어진 시간에 대해서 말씀하시는 건가요?

환자 그것도 그렇죠. 몇 달 전에 가족 중 한 사람이 죽는 걸 봤어요. 저에게 그런 일이 일어나지 않아서 전 운이 좋은 편이라고 생각해요.

목사 시동생 일 말씀이신가요?

환자 네.

목사 시동생 되시는 분이 여기서 돌아가셨죠?

환자 네. 5월 5일에요.

의사 어떻게 되셨는데요?

환자 오래 앓지도 않았어요. 저처럼 오래 병원에 머물 기회조차 없었죠. 나이가 많은 것도 아니었는데 말이에요. 병이 있었는데 처음부터 치료를 받았더라면……. 그동안 너무 무심했어요. 어쨌든 오래 앓지도 않았어요.

의사 그분은 연세가 어떻게 되시죠?

환자 쉰세 살요.

의사 어떤 병이었나요?

환자 암이었어요.

의사 전혀 주의를 기울이지 않았나요?

환자 6개월 동안 아팠어요. 주변 사람들 모두가 병원에 가서 진료를 받아보라고, 어디든 가서 치료를 받아보라고 했지만 계속 버텼어요. 더는 버틸 수 없을 때까지 방치한 셈이죠. 그러다가 결국 이 병원에 입원해서 치료를 받기로 결심했어요. 이 병원에서 저를 살려냈던 것처럼 자기를 살려낼 수 없다는 사실을 알고 무척 괴로워하더라고요. 아까 말씀드렸던 것처럼 더는 버틸 수 없을 때까지 버티다가 왔거든요.

의사 덤으로 주어진 이 시간이 특별한 시간인가요? 다른 시간과는 다른 시간인가요?

환자 아뇨. 다르다고 말할 순 없어요. 왜냐하면 저의 삶은 박사님의 삶이나 목사님의 삶과 똑같이 평범하다고 생각하니까요. 빌린 시간을 살고 있다는 기분도 들지 않고 남아 있는 시간을 최대한 의미 있게 보내야 한다는 생각도 들지 않아요. 저의 시간은 여기 계신 두 분의 시간과 똑같아요.

의사 좀 더 농축된 삶을 사는 것 같은 기분이 든다는 사람도 있던데요.

환자 아뇨.

의사 물론 모두가 그렇게 생각하진 않죠. 그런 생각에 동의하지 않으시는군요?

환자 네, 네, 전 그런 생각에 동의하지 않아요. 전 누구나 가야 할 때가 있는데, 지금은 저의 때가 오지 않았다고 생각해요. 그게 다예요.

의사 혹시 죽음을 준비해야 할 때가 왔다는 생각을 한 번이라도 해본 적이 있으세요?

환자 아뇨. 그저 지금까지 그래 왔던 것처럼 하루하루를 살아갈 뿐이에요.

의사 아. 그러니까 죽음이라는 게 어떤 건지, 어떤 의미인지 한 번도 생각해본 적이 없으시다고요?

환자 네. 한 번도 생각해본 적 없어요.

의사 그런 생각을 해야 하는 건 아닐까요? 누구나 결국은 죽으니까요.

환자 죽음을 준비해야겠다는 생각은 한 번도 들지 않았어요. 만약 죽음이 임박했다면 어떤 식으로든 느낌이 있을 것 같아요. 전 아직 죽을 때가 되었다는 생각이 들지 않아요. 아직 살날이 많다고 생각해요.

의사 네, 그건 아무도 모르는 일이니까요.

환자 모르는 일이죠. 하지만 전 두 아들을 키웠어요. 손주들도 돌봐주게 될 것 같아요.

의사 손주들도 있으세요?

환자 일곱 명요.

의사 이제 그 아이들이 자라는 걸 보시겠군요.

환자 그 아이들이 자라는 걸 보고 또 그 아이들이 낳은 자식들이 자라는 것도 볼 거예요.

의사 투병 생활을 하시면서 가장 큰 도움이 된 건 무엇인가요?

환자 아, 그야 100퍼센트 의사들이죠.

목사 그것 말고 그 질문의 또 한 가지 대답이 뭔지 알 것 같군요. 부인이 항상 미래에 대한 그림과, 달성하고자 하는 목표를 갖고 계시다는 점이 아닐까요. 지금 원하는 것은 집으로 돌아가 마음대로 걸어 다니는 것뿐이라고 여러 번 말씀하셨죠.

환자 맞아요. 다시 걷고 싶어요. 몇 년 전에 그랬던 것처럼 이번에도 또 다시 걸을 수 있을 거라고 생각해요. 그렇게 단단히 마음을 먹었어요.

의사 결코 포기하지 않도록 도움을 준 게 있다면 무엇일까요?

환자 지금 집에 남아 있는 사람은 남편뿐인데, 아기들을 다 합쳐 놓은 것보다 남편이 더 어린애예요. 남편은 당뇨병 환자인데 병 때문에 시력이 나빠져서 잘 보지를 못해요. 저희 부부는 장애인 연금으로 살고 있어요.

의사 남편은 어느 정도 할 수 있으시죠?

환자 할 수 있는 일이 별로 많지가 않아요. 시력이 좋지 않아요. 신호등도 못 볼 정도로. 지난번에 남편이 병원에 왔을 때 S 부인하고 얘기를 하고 있었는데, S 부인이 제 침대 맞은편에 앉아 있었거든요. S 부인이 자기가 보이냐고 했더니 보이긴 하는데 흐릿하게 보인다고 하더라고요. 그때 시력이 형편없어졌다는 걸 알았죠. 신문을 볼 때도 머리기사는 읽지만 그것보다 작은 글자는 확대경을 써야만 읽을 수 있고 혼자서는 읽질 못해요.

의사 집에서는 누가 누구를 돌봐주시나요?

환자 지난 10월에 퇴원했을 때 남편이 제게 약속했어요. 제가 남편의 눈이 되어주면 남편이 저의 발이 되어주겠다고요.

의사 멋지네요. 정말 그렇게 되었나요?

환자 아주 잘됐죠. 그이가 식탁을 엉망으로 만들어놓으면, 저도 일부러 그렇게 했어요. 그이가 눈 때문에 그랬다는 생각이 들지 않도록 말이에요. 일이 벌어지면, 그러니까 그이가 발을 헛딛거나 하면, 난 두 눈이 멀쩡한데도 늘 넘어지니까 속상해할 필요 없다고 말해요.

목사 남편도 힘들어하실 때가 있나요?

환자 네, 있어요. 가끔은 힘들어해요.

의사 남편께서 안내견이나 아니면 재활 훈련, 보행 훈련 같은 것들을 신청하는 문제를 생각해보셨나요?

환자 구세군 단체에서 가정부를 파견해주고 있어요. 사회복지사도 집에 왔었어요. 사회복지사가 남편한테 도움이 될 만한 게 있는지 알아본다고 했어요.

의사 맹인들을 위한 단체에서 남편의 상태를 측정하고 필요하다면 보행 훈련이라든가 지팡이 같은 것을 제공할 거예요.

환자 그렇게 되면 좋겠네요.

의사 집에서는 두 분이 상대방의 부족한 부분을 채워주고 서로가 할 수 없는 일들을 대신해주시는군요. 병원에 계시는 동안 남편이 어떻게 생활할지 걱정이 많이 되시겠어요.

환자 맞아요, 걱정이 돼요.

의사 남편은 어떻게 지내시나요?

환자 저녁 식사는 아들 집에서 준비해요. 일주일에 세 번 가정부가 와서 청소와 다림질 같은 일들을 해줘요. 빨래는 혼자 할 수 있거든요. 남편이 한 일은 뭐든 잘했다고 격려해줘요. 사실 빠뜨리는 게 많지만 그래도 잘했다고, 계속하라고 남편한테 맡겨요.

의사 남편 기분을 좋게 하려고 계속 그런 말들을 하시는군요.

환자 그러려고 노력해요.

의사 자기 자신에 대해서도 그렇게 노력하세요?

환자 제가 어떻게 느끼는지 투덜대지 않으려고 노력해요. 남편이 기분이 어떠냐고 물으면, 전 항상 좋다고 대답하죠. 그렇게 버티다가 어느 순간 병원에 가봐야겠다고 말하고 병원에서 입원하라고 하죠. 남편은 그제야 저의 병에 대해 처음 알게 되는 셈이에요.

의사 전에 남편이 그렇게 해달라고 부탁하셨나요?

환자 아뇨. 제가 스스로 그렇게 결심한 거예요. 제 친구 중에 한 명이 항상 자기가 아프다는 거예요. 결국 휠체어를 타더라고요. 그 친구를 보면서 저는 어지간히 아프지 않으면 불평을 하지 않기로 결심했어요. 그게 바로 친구한테서 얻은 교훈이에요. 그 친구는 시내의 온갖 병원들을 찾아다니면서 자기가 다발 경화증* 환자라고 우겼어요. 의사들은 아무 이상이 없다는데도. 지금도 휠체어를 타고 다니고 걷지를 못해요. 정말 그 병이 있는지 어떤지는 저도 모르겠지만 근 17년을 그런 식으로 살았어요.

의사 그건 좀 극단적인 경우인데요.

환자 맞아요. 하지만 항상 그런 식으로 불평을 하니……. 제 시누이도 마찬가지예요. 손톱만 조금 다쳐도 다리 면도하기가 불편하다느니 어떻다느니. 그 두 사람이 끊임없이 투덜대는 소리를 전 도저히 못 들어주겠더라고요. 그래서 어지간히 아프지 않으면 불평하지 말자고 결심했어요.

의사 가족 중에 또 누가 부인 같으신가요? 부모님도 부인처럼 투사였나요?

환자 친정어머니는 1949년도에 돌아가셨는데 어머니가 많이 편찮으셨던 건 제 기억으로는 딱 두 번이었어요. 마지막으로 편찮으셨던 게 백혈병에 걸렸을 때였는데, 결국 그 병으로 돌아가셨죠. 아버지에 관해서는 별로 기억나는 게 없어요. 하지만 한 가지 기억하는 건, 1918년에 독감이 유행할 때 그 병으로 돌아가셨다는 거예요. 아버지에 관해선 별로 할 얘기가 없네요.

---

* 뇌, 척수, 그리고 시신경을 포함하는 중추 신경계에 발생하는 만성 신경 면역계 질환. 눈의 이상, 지각 장애, 운동 마비 등의 증상이 나타난다.

의사 그러니까 불평을 한다는 건…… 곧 죽는다는 뜻이로군요. 왜냐하면 두 분 다 돌아가시기 직전에 불평을 하셨으니까요.

환자 맞아요, 바로 그거예요!

의사 하지만, 통증과 고통을 호소하면서도 죽지 않는 사람들도 얼마든지 있잖아요?

환자 저도 알고 있어요. 시누이도 그렇고요. 목사님도 제 시누이를 잘 아시죠.

목사 L 부인의 병원 생활에 대해 한 가지 더 짚고 넘어갈 점이 있다면 다른 환자들의 존경을 받고 계시다는 점이에요. 다른 환자들에게 큰 위로를 주시는 것으로 알고 있어요.

환자 아, 저는 잘…….

목사 저는 가끔 궁금합니다. 부인에게도 얘기를 나눌 사람이나 위로해줄 사람이 필요하지 않으신가요? 항상 부인에게 의지하는 사람들 말고요.

환자 전 위로가 필요하지 않아요, 목사님. 동정받고 싶지도 않고요. 왜냐하면 동정받을 이유가 없다고 생각하니까요. 사실 불평할 만큼 힘든 일이 있다고도 생각하지 않아요. 불평할 일이 있다면, 의사들이 안됐다는 생각이 들어요.

의사 의사들이 안됐다고 생각하세요? 의사들도 동정하시면 안돼요. 왜냐하면 의사들도 동정을 원치 않거든요. 그렇지 않을까요?

환자 동정을 원치 않는다는 건 알지만, 세상에, 진료실에서 나올 때마다 온갖 환자들이 아파하는 소리를 들어야 하니, 어디론가

홀쩍 떠나고 싶을 것 같아요. 간호사들도 그렇고요.

의사 그럴 때도 있어요.

환자 실제로 그런다고 해도 전 조금도 비난할 생각 없어요.

의사 의사들에게 협조적이라고 말씀하시는 것 같은데, 혹시 의사들한테 부담을 주지 않으려고 일부러 얘기를 안 하는 경우도 있으신가요?

환자 아뇨, 그렇진 않아요. 제 상태에 대해서는 솔직하게 얘기를 해요. 그래야만 의사들이 치료를 할 수 있을 테니까요. 뭐가 잘못됐는지 말을 안 하면 어떻게 병을 고치겠어요?

의사 육체적으로 불편하신 데는 없으세요?

환자 전 지금 아주 좋아요. 하지만 제가 하고 싶은 일을 할 수 있었으면 좋겠어요.

의사 무얼 하고 싶으신데요?

환자 벌떡 일어나서 걸어 나가서 곧장 집까지 걸어가고 싶어요.

의사 그다음엔요?

환자 글쎄요. 막상 집에 가면 뭘 할지는 잘 모르겠지만, 아마 침대로 가겠죠. (웃음) 하지만 기분은 아주 좋아요. 지금은 아픈데가 하나도 없어요.

의사 어제부터 계속 좋으셨어요?

환자 어제까진 다리가 약간 저렸는데 그 증상도 사라졌어요. 그렇게 심하진 않았는데, 지난 몇 주 동안 전처럼 잘 걷지를 못해서 좀 걱정을 했거든요. 제가 좀 무리를 하는 편이긴 해요. 처음 증상이 나타났을 때 바로 치료를 받았더라면 지금과 같은 상황이 되지는 않았을 거라는 생각도 들어요. 하지만 항상 내일은 나아지려니 생각하고 있어요.

의사 좀 기다리면서 증상이 사라지기를 바라시는군요.

환자 도무지 나아지지 않는다 싶을 때까지 기다리고 또 기다리죠. 그러다가 병원에 예약을 해요.

의사 그제야 어쩔 수 없이 받아들이시는군요.

환자 어쩔 수 없이 사실을 받아들이죠.

의사 마지막 순간이 오면 그땐 어떨 것 같으세요? 그때도 똑같이 받아들이게 되실까요?

환자 그날이 오면 생각할래요. 그럴 수 있으면 좋겠어요. 어머니가 병원에 입원하기 전에 제가 돌봐드릴 때 어머니가 받아들이셨다는 걸 알겠더라고요.

의사 어머니께서 미리 아셨나요?

환자 백혈병에 걸린 걸 모르셨어요.

의사 모르셨다고요?

환자 의사가 제게 말하지 말라고 했어요.

의사 그 점에 대해 어떻게 생각하세요? 어떤 기분이 드세요?

환자 어머니가 자신의 병을 모른다는 게 안타까웠어요. 왜냐하면 어머니는 자가 진단을 했거든요. 자신의 병을 제대로 알지 못해서 의사의 뜻을 거슬렀어요. 담낭에 문제가 있다고 스스로 진단을 내리고는 마치 자신이 의사인 양 담낭에 좋다는 약을 먹었는데, 그런 상태에서 그게 좋을 리가 없잖아요.

의사 의사들이 왜 말을 안 했다고 생각하세요?

환자 글쎄요, 그야 저도 모르죠. 제가 의사한테 환자가 자기 병을 알게 되면 어떻게 되느냐고 물었더니, 환자는 알면 안 된다고 하더라고요.

의사 그때 부인의 나이가 몇 살이셨죠?

환자 그때가, 결혼하고 나서니까, 서른일곱 살요.

의사 그러니까 부인은 의사가 시키는 대로 하신 거네요.

환자 의사가 시키는 대로 했어요.

의사 어머니는 병에 대해 아무것도 모르거나 혹은 얘기를 나누지 않은 상태에서 돌아가셨군요.

환자 맞아요.

의사 어머니가 죽음을 어떻게 받아들이셨는지 알기가 힘들겠네요.

환자 맞아요.

의사 환자에겐 어느 쪽이 편할까요?

환자 아, 그건 사람마다 다르겠죠. 저 같은 경우에는 제가 무슨 병인지 아는 게 좋아요.

의사 그러시군요. 그럼 아버지께서는…….

환자 아버지의 경우에는, 병명을 아셨어요. 아버지는 유행성 독감이었어요. 전 병이 들었는데 자기가 무슨 병인지 모르는 사람도 많이 봤어요. 최근에 그랬던 사람을 목사님도 아시죠. 그 여자는 자기 병을 알긴 했지만 죽는다는 건 몰랐어요. J 부인이 그랬어요. 투병 생활을 열심히 했는데, 남편하고 집에 돌아가겠다고 단단히 마음을 먹고 있었죠. 얼마나 상태가 심각한지 가족들이 숨겼기 때문에 전혀 의심을 하지 않았어요. 어쩌면 J 부인에게는 그 편이 더 나았는지도 모르겠어요. 저는 잘 모르겠어요. 아마 사람마다 다를 것 같아요. 의사들이야말로 이런 문제를 어떻게 다루는 게 최선인지 가장 잘 알 거라고 생각해요. 환자가 어떻게 받아들일지 의사들이 가장 잘 판단하겠죠.

의사 그럼 환자에 따라 다르게 대해야 하나요?

환자 제 생각엔 그래요.

의사 일반화해선 안 되겠군요. 저도 그래선 안 된다는 생각엔 동의해요. 사실 그게 바로 저희가 여기서 하는 일이에요. 환자를 개별적으로 만나보고 어떻게 그들을 도울 수 있는지 알아보는 거죠. 제가 보기에 부인께서는 마지막 그 순간까지 투사처럼 싸우는 타입이신 것 같아요.

환자 전 그럴 거예요.

의사 그러다가 어느 순간 받아들여야 하는 상황이 되면 받아들이시겠죠. 이 상황을 웃으며 견딜 수 있었던 데는 부인의 신앙심이 큰 도움이 된 것 같아요.

환자 그러길 바랍니다.

의사 어떤 신앙을 갖고 계시죠?

환자 루터교요.

의사 그 종교의 어떤 점이 가장 큰 도움이 되던가요?

환자 잘 모르겠어요. 꼭 집어 말할 수는 없네요. 목사님과 얘기를 하면 마음이 참 편안해져요. 가끔은 그저 얘기를 하고 싶어서 목사님에게 전화를 하기도 해요.

의사   기분이 정말 우울하고 외롭고 주위에 아무도 없을 때 무얼 하시죠?

환자   글쎄요, 잘 모르겠어요. 그냥 생각나는 일을 해요, 해야 할 일들.

의사   예를 들면요?

환자   지난 몇 달 동안은 퀴즈 프로그램을 보면서 주의를 다른 데로 돌렸어요. 그것 말고는 없어요. 뭔가 다른 걸 보거나 아니면 며느리한테 전화를 걸어서 얘기하거나 아이들하고 얘기하거나…….

의사   전화로요?

환자   전화도 하고 바쁘게 지내요.

의사   이런저런 일들을 하면서요?

환자   주의를 다른 데로 돌리려고 뭐든 하는 거죠. 가끔 목사님한테 전화해서 정신적인 위안을 얻기도 하고요. 제 상태에 대해서는 다른 사람한테 절대 얘기를 안 해요. 제가 전화를 하면 며느리는 제가 외롭거나 우울하다는 걸 아는 것 같아요. 아이들을 바꿔주고 아이들이 한 일들을 얘기해줘요. 그러면 기분이 나아져요.

의사   이 인터뷰에 응해주신 부인의 용기에 대해서 깊이 감사드립니다. 그 이유가 뭔지 아세요?

환자   아뇨.

의사   저희는 매주 환자들을 한 분씩 모시거든요. 매주 이 일을 하고 있어요. 그런데 얘기를 나누다 보니, 부인께서는 이런 얘기를 하고 싶어 하지 않는 분이시군요. 저희가 이런 얘기를 하게 될 거라는 사실을 알고 계셨는데도 이 자리에 기꺼이 나와주셨어요.

환자 어떤 식으로든 누군가를 도울 수 있다면 기꺼이 할 수 있어요. 말씀드렸다시피 저의 건강 상태로 말하자면, 박사님이나 여기 계신 목사님과 똑같이 건강한 상태거든요. 전 아프지 않아요.

의사 부인께서 이런 자리에 나와주시겠다고 자청하셨다는 게 정말 대단하다고 생각합니다. 어떤 식으로든 사람들에게 도움이 되고 싶으셨거나 저희를 돕고 싶으셨던 것 같아요.

환자 그러길 바랍니다. 누군가를 도울 수 있다면 기꺼이 할 거예요. 비록 밖으로 나가서 무언가를 할 수는 없지만요. 전 아주 오래 살 거예요. 어쩌면 인터뷰를 몇 번 더 할 수 있을지도 몰라요. (웃음)

L 부인은 자신의 고민을 나누기 위해 우리의 인터뷰에 응했지만 자신의 병을 받아들이는 것과 부정하는 것 사이에서 묘한 불일치를 보이고 있었다. 인터뷰가 끝난 뒤에야 우리는 그러한 이중적 태도를 부분적으로나마 이해할 수 있었다. 그녀가 인터뷰에 응한 것은 자신의 병과 죽음에 대해 얘기하고 싶어서가 아니라 병실 밖에서의 활동이 극히 제한되어 있는 상황에서 누군가에게 도움이 되고 싶어서였다. 그녀는 "쓸모가 있는 한 살아 있는

것"이라고 말했다. 그녀는 다른 환자들을 위로하면서도 자신은 누군가의 어깨에 기댈 수 없다는 사실에 분노하고 있었다. 거의 비밀리에, 은밀하고 사적인 고백을 하기 위해 목사에게 전화를 걸지만 이따금 우울하거나 얘기하고 싶다는 욕구는 인터뷰 중 아주 잠깐 인정했을 뿐이다. 그녀는 "박사님이나 여기 계신 목사님과 똑같이 건강한 상태거든요."라는 말로 인터뷰를 마무리했고, 그 말은 곧 "내가 잠깐 베일을 걷었지만 이제 다시 얼굴을 가릴 거예요."라는 의미이다.

그녀에게 불평하는 것은 곧 죽음을 의미한다는 것이 인터뷰 중에 분명해졌다. 그녀의 부모는 모두 한 번도 불평하지 않다가 오직 죽기 직전에 자신의 병을 인정했다. 따라서 부인은 살고 싶다면 움직여야 했고 스스로를 바쁘게 만들어야 했다. 그녀는 시각 장애가 있는 남편의 눈이 되어주면서 그가 서서히 시력을 잃어가고 있다는 사실을 부정하도록 도왔다. 시력이 나빠서 문제를 일으킬 때마다 그녀는 똑같은 문제를 일으키면서 그 일을 장애와 연관 짓지 못하게 했다. 기분이 우울해질 때면 누군가와 얘기를 나누어야 하지만 절대 불평할 수는 없었다. "불평하는 사람은 17년이나 휠체어에 앉아 있어야 하잖아요!"

불평이 반드시 영구적인 장애나 죽음으로 이어진다고 철석같이 믿고 있는 환자라면 당연히 많은 것을 암시하는 병의 진전이 무척 견디기 힘들 것이다.

이 환자는 이따금 자신이 '다른 얘기'를 할 수 있게 해주는 가족과의 통화와, 자신의 주의를 분산시키는 병실의 TV의 도움을 받고 있었고, 나중에는 그녀 자신이 여전히 쓸모 있다는 기분이 들게 해주는 소소한 미술이나 공예로부터 도움을 받았다. 인터뷰의 교육적인 측면을 강조함으로써 L 부인과 같은 환자는 불평꾼으로 낙인찍히지 않고 자신의 많은 슬픔을 표현할 수 있었다.

제11장

죽음과
죽어감의
세미나에
대한 반응

—

Reactions

to

the Seminar

on

Death and

Dying

간밤의 폭풍이 오늘 아침에게 평화의 금관을 씌웠습
니다.

타고르, 「길 잃은 새들」 294

의료진의 반응

앞서 설명한 바와 같이, 의료진은 우리의 세미나에 대해 강하게 반발했고 때로는 적개심을 드러냈다. 처음에는 의료진으로부터 환자 중 한 명의 인터뷰 허락을 받아내는 것이 거의 불가능했다. 인턴보다 레지던트가, 의대생보다 인턴이 더 접근하기 어려웠다. 노련한 의사일수록 이런 일에 관련되는 것을 원치 않는 것 같았다. 죽음과 죽어가는 환자에 대한 의사의 태도에 대해서는 이미 다른 저자들이 연구한 바 있다. 우리는 이러한 반발의 개별적인 이유를 연구하지는 않았지만 상당히 자주 관찰할 수 있었다.

세미나가 자리를 잡아가면서 그들의 태도에서 변화를 감지할 수 있었고, 그들은 수업에 참석했던 의사와 몇몇 환자들의 견해도 들을 수 있었다. 학생과 병원 원내 목사들은 우리 일에 대한 의료진의 호감도를 상승시키는 데 공헌했으며 아마도 가장 큰 도움을 준 사람들은 간호사들이 아닐까 싶다.

죽어가는 환자의 포괄적 간호(total care)로 유명한 의사 중 한 사람인 시슬리 손더스°가 처음에는 간호사로 출발해서 지금은 시한부 환자를 위해 특별히 설계한 병원에서 시한부 환자를 돌보고 있는 것은 결코 우연이 아니다. 그녀는 대다수의 환자들에게, 그들이 이미 통보를 받았건 받지 않았건, 죽음이 임박했음을 알려주었다. 그녀는 그들과 스스럼없이 죽음 이야기를 나누었고 그녀 자신에게 부정의 욕구가 없었기 때문에 환자들에게서도 부정의 태도를 발견할 확률이 적었다. 환자들이 대화를 원치 않을 땐 당연히 그들의 침묵을 존중했다. 그녀는 곁에 앉아서 들어줄 수 있는 의사의 중요성을 강조한다. 그렇게 하면 대다수의 환자들이 자신들의 상황을 알고 있다고 말할 기회를 포착하고 (그렇지 않은 경우보다 훨씬 더 자주!) 마지막에는 분노와 두려움이 거의 남아 있지 않게 된다고 확신한다. "그러나 그보다 더 중요한 것은 그런 임무를 맡게 된 사람 자신이 그 문제에 대해 깊이 사유할 기회를 가져야 하고 병원의 일상적 목표와 행위들의 다양한 영역에서 만족감을 얻을 수 있어야 한다. 만약 그들 자신이 이러한 일들의 가치를 진정으로 믿고 즐긴다면 그

° 영국의 간호사이자 의사이며 사회사업가. 근대 호스피스 운동의 창시자로 1967년 런던 세인트 크리스토퍼 호스피스 병원을 설립했다.

어떤 말보다도 그들의 태도로 환자들을 더 많이 도울 수 있을 것이다."라고 말한다.

존 힌튼*도 죽음을 앞둔 환자들이 보여주는 통찰과 깨달음, 거의 예외 없이 평온하게 찾아온 죽음을 대면하는 순간 그들이 보여주는 용기에 큰 감동을 받았다. 내가 이들 두 저자를 예로 드는 이유는 환자의 태도에 대해 그들이 하는 얘기는 결국 저자 자신의 태도를 반영하고 있다고 생각하기 때문이다.

나는 우리 병원의 의료진 중에 암, 임박한 죽음, 혹은 대체로 불치병으로 인식되는 병의 진단에 관해 환자에게 얘기할 수 있는 의사들이 두 부류로 나뉜다는 것을 알게 되었다. 한쪽은 가까운 친지의 죽음을 경험하고 그 상실감을 극복했거나 몇 달에 걸쳐 세미나에 참석했던 젊은 의사들의 그룹이었고, 또 한쪽은 좀 더 나이 든 의사들로 이루어진 좀 더 소수의 그룹이었다. 그들은—— 우리의 짐작일 뿐이지만—— 한 세대 전에 방어 기제와 완곡 어구를 덜 사용하며 자랐고, 죽음을 하나의 현실로 인식했으며, 시한부 환자들을 치료하면서 단련된 의사들이다. 그들은 인도주의적 구학파에서 교육을 받았고 현재는 좀 더 과학적인 의학계에서 성공한 의사들이다. 환자들에게 희망을 완전히 빼앗지 않으면서도 병의 심각성을 알려주는 의사들이다. 그들은 자신들의 환자들에게는 물론이고 우리 세미나에도 도움과 격려를 주었다. 그런 의사들을 자주 만나지는 못했다. 그런 의사들이 흔하

---

* 영국의 의사이자 런던 대학 명예 교수. 시한부 환자들을 통해 죽음을 연구했다.

지도 않거니와 그들의 환자들이 편안한 상태여서 중재자가 필요한 경우가 극히 드물었기 때문이다.

우리가 환자와의 인터뷰 허락을 받기 위해 담당 의사에게 다가갔을 때 그들 중 대략 열 명 중 아홉 명은 불편함, 짜증, 노골적인 혹은 은밀한 적개심을 드러냈다. 환자의 육체적·정서적 건강을 이유로 거부하는 의사도 있었고, 그들이 치료하는 환자 중에는 시한부 환자가 없다고 대놓고 부정하는 의사들도 있었다. 환자들이 우리와 얘기하고 싶다고 했을 때, 그것이 마치 자신들의 무능함을 드러내는 일인 양 분노를 표출하는 의사도 있었다. 대놓고 거절한 의사들도 있었지만 대부분의 의사들은 특별한 호의를 베푸는 양 마지못해 인터뷰를 허락했다. 그러나 상황은 서서히 바뀌었고 결국에는 그들이 자신의 환자를 만나달라고 우리를 찾아오기에 이르렀다.

P 부인의 사례는 세미나가 의사들 사이에 어떤 분란을 일으킬 수 있는지 보여주는 사례라고 할 수 있다. 그녀는 입원 생활 전반에 걸쳐 여러모로 불만이 많았다. 그녀는 고민을 털어놓고 싶어 했고 자신의 담당 의사가 누구인지 절박하게 알고 싶어 했다. 우연찮게 의료진의 대규모 이동이 있었던 6월 말에 입원하는 바람에 자신을 맡은 '팀'을 가까스로 알게 되었는데 그들이 곧바로 떠나고 다른 젊은 의사들로 대체된 상황이었다. 새로 온 의사들 중에 과거 세미나에 참석했던 의사가 있었고, 그녀의 혼란을 인지했지만 그 역시 새로운 상사, 새로운 병동과 업무를 알아가

야 하는 상황이라 바빴기 때문에 시간을 낼 수가 없었다. 우리가 P 부인의 인터뷰 허락을 받기 위해 그를 찾아갔을 때 그는 흔쾌히 동의했다. 세미나가 끝나고 몇 시간 뒤 그의 상사인 레지던트가 나를 찾아와 자기 환자를 만난 것에 대해 화를 내고 고함을 지르면서 복잡한 병원 복도에서 나를 몰아세웠고, "당신이 내 환자를 빼돌린 게 이번이 네 번째"라고 말했다. 그는 문병객과 환자들 앞에서 내게 불만을 표출하는 것을 조금도 부끄러워하지 않았고, 병원의 고참 의사인 나에게 불손하게 말하는 것도 개의치 않았다. 그는 자기에게 묻지도 않고 그의 팀 다른 의사가 인터뷰를 쉽게 허락했다는 사실과, 그 사실이 의미하는 바에 대해 몹시 분개하고 있었다.

왜 유독 그의 환자들이 자신의 병을 받아들이기를 힘들어하는지, 왜 그의 팀 의사가 그에게 묻기를 꺼렸는지, 왜 그의 환자들이 자신의 고민을 결코 털어놓을 수 없었는지 그는 알려고 하지 않았다. 그 뒤로 그 의사는 인턴들에게 환자들에게 병의 심각성에 대해 말해서도 안 되고, 우리와 대화를 나누는 것을 용인해서도 안 된다고 말했다. 그 자리에서 그는 불치병 환자들을 돕고자 하는 우리의 노력과 세미나는 존중하고 존경하지만 그 자신과, 대부분이 시한부인 그의 환자는 동참할 의사가 없다고 잘라 말했다.

특별히 감동적이었던 인터뷰를 끝내고 막 연구실로 들어서는데 또 다른 의사가 전화를 했다. 그때 내 연구실에는 나를 찾아온 목사와 수간호사들이 대여섯 명 있었는데 전화기를 통해 쩌렁

쩌렁한 목소리가 들려왔고 의사의 말인즉슨, "자신이 얼마나 심각한 상태인지 모르고 한 번 더 퇴원해서 집에 갈 수 있을 거라고 생각하고 있는 K 부인에게 어떻게 감히 죽음에 대해 얘기할 수 있느냐."라는 것이었다. 나는 정신을 가다듬고 그에게 우리 인터뷰의 내용, 즉 환자 본인이 자신의 치료에 관여하지 않는 누군가와 대화하고 싶어 했음을 설명했다. 그녀는 자신이 살날이 얼마 남지 않았음을 알고 있다는 걸 병원 내의 누군가와 공유하기를 원했다. 그녀는 아직 자신의 죽음을 예감만 할 뿐 정확하게 인식하지 못했다. 때가 되면 담당 의사(나에게 전화했던 그 사람!)가 어떤 식으로든 알려주었으면 좋겠다고, 너무 늦을 때까지 숨바꼭질을 하지 말았으면 좋겠다고 했다. 그녀는 그 의사를 무척 신뢰하고 있었고 자신이 심각한 상태임을 알고 있음에도 그에게 표현할 수 없는 것을 답답해했다.

그 의사는 우리가 실제로 하고 있는 일에 대해 알게 되었을 때(그의 짐작과는 전혀 다른 내용이었다!) 화를 내기보다는 궁금해했고, 마침내 K 부인의 인터뷰 내용이 담긴 테이프를 듣고 싶다고 했다. 사실 그것은 환자의 부탁이기도 했다.

그날 나를 찾아왔던 목사들은 분노한 의사의 개입 덕분에 더없이 소중한 체험을 할 수 있었다. 그 의사는 그런 세미나가 야기할 수 있는 부정적인 여파를 몸소 보여주었던 것이다.

시한부 환자들과의 연구 초기에 나는 관할 병동에 시한부 환자가 존재한다는 사실 자체를 부정하려는 의료진의 절박한 욕구를 관찰할 수 있었다. 다른 병원에서 인터뷰할 환자를 찾아 몇 시간 동안 돌아다녔지만 결국 자기네 병원에는 우리와 대화를 나눌 시한부 환자가 없다는 말만 들은 적이 있다. 병원 복도를 걷다가 나는 "노병은 죽지 않는다"라는 제목의 신문 기사를 읽고 있는 노인을 보았다. 그는 꽤 병이 깊어 보였고 나는 그에게 죽음에 관한 기사를 읽는 게 두렵지 않은지 물었다. 그는 분노와 혐오가 담긴 표정으로 나를 바라보면서, 의사라는 작자들은 환자들이 건강할 때만 관심이 갖다가 정작 환자가 죽어가면 꽁무니를 뺀다고 했다. 바로 내가 찾던 사람이었다! 나는 죽음과 죽어감에 관한 나의 세미나*를 소개한 다음, 학생들 앞에서 환자를 인터뷰해서 학생들에게 그런 환자들로부터 꽁무니를 빼지 말라고 가르쳐주고 싶다고 했다. 그는 흔쾌히 오겠다고 했고 그와의 인터뷰는 우리에게 가장 잊을 수 없는 인터뷰 중 하나로 기억되었다.

전반적으로 의사들이 처음엔 위탁자로, 나중에는 세미나 참석자로 우리 연구에 참여하기를 가장 꺼렸다. 그러나 세미나에 참석했던 의사들은 우리에게 큰 도움을 주었고, 대체로 점점 더 적극적으로 관여하게 되었다. 그 자리에 앉아 있는 것이 의사에게는 용기와 겸손함이 필요한 일일 것이다. 그들과 함께 일하는 간호사와 학생, 사회복지사들이 모두 참석하는 것은 물론이고 환

---

* 이 책 앞부분에서 설명했던 바와 같이, 나는 현재 진행하고 있는 세미나를 시작하기 전에 정신의학 과목의 첫 수업으로 이 세미나를 진행했다. – 저자 주

자들의 현실 혹은 환상 속에서 그들이 수행하는 역할에 대한 솔직한 의견에 노출되는 자리이기 때문이다. 다른 사람들이 자신을 어떻게 보고 있는지 듣기를 꺼리는 사람이라면 당연히 그러한 자리에 참석하기를 꺼린다. 더구나 우리 세미나의 주제는 대부분의 사람들이 금기로 여겨서 환자들과 의료진이 공개적으로 얘기하지 않는 것이다. 세미나에 참석했던 사람들은 환자들로부터, 그리고 다른 사람들의 의견이나 생각으로부터 얼마나 많은 것을 배울 수 있는지 놀라워했고, 자신들이 하는 일에 용기를 주었을 뿐 아니라 통찰을 제시한 특별한 배움의 체험에 감사했다.

의사들에게는 첫 단계가 가장 힘들었다. 일단 문을 열고, 우리가 실제로 하고 있는 일(우리가 하고 있을 거라고 그들이 짐작하는 일이 아닌)을 듣거나 혹은 세미나에 참석하고 나면 거의 대부분 지속적으로 참석했다. 거의 3년 가까운 시간 동안 우리는 200회 이상의 인터뷰를 했다. 그 기간 동안 미국 동부, 서부는 물론 유럽을 비롯한 해외의 의사들이 시카고까지 와서 참석했지만, 우리 대학 교수진은 단 두 명만이 참석해서 자리를 빛냈다. 아마도 자신의 환자가 아닌 다른 사람의 환자일 때 죽음과 죽어감에 관해 얘기하기가 훨씬 수월하고, 자신이 실제로 드라마에 등장하기보다는 무대에서 펼쳐지는 연극을 보는 것이 한결 편하기 때문일 것이다.

간호사들의 반응은 좀 더 다양하게 나타났다. 처음에 그들은 의사들과 비슷한 분노로 우리를 대했고 가끔은 부적절한 말을 하기도 했다. 어떤 간호사들은 우리를 두고 '독수리들*'이라고 표현했고 자신들의 관할 병동에 우리가 출입할 권한이 없다고 말했다. 반면, 안도감과 기대를 품고 우리를 맞이하는 간호사들도 있었다. 환자들에게 병의 심각성을 전달하는 의사들의 방식이나 태도에 분노하는 간호사들이었다. 그들은 의사들이 회진 시간에 그런 주제를 회피하거나 빠뜨리는 것에 분노했다. 의사들이 환자들과 시간을 보내지 않고 그 대신에 수많은 불필요한 검사들을 지시하는 것에 분노했다. 간호사들은 죽음에 대처하는 자신들의 무능함을 의식하고 있었고 의사들 역시 같은 그들과 비슷한 감정을 느끼고 있음을 알았을 때 그들의 분노는 극에 달했다. 간호사들은 환자에게 더는 할 수 있는 일이 없다는 것을 인정하지 못하고 단지 환자들을 위해 무언가를 하고 있음을 증명하기 위해 검사들을 지시하는 의사들을 비난했다. 간호사들은 그런 환자의 가족들이 느끼는 혼란과 무질서를 보는 것을 힘들어했고 당연히 의사들처럼 그들을 피하는 것도 여의치 않았다. 간호사들은 환자에게 더 많이 공감했고 환자에게 노출되는 빈도가 훨씬 더 많았던 만큼 불만도 컸고 제약도 많았다.

많은 간호사들이 이 방면의 교육이 부족하다고 느꼈고 이런 위기 상황에서 자신의 역할에 대한 지식이 거의 전무했다. 간호사들은 자신들의 갈등을 의사들보다 쉽게 인정했고 심지어 동료에게 관할 병동을 잠깐씩 맡겨놓고 세미나에 참석하는 경우도

• 영어의 '독수리(vulture)'에는 '남의 불행을 이용해먹는 자'라는 의미가 있다.

있었다. 간호사들의 태도는 의사들의 태도보다 훨씬 더 빨리 쉽게 바뀌었다. 환자들, 환자의 가족들, 혹은 의료 팀에게 사회적으로 기대되는 친절한 말보다 솔직함과 정직함이 더 선호된다는 사실을 깨닫는 순간, 그들은 주저 없이 마음을 열고 토론에 참여했다. 의사 한 명이 어느 환자 때문에 눈물이 날 뻔했다고 시인하자, 간호사들도 곧바로 그 환자의 병실 침대맡에 놓인 자녀들의 사진을 보고 싶지 않아 그 병실에 들어가기가 꺼려진다고 말했다.

그들이 하는 말이 비판의 대상이 되는 것이 아니라 갈등 상황을 이해하는 데 활용된다는 사실을 깨닫는 순간 간호사들은 그들의 진짜 고민, 갈등, 대응 기제에 대해 좀 더 쉽게 털어놓을 수 있었다. 그들은 자신에 대한 환자의 의견을 들을 줄 아는 의사의 용기를 지지했고, 의사들이 방어적인 태도를 취하는 시점은 물론, 자신들이 방어적인 태도를 취하게 되는 시점도 짚어낼 수 있게 되었다.

어느 한 병동에서는 시한부 환자들이 방치된 채 대부분의 시간을 홀로 보내고 있었다. 결국 수간호사가 상황을 파악하기 위해 간호사들을 소집하여 회의를 하기에 이르렀다. 우리는 조그만 회의실에 모였고 모든 간호사들에게 시한부 환자와 관련하여 간호사의 역할을 무엇이라고 생각하느냐는 질문이 던져졌다. 나이 많은 간호사가 "그런 환자들에게 쏟아붓는 시간은 낭비"라고 먼저 침묵을 깼다. 그녀는 간호사들의 인력 부족이라는 현실을 지적하면서 "더는 손을 쓸 수 없는 환자들에게 그 소중한 시간을 낭비하는 것은 어리석은 일"이라고 말했다.

어느 젊은 간호사는 그런 환자들이 "내 눈앞에서 죽는" 경우 매번 기분이 좋지 않다고 말했고, 또 한 간호사는 "다른 환자들은 가족들 앞에서 죽는데 하필 내 앞에서 죽는" 환자들, 혹은 자신이 단지 "베개를 매만져주었을 뿐인데" 하필 그때 죽는 환자들에게 유독 분노했다. 열두 명의 간호사 중 오직 두 명만이 죽어가는 환자들도 도움이 필요하다는 사실을 인정했고 비록 할 수 있는 일이 많지는 않지만 적어도 환자들이 육체적으로라도 편안하게 해주어야 한다고 생각했다. 그날의 모임에서 간호사들은 자신의 일에 대해 분노와 혐오감이 뒤섞인 감정을 과감하게 표현했다. 마치 환자들이 그들 앞에서 죽음으로써 그들에게 화풀이라도 했다는 듯이.

그러나 바로 그 간호사들은 결국 자신들이 그러한 감정을 느끼는 이유를 이해하게 되었으며, 이제 그들은 시한부 환자들이야말로 건강한 환자들보다 더 그들의 훌륭한 간호를 필요로 하는 고통받는 한 사람의 인간임을 이해할 수 있게 되었다.

그들의 태도는 서서히 변화했다. 그들 중 상당수는 세미나에서 우리가 했던 역할을 맡았다. 그들 중 상당수는 환자들이 자신의 예후에 관한 질문을 할 때 전보다 훨씬 더 편안하게 대처했다. 그들은 시한부 환자와 함께 있는 시간을 덜 두려워했고, 다루기 힘든 환자나 곤란한 관계에 대한 고민을 털어놓기 위해 우리를 찾아오는 것을 주저하지 않았다. 때로 그들은 우리에게 혹은 병원 원내 목사에게 가족들을 데려왔고 환자 간호 전반에 관한 다양한 문제를 토론하기 위해 간호사 회의를 주최하기도 했다. 그들은 우리의 제자이자 스승이었고 세미나에 큰 도움을 주었다. 가장 큰 공은 처음부터 우리 세미나를 지지해주었으며, 의료진이 우리 인터뷰와 토론에 참석하는 동안 해당 층이 차질없이 운영되도록 관리해주었던 병원의 행정 직원 및 관리 직원들에게 돌리고 싶다.

비교적 적은 숫자이긴 해도 사회복지사, 작업치료사, 호흡치료사들도 똑같이 공헌했고 이 워크숍을 진정한 학제간 워크숍으로 자리 잡게 해주었다. 자원봉사자들이 훗날 우리 환자들을 방문했고 책을 펼치기 힘든 환자들에게 책을 읽어주었다. 작업치료사들은 환자들에게 그들이 여전히 할 수 있는 일이 있음을 보여주기 위해 미술이나 공예에 참여하도록 도왔다. 이 프로젝트에 참여했던 모든 사람들 중 사회복지사들이 이러한 위기 대처에 대한 이해가 가장 부족한 것 같았다. 어쩌면 사회복지사들은 살아 있는 사람들을 돌보느라 너무 바쁜 나머지 정작 죽어가는 사람들을 상대하는 일이 거의 없어서인지도 모르겠다. 그들은 주로 아이들 문제, 간호의 재정적 측면, 요양원 문제에 관심이 있었고, 마지막으로 덧붙이지만 결코 가볍다고 말할 수 없는 문제인 가족 간의 갈등에 관심이 있었다. 따라서 사회복지사에게 죽음은, 시한부 환자를 직접 상대해야 하고 환자의 죽음과 동시에 자신들의 일이 끝나는 다른 사람들보다는 덜 위협적인 것일 수도 있었다.

병원 원내 목사의 역할에 대한 언급 없이 시한부 환자의 간호에 대한 학제간 연구를 다루는 책은 완성될 수 없을 것이다. 그들이야말로 환자가 위기에 처했을 때, 죽어갈 때, 가족이 비보를 받아들일 수 없을 때, 혹은 의료 팀이 중재자를 필요로 할 때 찾아가는 사람이다. 첫 1년 동안 나는 병원 원내 목사의 도움 없이 이 연구를 진행했다. 그러나 이후 그들의 참여로 세미나는 크게 달라졌다. 첫해는 여러 가지 이유로 말할 수 없이 힘들었다. 나의 연구도 내 이름도 알려지지 않았을 때였고 이 연구 자체가 지니고 있는 애로 외에도 당연히 엄청난 반발과 저항이 있었다. 나에겐 전혀 정보가 없었고 나는 누구를 만나야 하고 누구를 피해야 하는지 파악하고 있는 직원을 알지도 못했다. 병원을 수도 없이 돌아다니며 엄청난 시행착오를 겪고 난 뒤에야 누구에게 가야 하고 누구에게 가지 말아야 하는지 어렵사리 알아낼 수 있었다. 환자들의 열렬한 호응이 없었다면 아마도 일찌감치 포기했을 것이다.

그러던 어느 날 밤, 환자를 찾으려고 돌아다녔지만 아무런 소득이 없었고, 지치고 화가 나서 도움을 청하려고 병원 원내 목사의 집무실에 들렀다. 병원 원내 목사는 환자들을 대하면서 느끼는 그 나름의 고충과 그 나름의 분노를 털어놓으면서 그 자신도 도움이 필요하다고 했고 그때부터 우리는 힘을 합쳤다. 그에게는 중증 환자의 명단이 있었고 이미 상태가 심각한 환자들을 만난 뒤였다. 나의 탐색은 그렇게 끝이 났고, 이제 문제는 가장 도움이 필요한 사람을 선정하는 선택의 문제였다.

세미나에 참석했던 모든 병원 원내 목사, 교회 목사, 랍비, 신부들 중 이 주제를 회피하거나 다른 직종에 종사하는 사람들이 보여주었던 적개심 혹은 부적절한 분노를 표출한 사람은 거의 없었다. 그러나 정작 내가 놀랐던 점은 기도서나 성서를 인용하는 것을 환자와의 유일한 소통의 수단으로 이용할 뿐, 환자의 욕구에 귀를 기울이거나 대답할 수 없고 대답하기 꺼려지는 질문에 노출되는 것을 피하는 성직자들이 꽤 많다는 사실이었다.

그들 중 상당수는 중증 환자들을 수도 없이 방문했지만, 세미나를 통해 처음으로 죽음과 죽어감에 관한 질문을 다루었다. 그들은 대체로 장례식 절차와 장례식 전후 그들의 역할에 몰입했고 정작 죽어가는 환자를 실제로 대하는 데에는 애로가 많았다.

그들은 종종 시한부 환자와 진정한 대화를 나누지 못했던 이유로 "말하지 말라."라는 의사의 지시와, 가족들이 함께 있었다는 점을 들었다. 만남이 거듭되면서 그들은 그 갈등을 대면하는 것에 대한 자신의 거부감을 이해했고, 자신의 소극적인 태도를 합리화하기 위한 변명 혹은 합리화의 방편으로 성경, 가족, 혹은 의사의 지시를 이용하고 있었음을 깨닫기 시작했다.

정기적으로 이 수업에 참여하면서 세미나에 적극적으로 참여했던 한 신학과 학생에게서 가장 가슴 뭉클하고도 바람직한 태도의 변화를 볼 수 있었다. 어느 날 오후 그가 내 연구실로 찾아와 단둘이 얘기를 나누고 싶다고 했다. 그는 나를 만나기 전 일주일 동안 그 자신이 죽을지도 모른다는 끔찍한 두려움에 직면했다고 말했다. 그는 임파선이 부풀어 오르면서 악성 종양 여부를 판단하기 위해 조직 검사를 해야 한다는 통보를 받았다. 그 다음번 세미나에서 우리는 그를 인터뷰했다. 그는 자신이 거쳤던 충격, 혼란, 믿을 수 없었던 순간에 대해 털어놓았고, 분노, 우울, 희망이 불안, 두려움과 교차했던 날들에 대해 얘기했다. 그는 위기에 대처하는 자신의 모습을, 우리 환자들에게서 그가 보았던 품위나 자존심과 생생하게 비교했다. 그는 아내의 이해심을 통해 얻은 위로와, 그들의 대화를 엿들은 아이들의 반응에 대해서도 얘기했다. 그가 너무도 사실적으로 얘기한 덕분에 우리는 관찰자가 되는 것과 환자가 되는 것의 차이를 인식할 수 있었다.

그는 이제 시한부 환자들을 만날 때 결코 공허한 말만 늘어놓지 않을 것이다. 그의 태도가 달라졌던 것은 세미나 때문이라기보다는, 죽음을 앞둔 환자를 대하는 법을 배운 직후 자신이 죽을 수도 있는 상황에 직면했기 때문이다.

우리는 그를 통해 이 문제에 대한 의료진의 저항이 엄청나는 사실을 깨달았고, 의료진의 부당한 적개심과 분노가 때로는 받아들이기 힘든 것도 사실이지만 그러한 태도가 달라질 수 있다는 것을 알았다. 의료진이 자신의 방어 심리의 이유들을 이해하고 그 갈등을 대면하고 분석하는 법을 터득한다면, 그들은 환자들의 행복은 물론 다른 의사들의 성장과 이해를 도울 수 있을 것이다. 역경과 두려움이 클수록 욕구도 더 간절해지는 법이다. 우리 연구의 결실이 오늘날 이토록 달콤하게 느껴지는 이유는 아마도 땅이 너무 단단해서 흙을 파고 씨앗을 심기가 그만큼 힘들었기 때문일 것이다.

학생들의 반응

내 수업을 수강한 학생들 대부분은 강의 내용을 정확히 알지 못한 채로 들어왔거나 다른 학생들로부터 전해 들은 내용에 관심이 있어서 온 학생들이었다. 그들 대부분은 환자를 치료하는 책임을 맡기 이전에 '진짜 환자'를 만나봐야 한다고 생각하고 있었다. 그들은 인터뷰가 반투명 유리창이 달린 방에서 진행된 다는 것을 알고 있었고, 많은 학생들이 그 인터뷰를 실제 환자와 마주 앉아 대면하기 이전의 '적응 과정'으로 여겼다.

많은 학생들이 (나중에 토론을 통해 알게 된 것처럼) 사랑했거나 애증 관계에 있던 인물의 죽음과 관련된 자신의 해소되지 않은 갈등 때문에 강의를 들었고, 인터뷰 기술을 배우기 위해 왔던 학생들도 몇 명 있었다. 대다수의 학생들이 죽음이라는 복잡한 문제에 대해 좀 더 알고 싶어서 왔다고 말했지만 그 말이 그들의 진심인 경우는 극히 소수였다. 호기롭게 첫 번째 인터뷰에 왔다가 인터뷰가 끝나기도 전에 자리를 뜨는 학생도 많았다. 몇 번 시도한 끝에 인터뷰와 토론이 모두 끝날 때까지 자리를 지킬 수 있게 된 학생들도 많았고, 그 경우 환자가 반투명 거울 뒤가 아닌 관객들과 직접 만나고 싶다고 하면 동요했다.

두 번이나 세 번을 거치고 난 뒤에야 사람들 앞에서 자신의 반응이나 감정을 편안하게 표현할 수 있었고, 세미나가 끝나고 한참이 지난 뒤에야 당시 자신이 느꼈던 감정들을 털어놓는 학생들도 많았다. 인터뷰에서 끊임없이 사소한 부분을 걸고넘어지면서,

학생들의 주장에 반론을 제기하는 학생이 있었다. 다른 학생들은 그것도 어쩌면 본질적인 문제, 말하자면 환자의 임박한 죽음에 관한 얘기를 회피하기 위한 그만의 방식이 아닌지 궁금해했다. 또 어떤 학생들은 의학적이고 기술적인 문제와 관리 차원의 문제에 관해서만 얘기할 수 있었고 사회복지사가 젊은 남편과 어린아이들의 고통에 대해 얘기할 때면 몹시 불편해했다. 간호사가 나서서 특정한 절차와 검사의 타당성에 의문을 제기하자 의대생들은 즉각적으로 그 검사를 지시한 의사와 자신을 동일시하면서 의사를 두둔했다. 다른 의대생이 만약 환자가 그의 아버지이고 그가 담당 의사라고 해도 같은 지시를 하겠냐고 물었다. 그제야 다양한 분야의 학생들이 몇몇 의사들이 직면하고 있는 문제의 심각성을 깨닫기 시작했다. 그들은 이런 상황에서 환자의 역할은 물론이고 의료 팀의 여러 구성원들의 고충과 책임에 대해서도 좀 더 잘 이해하게 되었다. 머지않아 서로의 역할에 대한 존중과 이해가 싹트기 시작했고 그룹의 구성원 모두가 자신의 영역을 초월하여 서로의 고충을 진정으로 공유할 수 있었다.

그들은 초기의 좌절감, 무력감 혹은 엄청난 두려움에서 출발하여 이 심리 드라마에서 자신이 맡은 역할을 서서히 그리고 점진적으로 깨닫게 됨으로써 집단적 문제 해결 의식을 키워나갈 수 있었다. 그들 각자가 이 문제를 직시할 수밖에 없었다. 적극적으로 참여하지 않으면 그룹의 다른 구성원이 그의 회피를 지적했기 때문이다. 그래서 각자가 자기만의 방식으로 죽음과 죽어감에 대한 자신의 태도에 직면하려고 노력했고 서서히 개별 학생과 그룹 모두가 그 문제에 익숙해졌다. 그룹 내의 모든 학생들이 똑같이 고통스럽지만 보람 있는 과정을 거쳤기 때문에 개별 학생으로서는 한결 수월해졌다. 마치 그룹 치료에서 한 사람의 문제해결이 다른 사람으로 하여금 자신의 문제를 직시하고 대처하는 법을 터득하도록 돕는 것처럼 말이다. 열린 마음, 정직, 수용적인 태도 덕분에 개별 학생이 그룹으로 가져온 사례들을 그룹 구성원들이 다 함께 체험할 수 있었다.

환자들의 반응

　의료진과는 대조적으로 환자들은 우리의 연구에 압도적으로 긍정적인 반응을 보였다. 우리가 만난 환자들 중에서 2퍼센트 미만이 세미나에 참석하지 않겠다고 잘라 말했다. 200명 이상의 환자들 중 단 한 명만이 자신의 병의 심각성, 불치병으로 초래되는 문제들, 죽음에 관한 문제에 대해 전혀 언급하지 않았다. 이런 유형의 환자는 좀 더 상세히 설명되어 있다(제3장의 '부정'과 관련된 부분).

　그 외 다른 모든 환자들은 그들에게 관심을 가져주는 사람과 얘기할 수 있는 기회를 반겼다. 그들 대부분은 우리가 과연 실제로 최후의 시간 혹은 최후의 간호에 대해 기꺼이 얘기할 수 있는지 확인하기 위해 어떤 식으로든 우리를 시험했다. 대다수의 환자들이 그들의 방어벽이 뚫리는 것을 환영했고, 가슴속 깊은 곳에 내재된 현실적인 혹은 비현실적인 두려움 때문에 괴로운 상황에서 표피적인 대화의 게임을 할 필요가 없는 것에 안도했다. 많은 환자들이 마치 우리가 수문을 열어준 것처럼 그동안 가두었던 감정을 쏟아냈고 그런 만남 이후에는 무척 후련해했다.

어떤 환자들은 인터뷰를 일단 미루었다가 바로 다음 날이나 다음 주에 만나자고 했다. 이런 일을 하는 사람들이 반드시 기억해야 할 점이 있다면, 그것은 환자들의 '거절'이 "싫어요. 얘기하고 싶지 않아요."라는 의미가 아니라는 것이다. 그것은 단지, "나는 아직 마음을 열거나 나의 고민을 털어놓을 준비가 되지 않았어요."를 의미할 뿐이다. 그러한 거절 이후 방문을 중단하지 않고 계속 찾아간다면 환자가 얘기할 준비가 되었을 때 신호를 보낼 것이다. 그들은 자신이 필요로 할 때 언제든 와줄 수 있는 사람이 있다는 사실을 알게 되면, 그런 때가 왔을 때 연락을 해온다. 많은 환자들이 나중에 우리의 인내심에 고마움을 표현했고, 자신들의 심정을 말로 표현할 수 있게 되기까지 그들이 겪은 내면의 투쟁을 우리에게 털어놓았다.

죽음이나 죽어감이라는 단어를 절대로 사용하지 않으면서도 위장된 방식으로 늘 그런 얘기를 하는 환자들도 많다. 세심한 상담치료사라면 그들이 사용하지 않는 단어들을 자신도 사용하지 않으면서 그들의 질문에 대답해줌으로써 큰 도움을 줄 수 있다. A 부인과 K 부인의 인터뷰에 많은 예시가 나타나 있다(제2장과 제3장).

얼마나 큰 도움이 되었고 얼마나 큰 의미가 있었기에 높은 비율의 시한부 환자들이 기꺼이 자신들의 경험을 우리와 나누었는지 묻는다면, 우리의 제안을 수락한 이유를 물었을 때 그들이 했던 대답을 살펴보아야 할 것이다. 많은 환자들이 이 단계에서 극도의 좌절감, 무력감을 느끼고 있고 자신의 존재 의미를 찾지 못한다. 그들은 의사의 회진을 기다리고, 엑스레이 촬영을 기다리고, 약을 가져오는 간호사를 기다린다. 밤이건 낮이건 그들의 일상은 단조롭고 끝이 없는 것만 같다. 그러다가 지루하고 단조로운 일상 속에서 누군가 그들을 찾아와 그들의 마음을 흔들어놓는다. 한 사람의 인간으로서의 그들에게 호기심을 느끼고, 그들의 반응, 그들의 힘, 그들의 희망, 그들의 분노에 대해 궁금해한다. 그들은 실제로 의자를 끌어당겨 곁에 앉아주는 사람이다. 실제로 귀를 기울여주고 서둘러 그들을 지나치지 않는 사람이다. 은유적으로 말하지 않고 분명하게, 직설적으로, 단순한 언어를 사용하여 그들의 마음속에서 가장 중요한 것들에 대해 말하는 사람이다. 때때로 밀쳐내더라도 항상 다시 돌아오는 사람이다.

그들의 단조로움, 외로움, 목적 없음, 고통스러운 기다림을 깨뜨리는 사람이다.

어쩌면 그보다 더 중요할 수도 있는 또 한 가지 측면이 있다면, 그것은 그들이 하는 얘기가 누군가에게 중요할 수도 있고 의미심장할 수도 있다는 느낌이다. 이제는 지상에서 누구에게도 쓸모 없다고 생각하고 있던 터에, 환자들은 누군가를 위해 봉사하는 듯한 느낌을 갖는다. "누구에게든 도움이 되고 싶어요. 눈이나 신장을 기증할 수도 있겠죠. 하지만 이런 게 훨씬 더 좋네요. 살아서도 할 수 있는 일이니까요."라고 말하는 환자들이 여럿 있었다.

어떤 환자들은 세미나를 독특한 방식으로 자신의 힘을 시험해 보는 기회로 삼았다. 그들은 세미나를 이용하여 우리에게 설교를 했고, 하나님에 대한 자신의 믿음을 설파했으며, 얼굴이 온통 두려움으로 가득한데도 기꺼이 하나님의 뜻을 따르겠다고 말했다. 신앙의 힘으로 자신의 삶의 마지막을 받아들일 수 있었던 사람들은 그러한 경험을 젊은 사람들 앞에서 자랑스럽게 나누면서 그들의 신앙이 전파되기를 소망했다. 얼굴에 악성 종양이 있었던 우리의 오페라 가수는 마지막 공연으로 우리 수업에 참여하게 해달라고 부탁했다. 방사선 치료를 위해 그녀의 이를 뽑으려고 의료진이 대기하고 있는 자신의 병동으로 돌아가기 전에 우리를 위해 마지막으로 노래를 부르게 해달라는 것이었다.

여기서 내가 말하고자 하는 것은 환자들의 반응은 예외 없이 긍정적이었지만 그들의 동기와 이유는 제각기 달랐다는 것이다. 환자 중 몇 명은 인터뷰 요청을 거절하고 싶었지만 혹시 향후 치료에 영향을 미칠 것이 두려워 수락했을 수도 있다. 그러나 분명히 훨씬 더 높은 비율의 환자가 그들을 소외시킨 병원, 의료진, 가족 혹은 이 세상 전체에 대한 분노를 발산하는 통로로 세미나를 이용했다.

덤으로 주어진 시간을 살면서, 의사의 회진을 하염없이 기다리고, 면회 시간이 지나면 다음 면회 시간을 기다리고, 창밖을 내다보고, 간호사가 말을 걸어줄 짬이 나기를 바라고…… 이것이 바로 많은 시한부 환자들이 시간을 보내는 방식이다. 그런 상황에서 환자 자신의 기분, 환자 자신의 반응에 관심을 갖는 낯선 방문객에게 끌리는 것이 과연 놀랄 일인가? 그의 곁에 앉아서 그 외로운 시간에 떠오르는 두려움, 환상, 소망을 나누고 싶은 사람에게 끌리는 것이? 어쩌면 이 세미나가 환자들에게 줄 수 있는 것은 그것뿐인지도 모른다. 약간의 관심, 약간의 '작업 치료', 단조로운 일상의 돌파구, 병원의 흰 벽에 입히는 약간의 빛깔. 갑자기 환자들은 옷을 갖추어 입고, 휠체어에 태워지고, 그들의 대답을 녹음해도 되겠냐는 질문을 받고, 그들에게 관심 있는 사람들이 그들을 지켜보고 있음을 알게 된다. 어쩌면 시한부 환자들을 돕고 그들의 삶에 약간의 햇살, 의미, 그리고 희망을 불어넣는 것은 바로 이런 관심일지도 모른다.

이 일에 대한 환자의 수용과 감사의 정도를 가장 잘 보여주는 것은 그들이 남은 입원 기간 동안 우리의 방문을 반겼으며 그 방문을 통해 대화를 계속 이어갔다는 사실일 것이다. 대다수의 환자들은 퇴원한 이후에도 위급한 상황이나 중요한 일이 생겼을 때 우리에게 연락했다. W 부인은 자신의 담당 의사였던 K 박사와 P 박사가 그녀의 상태를 확인하기 위해 집으로 찾아와주어서 무척 마음이 놓이더라는 얘기를 하려고 나에게 전화했다. 좋은 소식을 전해주고 싶은 그녀의 마음이야말로 격의 없으면서도 의미 있는 인간관계에서 비롯된 친근함과 친밀감의 표시일 것이다. "죽을 때 제가 두 분 중 한 분의 얼굴을 보게 된다면, 아마 웃으면서 죽을 수 있을 거예요!"라고 그녀는 말했다. 그 말은 그러한 관계가 얼마나 큰 의미가 있는지, 작은 관심의 표현이 얼마나 중요한 소통이 될 수 있는지를 보여준다.

E 씨도 B 박사를 비슷한 용어로 표현했다. "인간적인 관심이 너무도 절실해서 퇴원할 작정을 하고 있었어요. 하루 종일 인턴들이 와서 제 혈관에 바늘을 찔러대더군요. 제 침대와 환자복이 엉망이 되건 말건 개의치 않았어요. 그러던 어느 날, B 박사님이 오셨는데 제가 느끼기도 전에 주삿바늘을 빼더군요. 얼마나 조심스럽게 빼는지 느낄 겨를도 없었어요. 그러더니 반창고를 하나 붙여주시고는 —— 전에는 한 번도 없었던 일이죠. —— 어느 방향으로 바늘을 빼야 안 아픈지를 알려주시더라고요." E 씨(세 아이를 둔 젊은 아버지였던 급성 백혈병 환자)는 자신의 투병 생활에서 그 일을 가장 의미 있는 일로 꼽았다.

환자들은 관심을 가져주고 시간을 내어주는 사람에게 거의 과장스러울 정도로 고마움을 표현한다. 그들은 기계와 숫자들로 이루어진 분주한 세상에서 그러한 따스함을 박탈당한다. 그런 점을 생각해보면 작은 인간적인 손길이 그토록 엄청난 반응을 불러일으키는 것도 그리 놀라운 일이 아니다.

불확실성의 시대, 수소 폭탄의 시대, 조급함과 대량화 시대에 이렇듯 작고 사적인 선물이 더 큰 의미가 있을지도 모른다. 그것은 양측 모두에게 선물이 된다. 환자 입장에서는 자신과 같은 처지에 있는 사람에게 도움과 영감과 용기를 줄 수 있고, 우리 입장에서는 삶의 마지막 순간에 우리에게 훌륭한 가르침을 준 사람들과 우리의 관심과 시간, 소망을 나눌 수 있다.

세미나가 환자들에게 좋은 반응을 끌어낼 수 있었던 마지막 이유는 아마도 죽어가는 사람들은 무언가를 남기고 싶어 하고, 작은 선물을 주고 싶어 하고, 아마도 자신들이 불멸의 존재라는 환상을 품고 싶어서일 것이다. 우리는 금기시되는 주제에 관한 자신들의 생각을 우리와 나누어준 그들에게 고마움을 표하고, 그들의 역할이 우리를 '가르치는' 것이며, 나중에 그들의 뒤를 따르게 될 사람들을 돕는 것이며, 그래서 아마도 무언가가 그들의 죽음 뒤에도 영원히 살아 있을 거라고 말한다. 하나의 생각, 세미나에서 그들이 했던 제안, 환상, 단상들은 영원히 살아 있고, 논의되고, 작게나마 불멸이 될 거라고.

죽어가는 환자들은 마지막 이별을 준비하기 위해 최소한의 연결 고리만 남긴 채 모든 인간관계로부터 자신을 분리하려 애쓰지만, 이러한 소통 방식은 환자의 고뇌를 이해하는 외부인의 도움이 있어야만 가능한 일이다.

우리는 죽음——사회적으로 억압된 주제인——에 대해 솔직하고 단순한 방식으로 얘기하고, 폭넓고 다양한 토론의 장을 열고, 필요하다면 완벽한 부정을 용인하고, 환자가 그러기로 선택한다면 환자의 두려움과 걱정을 터놓고 이야기한다. '우리'는 부정의 태도를 취하지 않는다는 사실, 우리는 기꺼이 죽음과 죽어감이라는 단어를 사용한다는 사실이 아마도 많은 환자들이 가장 반겼던 소통의 방식일 것이다.

환자들이 우리에게 가르쳐주었던 것을 간단하게 정리해보자면, 그들이 의사로부터 들었건 듣지 않았건, 그들 모두가 자신의 병의 심각성을 알고 있는 것이 분명하다. 그들은 자신이 사실을 알고 있음을 의사와 가까운 친척에게 알리지 않는다. 그런 현실을 생각하기가 고통스럽기 때문일 수도 있다. 그런 얘기를 드러내놓고 하고 싶지 않다는 노골적인 혹은 은밀한 신호가 종종 환자들에게서 감지되면 —— 일단 그 순간에는 —— 기꺼이 동조한다. 그러나 때가 되면 모든 환자들이 자신의 걱정을 털어놓고, 가면을 벗고, 현실을 직시하고, 아직 시간이 남아 있을 때 중요한 문제들을 처리하고 싶어지는 시점이 온다. 그때가 되면 그들은 자신들이 친 방어벽에 돌파구가 뚫리는 것을 반기고 임박한 죽음과 채 끝내지 못한 일들에 대해 기꺼이 얘기하고자 하는 우리의 노력에 감사했다. 그들은 이해심 있는 사람들과 그들의 감정을 나누고 싶어 했고, 특히 화, 분노, 시기심, 죄책감, 소외감을 나누고 싶어 했다. 환자들은 분명하게 다음과 같이 말했다. 자신은 의사와 가족들에게 의존하고 그들과의 관계를 유지하고 싶었기 때문에, 그들이 자신에게 부정의 태도를 취해주기를 기대할 때면 자신은 부정의 태도를 취했다고 말이다.

환자는 의료진이 사실을 직접적으로 알리지 않는 것에 대해서는 그다지 개의치 않았지만, 환자를 어린아이 취급하거나 중요한 결정을 내려야 할 때 소외되는 것에 대해서는 불쾌해했다. 그들 모두가 악성 종양이라는 진단이 내려졌을 때 주위 사람들의 태도나 행동의 변화를 감지했고 주변 사람들의 태도가 달라졌을 때 자신의 병의 심각성을 알게 되었다. 다시 말해서, 직접적으로 얘기를 듣지 못했던 환자들도 친지들이나 의료진의 태도의 변화와 암시적인 말들을 통해 자신의 상황을 알게 되었다는 뜻이다. 정확한 얘기를 들은 사람들은 거의 예외 없이 그 사실을 알게 된 것에 감사했다. 다만 복도에서 아무 예고도 없이, 추가 설명도 없이, 어설프게 얘기를 듣거나 전혀 희망을 남겨주지 않은 경우는 예외였다.

나쁜 소식을 들었을 때 우리 환자들의 반응은 거의 동일했다. 그것은 불치병 판정뿐 아니라 예기치 못했던 커다란 스트레스에 대한 인간의 전형적인 반응, 즉 충격과 불신이다. 우리 환자 대부분이 부정의 태도를 취했고 인터뷰 사례에서 나타났듯이 그런 태도는 저마다 몇 초에서 몇 달에 걸쳐 지속되었다. 이러한 부정은 결코 완전한 부정은 아니다. 부정 뒤에는 화와 분노가 두드러진다. 그것은 건강하게 살며 역할을 수행할 수 있는 사람들에 대한 시기심 등 다양한 방식으로 표출된다. 분노는 부분적으로 의료진이나 가족들의 태도로 인해 더욱 강화되기도 하고, 때로는 전혀 비이성적이거나 앞서 했던 경험의 반복으로 표출되기도 한다. 앞서 말한 I 수녀의 경우처럼 말이다. 환자의 이러한 분노를 감정적으로 받아들이지 않고 인내해주면 환자가 일시적 협상의 단계(우울의 단계를 거쳐 마지막 수용의 단계로 넘어가기 위한 징검다리)로 접어드는 데 도움이 되었다. 다음 표는 이러한 각 단계가 개별적으로 존재하는 것이 아니라 때로는 공존하고 겹치기도 한다는 것을 보여준다. 많은 환자들이 외부의 도움 없이 마지막 수용의 단계에 도달할 수 있었지만, 평화롭고 품위 있는 죽음을 맞이하기 위해 각 단계를 거치는 과정에서 도움이 필요한 사람들

죽음의 5단계

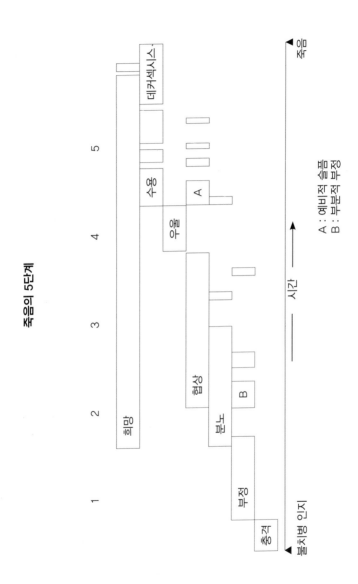

A : 예비적 슬픔
B : 부분적 부정

421

도 있었다.

투병의 단계 혹은 그들이 사용했던 대응 기제에 상관없이 모든 환자들은 마지막 순간까지 어떤 형태로든 희망을 지니고 있었다. 살 가망이 전혀 없으며 희망이 전혀 없다는 식으로 불치병을 통보받은 환자들은 매우 불쾌해했고, 그 소식을 잔인한 방법으로 전해준 사람과 결코 화해하지 못했다. 적어도 우리가 만난 모든 환자들은 끝까지 희망을 버리지 않았고 우리는 그 사실을 기억해야만 한다! 그것은 새로운 발견, 연구실에서 새로 밝혀낸 사실, 신약 개발의 형태로 나타날 수도 있고, 하나님이 일으킨 기적의 형태로 나타날 수도 있으며, 엑스레이나 슬라이드가 알고보니 다른 사람의 것으로 밝혀지는 사건의 형태로 나타날 수도 있고, J 씨가 역설한 것처럼(제9장) 자연스럽게 호전되는 형태로 나타날 수도 있다. 우리가 그러한 희망의 형태에 공감을 하건 안하건 희망은 항상 유지되어야만 한다.

환자들이 자신들의 걱정을 우리와 나누고 죽음과 죽어감에 대해 자유롭게 얘기할 수 있었음에 감사한 것은 사실이지만, 그들 역시, 화제를 바꾸고 싶다거나 좀 더 유쾌한 얘기를 나누고 싶다는 신호를 보냈다. 그들 모두가 감정을 분출할 수 있어서 좋았다고 시인했지만, 그러면서도 언제 얼마나 오래 얘기할지는 본인들이 결정하고 싶어 했다.

과거의 갈등과 방어 기제를 통해 우리는 위기 상황에서 환자가 사용할 방어 기제를 어느 정도는 예측할 수 있었다. 교육, 교양, 사회적 유대, 직업적 책무가 낮은 소박한 사람일수록, 물질적

부유함, 안락함, 대인 관계의 측면에서 훨씬 더 잃을 게 많은 부유층 사람들보다 대체로 죽음을 맞이하는 데 있어 어려움을 덜 느꼈다. 고통과 시련, 노동으로 단련된 사람, 자식들을 키워놓고 만족한 사람일수록 평화롭고 품위 있게 죽음을 받아들인 반면, 주변 환경을 마음대로 주무르고 엄청난 부를 축적했으며 수많은 사회관계를 구축했지만 정작 마지막 순간에 가장 의미 있는 대인 관계가 없는 사람들은 그렇지 못했다. 분노의 단계를 다룬 제4장에서 이러한 사례를 상세히 설명했다.

신앙이 있는 환자들도 그렇지 않은 환자들과 별로 달라 보이지 않았다. 그 차이를 단정하기는 어려웠는데, 그 까닭은 '신앙이 있는 사람'의 정의가 명확하지 않기 때문이다. 그러나 본질적인 의미의 진정한 신앙인은 지극히 소수였다고 말할 수는 있겠다. 그들은 신앙의 도움을 받았으며 무신론자들과 뚜렷한 대조를 이루었다. 대다수의 환자들은 그 사이에 있었다. 일정한 형식의 종교적 믿음은 갖고 있지만 갈등과 두려움을 떨쳐버릴 수 있을 정도는 아니었다.

우리의 환자가 최후의 수용과 데커섹시스에 도달했을 때에는 외부 개입이 큰 혼란을 일으켰고, 몇몇 환자들은 그로 인해 평화롭고 품위 있는 죽음을 맞이할 수 없었다. 그 혼란은 임박한 죽음의 신호이고, 우리는 그것을 통해, 의학적인 관점에서는 전혀 혹은 거의 징후가 없는데도, 몇몇 환자의 죽음을 예측할 수 있었다. 환자는 다가오는 죽음을 알리는 내면의 신호에 반응한다. 우리는 환자가 어떤 정신생리학적 신호를 감지했는지 알지 못할지

언정 그런 징후를 읽을 수는 있었다. 그런 환자에게 물어보면, 환자는 자신의 자각을 인정하고 때로는 우리에게 '지금 당장' 곁에 앉아달라고 부탁한다. 내일이면 늦으리라는 것을 알고 있기 때문이다. 우리는 환자들의 그런 고집에 민감해야 한다. 그렇지 않으면 아직 시간이 남아 있을 때 그들의 얘기를 들을 수 있는 기회를 놓칠 수도 있기 때문이다.

시한부 환자들에 관한 우리의 학제간 세미나는 공인된 유명한 수업이 되었고, 매주 다양한 배경, 분야, 동기를 지닌 50여 명의 수강생들이 참석했다. 이 수업은 병원 의료진이 격의 없이 모여서 환자들의 전반적인 욕구와 다양한 측면의 간호를 논의할 수 있는 드문 수업이었다. 수강생 수가 꾸준히 증가했음에도 불구하고, 세미나는 시간이 흐를수록 일종의 그룹 치료의 성격을 띠었고, 참가자들은 환자들에 대한 자신들의 반응과 환상에 대해 자유롭게 얘기하면서 그들 자신의 동기와 행동에 관한 무언가를 배울 수 있었다.

의학도와 신학도들은 이 수업으로 학점을 받았고 이 주제에 관한 의미 있는 논문을 썼다. 한마디로 이 세미나는 시한부 환자들을 만나는 많은 학생들에게 그들이 실제로 책임을 맡게 되기 전에 덜 방어적으로 환자들을 돌볼 수 있도록 스스로를 준비시키기 위한 커리큘럼이 되었다. 반면 좀 더 나이가 많은 개업의나 전문의들도 세미나를 방문해서 대형 병원 밖에서의 자신들의 경험담을 공유했다. 간호사, 사회복지사, 행정 직원, 작업치료사들이 학제간의 대화에 자신들의 경험을 보태주었고, 한 분야 종사자들은 다른 분야 종사자들에게 자신들의 직업적 역할과 고충을 알렸다. 이 과정에서 우리는 서로의 역할을 이해하고 감사할 수 있게 되었다. 단지 그들이 맡고 있는 책임에 관한 대화를 주고받아서라기보다는 그들 자신의 반응, 두려움, 환상들을 솔직하게 표현하고 서로가 그것을 수용했기 때문이다. 한 의사가 어떤 환자의 얘기를 듣고 소름이 돋았다고 솔직히 시인하면, 간호사는 그 상황에 대한 자신의 가장 사적인 감정을 좀 더 편안하게 털어놓을 수 있었다.

달라진 분위기를 가장 생생하게 표현했던 환자가 있었다. 그녀는 이전 입원 기간 중에 우리를 찾아와 자신의 병동에서 느꼈던 외로움과 소외감으로 인한 실망과 분노를 털어놓았었다. 그녀는 예상을 뒤엎고 한 번 더 퇴원했다가 다시 입원하면서 또 한 번 우리를 찾아왔다. 그녀는 이전과 같은 병동에 입원했고 분위기가 달라진 것에 대한 놀라움을 알리고 싶어 우리 세미나에 참석하기를 원했다. "생각해보세요!" 그녀가 말했다. "간호사들이 제 병실로 들어와 실제로 짬을 내고 '얘기하고 싶으세요?'라고 묻는다니까요!" 물론 이런 변화가 우리 세미나로 인해 간호사들이 위안을 얻었기 때문이라는 증거는 어디에도 없지만, 바로 그 병동의 의사, 간호사, 그 외의 다른 시한부 환자들이 우리에게 중재 요청을 하는 횟수가 늘어나고 있는 것만큼은 확인할 수 있었다.

가장 큰 변화는 아마도 의료진 본인들이 우리에게 중재를 요청하고 있다는 사실일 것이다. 그것은 그들 자신의 갈등이 환자를 대하는 데 걸림돌이 되고 있다는 인식이 늘어가고 있다는 신호이다. 최근에 우리 병원이 아닌 다른 병원에서 시한부 환자와 그 가족들로부터 그 자신의 삶에서, 그리고 비슷한 상황에 처한 다른 사람들의 삶에서 의미를 찾을 수 있도록 우리 세미나와 비슷한 틀을 갖춘 자리를 주선해달라는 의뢰를 받기도 했다.

우리는 냉랭한 사회가 아닌 죽음과 죽어감에 관한 질문을 다룰 수 있는 사회를 만들어서, 이러한 주제에 관한 대화를 독려하고 사람들이 죽는 날까지 덜 두려워하며 살 수 있도록 도와야 할 것이다.

한 학생은 자신의 논문에서 이 세미나의 가장 놀라운 점은 우리가 죽음 자체에 대해서 거의 얘기하지 않았다는 점이라고 썼다. 죽음이란 죽어감이 끝나는 순간이라고 몽테뉴가 말했던가. 우리는 죽음 자체가 문제가 아니라 그에 수반되는 절망감, 무력감, 소외감으로 인한 죽어감에 대한 두려움이 문제임을 깨달았다. 세미나에 참석하고 그 문제를 생각해본 사람들은 자신들의 감정을 자유롭게 표현했고 자신들이 할 수 있는 일이 있음을 체험했으며, 환자를 덜 불안한 마음으로 대했을 뿐 아니라 그들 자신의 죽음의 가능성을 좀 더 편안하게 받아들였다.

제12장

시한부 환자들과 함께 하는 치료

Therapy

with

the

Terminally

Ill

탄생이 삶의 일부이듯 죽음도 삶의 일부입니다.

드는 발도 걸음이고 딛는 발도 걸음입니다.

타고르, 「길 잃은 새들」 268

지금까지 설명한 바와 같이 시한부 환자들은 특별한 욕구를 지니고 있으며 우리가 시간을 내어 그들 곁에 앉아 얘기를 들어주고 그 욕구가 무엇인지 알아낸다면 그들의 욕구는 분명히 충족될 수 있다. 가장 중요한 것은 우리가 그들의 고민을 들어줄 준비가 되었음을 알리는 것이다. 죽음을 앞둔 환자들과 대화를 나누기 위해서는, 경험을 통해서만 얻을 수 있는 노련함이 필요하다. 시한부 환자들의 곁에 조용히, 불안감 없이 앉아 있기 위해서는, 먼저 죽음과 죽어감에 관한 우리 자신의 태도를 진지하게 돌아보아야만 한다.

　마음의 문을 여는 인터뷰는 두려움과 불안 없이 대화할 수 있는 두 사람의 만남이다. 상담치료사 —— 의사, 병원 원내 목사 혹은 이 역할을 수행하는 사람이면 누구든 —— 는 말이나 행동을 통해 암 혹은 죽어감과 같은 단어가 나와도 자신이 환자에게서 달아

나지 않을 것임을 환자에게 보여주려 노력할 것이다. 환자는 그 신호를 감지하고 마음을 열거나, 혹은 인터뷰 진행자에게 그의 메시지를 이해는 했지만 아직은 때가 아님을 알릴 것이다. 환자는 자신의 근심을 털어놓을 준비가 되었을 때 알릴 것이며 상담 치료사는 적절한 때에 다시 올 것임을 그에게 확인시켜줄 것이다. 우리 환자들 중 상당수가 마음의 문을 여는 인터뷰를 한 차례 이상 하지 못했다. 때로 그들은 해결하지 못한 일들 때문에 삶을 놓지 못하고 있었다. 장애가 있는 여동생을 돌보고 있었지만 자신이 죽은 뒤 동생을 돌볼 사람을 찾지 못했거나, 아이들을 돌볼 사람을 구하지 못해 자신의 걱정을 털어놓을 누군가가 필요했다. 또 어떤 사람들은 현실적인 혹은 가공의 '죄책감'에 시달리다가 우리가 그것을 나눌 기회를 제공했을 때(특히 병원 원내 목사가 동석했을 때) 무척 안도했다. 이 환자들은 모두 '고백'을 한 뒤 혹은 다른 사람들을 돌볼 방편을 마련해놓은 뒤 한결 홀가분해했고 해결하지 못한 문제를 해결한 뒤 얼마 후 세상을 떠났다.

"벌레들에게 산 채로 물어뜯기는 게 너무 끔찍해서 죽는 게 두렵다."라고 했던 환자의 사례(제9장)에서 나타난 바와 같이, 드물게는 비현실적인 두려움이 환자의 죽음을 방해하기도 한다. 그녀는 벌레에 대한 공포심을 갖고 있었고 그것이 황당한 생각이라는 것 역시 알고 있었다. 그녀가 말한 것처럼 너무도 한심한 생각이라, 저축해둔 돈을 자신의 병원비로 다 써버린 가족에게 차마 얘기할 수 없었다. 한 차례의 인터뷰 이후 그녀는 자신의 두려움을 우리에게 털어놓았고 그녀의 딸이 화장을 준비하는 것으로 그녀를 도왔다. 이 환자 역시 자신의 두려움을 털어놓은 직후 세상을 떠났다.

단 한 번의 세미나로 환자가 엄청난 마음의 짐을 내려놓을 수 있다는 사실에 우리는 항상 놀란다. 의료진이나 가족들이 환자의 욕구를 간파하는 것이 왜 그토록 어려운지도 의문이다. 대부분의 경우 단지 단 한 번의 열린 질문이면 충분하기 때문이다.

E 씨는 시한부 환자가 아니었지만, 마음의 문을 여는 인터뷰의 전형적인 사례로 그와의 인터뷰를 소개하려 한다. E 씨는 애증 관계에 있던 사람의 죽음으로 촉발된 해소되지 않은 갈등으로 인해 죽어가고 있다고 자신을 소개했다.

E 씨는 여든세 살의 유대인 남자로 심각한 체중 감소, 거식증, 변비 증세로 개인 병원에 입원했다. 그는 극심한 복통을 호소했고 몹시 야위고 지쳐 보였다. 그는 대체로 우울한 상태였고 자주 울었다. 종합 검진 결과 별다른 이상은 없었고 담당 레지던트가 정신과적 소견을 물어오기에 이르렀다.

같은 방에서 몇몇 학생들과 함께 진단 치료의 성격을 띤 인터뷰가 진행되었다. 그는 참관인이 있는 것을 개의치 않았고 마침내 자신의 사적인 문제를 털어놓을 수 있게 된 것에 안도하는 것 같았다. 그는 넉 달 전까지만 해도 무척 건강했는데 갑자기 '늙고 병들고 외로운' 노인네가 되었다고 말했다. 몇 가지 질문을 통해 우리는 다음과 같은 사실을 알게 되었다. 그의 증상이 시작되기 몇 주 전에 그의 며느리가 죽었고, 증상이 시작되기 2주 전에 그가 교외로 휴가를 간 사이에 별거 중이던 그의 아내가 죽었다.

그는 병문안을 올 거라고 기대했던 가족들이 오지 않자 분노했다. 간호사들의 태도에 대해서도 불만이 많았고 누구에게 어떤 치료를 받았건 전부 다 불만이었다. 만약 '죽을 때 몇천 달러를 물려주겠다고만 하면' 가족들이 바로 달려올 거라고 했고, 다른 노인들과 함께 살고 있는 임대 주택 단지와, 거기 사는 사람들이 전부 다 함께 초대받았다는 휴가에 대해 장황하게 설명했다. 오래지 않아 그의 분노가 자신의 가난과 연관이 있음을 알 수 있었고, 그에게 가난은 곧 그가 살고 있는 임대 주택 단지에서 단체 휴가를 갈 때는 무조건 가야 하고 그 문제에 관한 한 선택의 여지가 없음을 의미했다. 추가적인 질문을 통해 우리는 그가 병원에 입원 중이었던 아내를 곁에서 지켜주지 못했던 것에 대해 죄책감을 느끼고 있으며 자신의 책임을 휴가를 계획했던 사람들에게 전가하고 있다는 것을 알 수 있었다.

우리가 그에게 혹시 부인에게 버림받은 것 같은 기분이 드는 건 아닌지, 그녀에 대한 자신의 분노를 인정하지 못하는 건 아닌지 물었을 때 그의 격한 감정들이 산사태처럼 쏟아져 나왔다. 그는 아내가 왜 자신을 버리고 오빠(그는 아내의 오빠를 나치라고 불렀다.)에게 갔는지 이해할 수 없었고, 아내가 하나뿐인 아들을 비유대인으로 키웠으며, 마지막으로 자신이 아내를 가장 필요로 할 때 아내가 자기를 홀로 남겨두고 떠나버렸다고 했다. 고인에게 부정적인 감정을 품고 있다는 사실에 그는 극도의 죄책감과 수치심을 느꼈고, 그러한 자신의 감정을 가족과 간호사들에게 쏟아부었다. 그는 그런 못된 생각을 한 자신이 벌을 받아야 한다고 생각했고, 자신의 죄책감을 덜어내려면 엄청난 고통과 괴로움을 견디어야만 한다고 생각했다.

우리는 그의 복잡한 심경을 이해할 수 있다고, 그건 지극히 인간적인 감정들이고 누구나 갖고 있는 거라고 말해주었다. 그리고 그가 다음번에 우리를 만날 때 전처에 대한 자신의 분노를 인정하고 표출할 수 있을지 궁금하다고만 말했다. 그 말에 그는 이렇게 대답했다. "이 고통이 사라지지 않으면 창밖으로 뛰어내려야 할 거예요." 우리의 대답은 "그 고통은 어쩌면 분노와 좌절을 안으로 삼켜서 생긴 걸 거예요. 수치스러워하지 말고 그 감정을 밖으로 표출해보세요. 아마 고통이 사라질 거예요."였다. 그는 복잡한 심경으로 일어섰지만 다시 만나자고 했다.

그를 병실로 데리고 가던 레지던트는 환자의 구부정한 자세를 유심히 보았다. 그는 우리가 인터뷰 중에 했던 말을 강조하면서 그의 반응은 지극히 정상적인 것임을 확인해주었다. 그 말을 하는 순간 환자가 허리를 폈고 한결 꼿꼿한 자세로 병실로 돌아갔다.

다음 날 가보니 그는 거의 병실에 머물지 않았다. 그는 대부분의 시간을 사람들을 만나고, 구내식당에 가고, 음식을 즐기며 보냈다. 변비와 통증은 사라졌다. 인터뷰한 날 저녁 두 번의 활발한 장운동을 거치고 나서 그는 "더할 나위 없이 기분이 좋다."라면서 퇴원해서 일상으로 돌아갈 준비를 하고 있었다.

퇴원하는 날 그는 미소를 지으며 부인과의 행복한 추억에 대해 얘기했다. 또한 그는 "내가 괴롭혔던" 직원들에 대한 자신의 태도가 변했다는 말과, 그의 가족, 특히 아들과 좀 더 친해지기 위해 전화를 했다는 얘기도 했다. "당분간 우리 둘 다 외로울 것 같아서" 그랬다면서.

앞으로도 문제가 생기면, 그것이 육체적인 것이건 정신적인 것이건, 언제든 우리를 찾아오라고 했고 그는 미소를 지으면서 아주 좋은 교훈을 얻었다고 자신의 죽음은 좀 더 평화롭게 맞이할 수 있을 것 같다고 했다.

E 씨의 사례는 이런 인터뷰가 실제로 병을 앓고 있지는 않지만 —— 단지 나이가 많아서 혹은 애증 관계에 있던 사람의 죽음에 제대로 대처할 능력이 없어서 —— 엄청난 고통을 겪는 사람들, 자신이 겪는 육체적·정신적 고통을 죽은 사람에 대한 억압된 적대감에 대한 죄책감을 덜어내기 위한 방편으로 여기는 사람들에게도 도움이 될 수 있음을 보여준다. 그 노인은 자신이 죽는 것 자체를 두려워하기보다는, 그에게 '만회할 기회'조차 주지 않고 죽어버린 아내에 대한 자신의 파괴적 소망의 죄값을 치르기도 전에 죽을까 봐 두려워하고 있었다. 그는 응징에 대한 두려움을 완화하는 방편으로 끔찍한 고통에 시달리고 있었고, 자신이 분노하는 이유를 인식하지 못한 채 애꿎은 의료진과 가족들에게 적대심과 분노를 퍼부었다. 단순한 인터뷰를 통해 이토록 많은 정보가 드러날 수 있다는 사실이 놀라울 따름이다. "사랑과 미움의

감정은 지극히 인간적이고, 납득할 수 있는 것이며, 엄청난 죄값을 요구하지 않는다."라는 확신이 이런 신체 증상들을 완화할 수 있다는 것 또한 놀랍다.

해결해야 할 문제가 단순한 한 가지 문제가 아닌 환자의 경우에는 일정 기간의 상담이 도움이 된다. 이 상담에 정신과 의사의 도움이 반드시 필요한 것은 아니며 이해심 있는 사람, 곁에 앉아 얘기를 들을 시간이 있는 사람이 있는 것으로 족하다. 예를 들어 I 수녀와 같은 환자들은 여러 번 우리의 방문을 받았고, 우리에게 받은 것 이상으로 동료 환자들로부터도 많은 치유를 얻었다. 그들은 투병 생활을 하면서 자신들의 갈등을 해결하고, 그들에게 아직도 누릴 수 있는 것들이 남아 있음을 좀 더 깊이 이해하고 감사하게 된 운 좋은 환자들이다. 이러한 상담은 시한부 환자들을 대상으로 한 비교적 간단한 정신과 상담 치료라고 볼 수 있으며 시간과 시행에 있어 불규칙하다. 그런 기회는 환자의 육체적 여건과, 주어진 시간에 얘기할 수 있는 능력 및 의지에 따라 마련된다. 때로는 그들이 대화를 원하지 않을 때조차 우리의 존재를 알리기 위해 몇 분간 방문하는 것도 그러한 상담 치료에 포함된다. 환자의 몸이 더 불편해지고 더 극심한 고통에 시달릴 때에도 방문은 지속되며 그 시기의 상담은 언어적 소통이라기보다는 조용히 우정을 나누는 형태가 된다.

우리는 시한부 환자들로 이루어진 그룹 상담 치료가 있으면 바람직하지 않을까 하는 생각을 자주 했다. 왜냐하면 그들 모두가 똑같은 외로움과 소외감에 시달리고 있기 때문이다. 시한부 환자들이 있는 병원에서 일하는 사람들은 환자들 간의 이런 교류에 대해 상당히 잘 알고 있고 한 중병 환자가 다른 중병 환자에게 큰 도움이 되는 말들을 한다는 것도 알고 있다. 세미나에서 이루어진 체험이 죽어가는 환자들 사이에서 얼마나 많이 언급되는지 들을 때면 항상 놀라곤 한다. 심지어는 한 환자로부터 다른 환자를 '위탁'받은 경우도 있었다. 세미나에서 인터뷰했던 환자들이 병원 로비에 모여 앉아 있는 것을 본 적도 있다. 그들은 마치 친목회 회원들처럼 비공식 세미나를 이어가고 있었다. 지금까지는 자신의 이야기를 다른 사람과 어느 정도까지 공유할 것인지의 문제를 전적으로 환자에게 맡겨두었지만 최근에는 좀 더 격식을 갖춘 모임에 대한 수요가 있다는 점을 주시하고 있다. 우리 환자들 중 일부는 그런 모임을 원하는 것 같다. 그들 중에는 만성 질환을 앓고 있어서 여러 차례 입원해야 하는 환자들이 포함되어 있다. 그들은 오랫동안 서로를 알고 지낸 것은 물론이고 같은 병을 앓고 있을 뿐 아니라 과거 입원 생활에 관한 비슷한 기억들을 갖고 있었다. 우리는 그들이 자신의 '병원 친구' 중 한 명이 죽을 때 거의 기뻐하는 모습을 보고 놀랐다. 왜냐하면 그것은 '그런 일이 당신에게는 일어나지만 나한테는 일어나지 않아.'라는 무의식적 확인이기 때문이다. 아마도 그것은 많은 환자와 환자 가족들이 G 부인(제7장)처럼 자신보다 더 상태가 심각한 환자들을 방문하는 이유 중 하나일 것이다. I 수녀(제4장)는 이러한 방문을 자신의 적개심을 표출하는 방편으로 사용했고 그들의 욕구를 파악하여 간호사들에게 그들의 무능함을 증명하는 방편으로 사용했다. 간호사로서 그들을 도움으로써 그녀는 일시적으로 자신이 역할을 수행할 수 없는 무능한 상태임을 부정하면서 또 한편으로는 건강한 상태인데도 아픈 사람들을 더 효율적으로 돌보지 못하는 사람들에 대한 분노를 표출할 수 있었다. 그러한 환자들을 그룹 상담 치료에 참여시키면 그들이 자신의 행동을 이해할 수 있도록 도울 수 있을 뿐 아니라, 간호사들로 하여금 환자들의 욕구를 좀 더 잘 수용할 수 있도록 도울 수 있다.

F 부인도 자신과 젊은 중증 환자들의 비공식적인 그룹 상담 치료를 시작한 또 다른 여성이었다. 그들 모두가 백혈병이나 호지킨병으로 입원해 있었고 그녀 자신은 20년 가까이 그 병을 앓고 있었다. 지난 몇 년 동안 그녀는 1년에 평균 여섯 번 정도 입원을 했고 결국 자신의 병을 완전히 받아들이게 되었다. 어느 날 앤이라는 열아홉 살 소녀가 입원했는데 그 소녀는 자신의 병과 그 병의 증세에 대해 잔뜩 겁을 집어먹고 있었고 자신의 두려움을 누구와도 나눌 수 없었다. 그녀의 부모 역시 그런 얘기를 나누기를 거부했고 F 부인이 비공식적 상담사를 자청했다. 그녀는 앤에게 자신이 오랜 세월 보살펴왔던 아들들, 남편, 집안 살림 이야기를 들려주었고 마침내 앤이 자신의 걱정을 토로하고 그녀에게 질문하기에 이르렀다. 앤이 퇴원하면서 또 다른 젊은 환자를 F 부인에게 보냈고 그렇게 상담은 계속 이어졌다. 그것은 한 환자가 떠나고 나면 다른 환자가 그 자리를 대신하는 그룹 상담 치료와 상당히 비슷했다. 그런 그룹은 대체로 두세 명을 넘는 경우가 드물었고 그룹에 포함된 환자들이 병원에 머무는 한 계속 유지되었다.

말을 넘어선 침묵

환자의 삶에서 고통이 멈추고, 정신이 꿈이 없는 상태로 빠져들고, 최소한의 음식만 필요로 하고, 주변 상황에 대한 의식이 어둠 속으로 사라져버리는 때가 있다. 가족들이 복도를 서성이고, 기다림의 고문을 당하고, 살아 있는 사람을 돌보기 위해 병원을 나서야 할지 아니면 임종을 위해 병원에 있어야 할지 고민하는 시간이다. 말하기엔 이미 늦었지만, 가족들은 말로 혹은 말없이 도와달라고 비명을 지르는 때이다. 의학적 조치를 취하기에도 너무 늦었지만(좋은 의도에서일지라도 그런 조치는 너무 잔인한 일이다.), 죽음으로 마지막 이별을 하기엔 너무 이르다. 가족들로서는 가장 견디기 힘든 시간이다. 왜냐하면 환자가 그만 떠나고 싶어 하고 그만 끝내고 싶어 하거나, 혹은 이제 곧 영원히 잃게 될 것에 절망적으로 매달리기 때문이다. 환자에게도 가족들에게도 침묵 치료가 필요한 시간이다.

의사, 간호사, 사회복지사, 혹은 병원 원내 목사가 가족이 느끼는 갈등을 충분히 이해하고 가족들이 죽어가는 환자의 곁에 머무는 것을 가장 편안해할 한 사람을 선정하도록 도울 수 있다면, 이 마지막 순간에 가족들에게 큰 도움이 될 수 있다. 그 사람이 결국 환자의 치료사가 된다. 덕분에 환자 곁을 지키는 것을 너무 불편해하는 사람들은 죄책감이 덜 느끼고, 임종 때까지 누군가 환자의 곁을 지킬 것이므로 안심할 수 있다. 그들은 환자가 홀로 죽지 않았다는 사실을 알고 집으로 돌아가지만, 많은 사람들이 힘들어하는 그 순간을 회피한 자신의 행동을 부끄러워하거나 죄책감을 느끼진 않을 것이다.

'말을 넘어선 침묵' 속에서 죽어가는 환자의 곁에 앉아 있을 수 있는 힘과 사랑을 지닌 사람은 그 순간이 두렵지도 고통스럽지도 않으며, 그저 육체 기능이 정지하는 평화로운 순간임을 알 것이다. 평온한 인간의 죽음을 지켜보자면 떨어지는 별이 떠오른다. 광활한 하늘에서 반짝이던 수백만 개의 별들 중 하나가 짧은 순간 확 타오르다가 이내 끝없는 어둠 속으로 영원히 사라진다. 죽어가는 환자의 곁을 지키는 치료사가 된다는 것은 이 광활한 인류의 바다에서 개별 인간의 고유함을 우리에게 일깨우는 것이다. 그것은 인간의 유한함, 우리 삶의 유한함을 우리에게 일깨우는 것이다. 우리 중에 70세를 넘기는 사람은 많지 않지만[*] 그러나 그 짧은 시간 동안 우리는 대부분 독특한 일대기를 살고 우리 자신을 인류 역사라는 직물에 짜넣는다.

> 배 안의 물은 반짝이고 바다의 물은 어둡습니다.
> 작은 진실에는 분명한 말이 있고 커다란
> 진실에는 위대한 침묵이 있습니다.
>
> 타고르, 「길 잃은 새들」 176

• 이 책은 1969년도에 최초로 출간되었다.

| 참고 문헌 |

Abrams, R. D., and Finesinger, J. E. "암 환자의 죄책감 반응 Guilt Reactions in Patients with Cancer," *Cancer*, Vol. VI (1953), pp. 474~482.

Aldrich, C. Knight. "죽어가는 환자의 슬픔 The Dying Patient's Grief," *Journal of the American Medical Association*, Vol. 184, No. 5 (May 4, 1963), pp. 329~331.

Alexander, G. H. "죽음의 소망과 공존하는 원인 불명 사망 An Unexplained Death Coexistent with Death Wishes," *Psychosomatic Medicine*, Vol. V (1943), p. 188.

Alexander, Irving E., and Alderstein, Arthur M. "죽음의 개념이 어린이와 청소년에게 미치는 영향 Affective Responses to the Concept of Death in a Population of Children and Early Adolescents," in *Death and Identity*, ed. Robert Fulton. New York, John Wiley & Sons, Inc., 1965.

Allport, Gordon. 개인과 종교 *The Individual and His Religion*. New York, The Macmillan Company, 1950.

Anderson, George Christian. "죽음과 책임 : 종교가 도움이 되는가? Death and Responsibility : Does Religion Help?" *Psychiatric Opinion*, Vol. III, No. 5 (October, 1966), pp. 40~42.

Anthony, Sylvia. 아동의 죽음의 발견 *The Child's Discovery of Death*. New York, Harcourt, Brace & Co., 1940.

Aponte, Gonzaol E., M.D. "반건것의 수수께끼 The Enigma of 'Bangungut,'" *Annals of Internal Medicine*, Vol. 52 (June, 1960), No. 6, pp. 1258~1263.

Aring, Charles D., M.D. "병원 직원의 편지 A Letter from the Clinical Clerk,"

Omega, Vol. I, No. 4 (December, 1966), pp. 33~34.

Aronson, G. J. "죽어가는 환자의 치료 Treatment of the Dying Person," in *The Meaning of Death*, ed. Herman Feifel. New York, McGraw-Hill Book Co., 1959.

"죽음과 죽어감의 양상 Aspects of Death and Dying." Report, *Journal of the American Medical Woman's Association*, Vol. 19, No. 4 (June, 1964).

Ayd, Frank J., Jr. "가망 없는 환자 The Hopeless Case," *Journal of the American Medical Association*, Vol. 181, No. 13 (September 29, 1962), pp. 1099~1102.

Bach, Susan R. von. "중증 환자들의 자발적 미술 Spontanes Malen Schwer-kranker Patienten," *Acta Psychosomatica* (Basle) (1966).

Bakan, David. *인간 존재의 이중성 The Duality of Human Existence*. Chicago, Rand, McNally & Co., 1966.

_____. 병, 고통 그리고 희생 *Disease, Pain and Sacrifice*. Chicago, The University of Chicago Press, 1968.

Barber, T. X. "죽음의 암시, 한 논평 Death by Suggestion, a Critical Note," *Psychosomatic Medicine*, Vol. XXIII (1961), pp. 153~155.

Beach, Kenneth, M.D., and Strehlin, John S., Jr., M.D. "암 치료의 가족 동참 Enlisting Relatives in Cancer Management," *Medical World News* (March 10, 1967), pp. 112~113.

Beecher, Henry K., M.D. "질병과 질병 치료를 둘러싼 비특이성 힘 Nonspecific Forces Surrounding Disease and the Treatment of Disease," *Journal of the American Medical Association*, Vol. 179, No. 6 (1962), pp. 437~440.

Beigner, Jerome S. "임박한 죽음의 예고에 대한 조력자로서의 불안 Anxiety as an Aid in the Prognostication of Impending Death," *American Medical Association Archives of Neurology and Psychiatry*, Vol. LXXVII (1957), pp. 171~177.

Bell, Bertrand M., M.D. "회복되는 허위 시한부 환자들 Pseudo-Terminal Patients Make Comeback." *Medical World News* (August 12, 1966), pp.

108~109.

Bell, Thomas. 삶의 한복판에서 *In the Midst of Life*. New York, Atheneum Publishers, 1961.

Bettelheim, Bruno. 텅 빈 요새 *The Empty Fortress*. New York, Free Press, 1967.

Binswanger, Ludwig. 인간 존재의 기본 형식과 지식 *Grundformen und Erkenntnis des Menschlichen Daseins*. 2d Ausgabe Zurich, Max Niehaus, 1953.

Bluestone, Harvey, M.D., and McGahee, Carl L., M.D. "극단적 스트레스에 대한 반응: 처형에 의한 죽음 Reaction to Extreme Stress : Death by Execution," *American Journal of Psychiatry*, Vol. 119, No. 5 (1962), pp. 393~396.

Bowers, Margaretta K. 죽어가는 사람과의 상담 *Counseling the Dying*. New York, Thomas Nelson & Sons, 1964.

Brodsky, Bernard, M.D. "불치병 환자의 '사랑의 죽음' 판타지 Liebestod Fantasies in a Patient Faced with a Fatal Illness," *International Journal of Psychoanalysis*, Vol. 40, No. 1 (January~February, 1959), pp. 13~16.

―――. "자기 표상, 항문애(愛), 죽어감의 공포 The Self-Representation, Anality, and the Fear of Dying," *Journal of the American Psychoanalytic Association*, Vol. VII, No. 1 (January, 1959), pp. 95~108.

Brody, Matthew, M.D. "삶과 죽음에 대한 연민 Compassion for Life and Death," *Medical Opinion and Review*, Vol. 3, No. 1 (January, 1967), pp. 108~113.

Cannon, Walter B. "부두교의 죽음 Voodoo Death," *American Anthropology*, Vol. XLIV (1942), p. 169.

Cappon, Daniel. "죽어가는 사람의 태도와 죽어가는 사람에 대한 태도 Attitudes Of and Towards the Dying," *Canadian Medical Association Journal*, Vol. 87 (1962), pp. 693~700.

Casberg, Melvin A., M.D. "의료계에서의 인간의 가치를 향하여 Toward Human Values in Medical Practice," *Medical Opinion and Review*, Vol. III, No.

5 (May, 1967), pp. 22~25.

Chadwick, Mary. "죽음의 두려움에 관한 글 Notes Upon Fear of Death," *International Journal of Psychoanalysis*, Vol. 10 (1929), pp. 321~334.

Chernus, Jack, M.D. "품위 있게 죽게 하라 Let Them Die with Dignity," *Riss*, Vol. 7, No. 6 (June, 1964), pp. 73~86.

Choron, Jacques. 죽음과 서구적 사고 *Death and Western Thought*. New York, Collier Books, 1963.

_____. 현대인과 피할 수 없는 죽음 *Modern Man and Mortality*. New York, The Macmillan Company, 1964.

Cohen, Sidney, M.D. "환각제와 죽어감의 공포 LSD and the Anguish of Dying," *Harper's Magazine* (September, 1965), pp. 69~78.

Comfort, Alex, M.D., D.Sc. "노인 혐오에 관하여 On Gerontophobia," *Medical Opinion and Review*, Vol. III, No. 9 (September, 1967), pp. 30~37.

시한부 환자 간호에 관한 학술 회의 Conference on the Care of Patients with Fatal Illness, The New York Academy of Sciences, February 15~17, 1967.

Cooper, Philip. "우리가 짜는 직물 The Fabric We Weave," *Medical Opinion and Review*, Vol. III, No. 1 (January, 1967), p. 36.

Cutler, Donald R., Ph.D. "죽음과 책임 : 성직자의 관점 Death and Responsibility : A Minister's View," *Psychiatric Opinion*, Vol. III, No. 4 (August, 1966), pp. 8~12.

Deutsch, Felix. "안락사 : 임상 연구 Euthanasia : A Clinical Study," *The Psychoanalytic Quarterly*, Vol. V (1936), pp. 347~368.

_____. ed. 정신분석에서의 심신증 *The Psychosomatic Concepts in Psychoanalysis*. New York, International Universities Press, 1953.

Deutsch, Helene. 여성의 심리 *The Psychology of Women*. 2 vols. New York, Grune & Stratton, 1944~45.

Dobzhansky, Theodosius. "종교, 죽음 그리고 진화적 적응에 관한 에세이 An Essay on Religion, Death, and Evolutionary Adaptation," *Zygon–Journal of Religion and Science*, Vol. I, No. 4 (December, 1966), pp. 317~331.

Draper, Edgar. 정신의학과 목사의 간호 *Psychiatry and Pastoral Care.* Englewood Cliffs, N.J., Prentice-Hall, Inc., 1965.

Easson, Eric C., M.D. "암과 염세주의의 문제 Cancer and the Problem of Pessimism," *Ca-a Cancer Journal for Clinicians*, American Cancer Society, Inc., Vol. 17, No. 1 (January~February, 1967), pp. 7~14.

Eaton, Joseph W., Ph.D. "노화와 죽어감 The Art of Aging and Dying," *The Gerontologist*, Vol. IV, No. 2 (1964), pp. 94~100.

Eissler, K. R. 정신과 의사와 죽어가는 환자 *The Psychiatrist and the Dying Patient.* New York, International Universities Press, 1955.

Evans, Audrey E., M.D. "만약 아이가 죽어야만 한다면······ If a Child Must Die..." *New England Journal of Medicine*, Vol. 278 (January, 1968), pp. 138~142.

Farberow, Norman L., ed. 금기 주제 *Taboo Topics.* New York, Atherton Press, 1963.

Feifel, Herman. "정상인과 정신 질환자의 죽음에 대한 태도 Attitudes Toward Death in Some Normal and Mentally Ill Populations," in *The Meaning of Death*, ed. Herman Feifel. New York, McGraw-Hill Book Co., 1959, pp. 114~130.

———. "의사는 죽음에 더 민감한가? Is Death's Sting Sharper for the Doctor?" *Medical World News* (October 6, 1967), p. 77.

Feifel, Herman, Ph.D. and Heller, Joseph, M.D. "건강, 질병 그리고 죽음 Normality, Illness, and Death." Paper, Third World Congress of Psychiatry, Montreal, Canada, June, 1961, pp. 1~6.

Feinstein, Alvan R. 임상적 판단 *Clinical Judgment.* Baltimore, Williams & Wilkins Co., 1967.

Fenichel, Otto. 신경증의 정신분석 이론 *The Psychoanalytic Theory of Neurosis.* New York, W. W. Norton & Co., 1945.

Finesinger, Jacob E., Shands, Harley C., and Abrams, Ruth D. "암 환자의 감정

적 문제 관리 Managing the Emotional Problems of the Cancer Patient," *Clinical Problems in Cancer Research*, Sloan-Kettering Institute for Cancer Research (1952), pp. 106~121.

Fischer, Roland, Ph.D. "생명과 시간의 통합 The Unity of Life and Time," *Omega*, Vol. II, No. 1 (March, 1967), pp. 4~10.

Fletcher, Joseph. 도덕과 의학 *Morals and Medicine*. Boston, Beacon Press, 1960.

Foster, Zelda P. L. "사회복지가 불치병 환자의 병원 관리에 미치는 영향 How Social Work Can Influence Hospital Management of Fatal Illness," *Social Work* (Journal of the National Association of Social Workers), Vol. 10, No. 4 (October, 1965), pp. 30~35.

Freud, Sigmund. 쾌락 원리를 넘어서 *Beyond the Pleasure Principle*. New York, Liveright Publishing Corp., 1950.

_____. 문명과 그 속의 불만 *Civilization and Its Discontents*. (1930). *The Complete Psychological Works of Sigmund Freud*, Standard Edition, ed. James Strechy. London, Hogarth Press, 1961, Vol. XXI, pp. 59~145.

_____. 억제, 증상 그리고 불안 *Inhibitions, Symptoms, and Anxiety*. (1926). *The Complete Psychological Works of Sigmund Freud*, Standard Edition, ed. James Strechy. London, Hogarth Press, 1961, Vol. XX, pp. 77~175.

_____. 무상에 관하여 *On Transience*. (1916). *The Complete Psychological Works of Sigmund Freud*, Standard Edition, ed. James Strechy. London, Hogarth Press, 1961, Vol. XIV, pp. 303~308.

_____. 전쟁과 죽음의 시대에 관한 고찰 *Thoughts for the Times on War and Death*. (1915). *The Complete Psychological Works of Sigmund Freud*, ed. James Strechy. London, Hogarth Press, 1961, Vol. XIV, pp. 273~302.

Fromm, Erich. 자유로부터의 도피 *Escape From Freedom*. New York, Henry Holt & Co., 1941.

_____. 자아를 찾는 인간 *Man For Himself*. New York, Henry Holt & Co., 1947.

Fulton, Robert, ed. 죽음과 정체성 Death and Identity. New York, John

Wiley & Sons, Inc., 1966.

Gaines, Renford G. 죽음, 부정 그리고 종교적 헌신 *Death, Denial, and Religious Commitment*. D. Min. thesis, Meadville Theological School (Chicago), 1968.

Garner, Fradley. "죽어가는 사람을 돌보는 의사들의 욕구 Doctors' Need to Care More for the Dying," *American Journal of Mental Hygiene*.

Garner, H. H., M.D. 악성 종양 환자의 심신증 관리 *Psychosomatic Management of the Patient with Malignancy*. Springfield, Ill., Charles C. Thomas.

Gartley, W., and Bernasconi, M. "어린이의 죽음 개념 The Concept of Death in Children," *Journal of Genetic Psychology*, Vol. 110 (March, 1967), pp. 71~85.

Ginsberg, R. "노인 암 환자는 병을 알아야 하는가? Should the Elderly Cancer Patient Be Told?" *Geriatrics*, Vol. IV (1949), pp. 101~107.

Ginsparg, Sylvia, Moriarty, Alice, and Murphy, Lois B. "케네디 대통령 암살에 대한 십대 초기 아이들의 반응: 전생 체험과의 관계 Young Teenagers' Responses to the Assassination of President Kennedy : Relation to Previous Life Experiences," in *Children and the Death of a President*, ed. Martha Wolfenstein and Gilbert Kliman. Garden City, N.Y., Doubleday & Company, Inc., Anchor Books, 1966.

Glaser, Barney G. "의사와 죽어가는 환자 The Physician and the Dying Patient," *Medical Opinion and Review* (December, 1965), pp. 108~114.

Glaser, Barney G., and Strauss, Anselm L. 죽어감의 의식 *Awareness of Dying*. Chicago, Aldine Publishing Co., 1965.

Green, M., and Solnit, A. J. "소아 병동에서의 죽음에 대한 심리학적 고려 사항 Psychologic Considerations in the Management of Deaths on Pediatric Hospital Services," Part 1, "The Doctor and the Child's Family," *Pediatrics*, Vol. XXIV (1959), pp. 106~112.

_____. "죽어가는 아동 환자에 대한 소아 병동의 관리 The Pediatric Management of the Dying Child," Part 2, "죽음의 공포에 대한 어린이의 반응 The

Child's Reaction (vica) Fear of Dying," in *Modern Perspectives in Child Development*. New York, International Universities Press, Inc., pp. 217~228.

Grollman, Rabbi Earl A., D.D. "죽음과 책임 Death and Responsibility," *Psychiatric Opinion*, Vol. III, No. 6 (December, 1966), pp. 36~38.

Hackett, T. P., and Weisman, A. D. "죽음에 대한 편애 : 심리학적 문제로서의 죽음과 죽어감 Predilection to Death : Death and Dying as a Psychiatric Problem," *Psychosomatic Medicine*, Vol. 23 (May~June, 1961), pp. 232~256.

_____. "죽어가는 사람의 치료 The Treatment of the Dying." Unpublished paper, Department of Psychiatry, Harvard University Medical School, 1962.

Hamovich, Maurice B. "자식의 죽음에 대한 부모의 반응 Parental Reactions to the Death of a Child." Unpublished paper, University of Southern California, September 19, 1962.

Haroutunia, Joseph. "동지 간의 삶과 죽음 Life and Death Among Fellowman," in *The Modern Vision of Death*, ed. Nathan A. Scott, Jr. Richmond, Va., John Knox Press, 1967.

Hicks, William, M.D. and Robert S. Daniels, M.D. "죽어가는 환자와 의사와 정신과 상담사 The Dying Patient, His Physician and the Psychiatric Consultant," *Psychosomatics*, Vol. IX (January~February, 1968), pp. 47~52.

Hinton, J. M. "죽음과의 대면 Facing Death," *Journal of Psychosomatic Research*, Vol. 10 (1966), pp. 22~28.

_____. 죽어감 *Dying*. Baltimore, Penguin Books, 1967.

Hofling, Charles K., M.D. "말기 결정 Terminal Decisions," *Medical Opinion and Review*, Vol. II, No. 1 (October, 1966), pp. 40~49.

Howland, Elihu S., M.D. "죽음의 대비에 있어서의 정신의학적 측면 Psychiatric Aspects of Preparation for Death." Paper read at meeting of the Wisconsin State Medical Society, Milwaukee, Wisconsin, May, 1963.

Irwin, Robert, and Weston, Donald L., M.D. "유아기 형제의 죽음에 대한 취학 전 아동의 반응 Preschool Child's Response to Death of Infant Sibling," *American Journal of Diseases of Children*, Vol. 106, No. 6 (December, 1963), pp. 564~567.

Jackson, Edgar Newman. 슬픔의 이해: 슬픔의 뿌리, 역학 그리고 치료 *Understanding Grief: Its Roots, Dynamics and Treatment*. New York, Abingdon Press, 1957.

Jonas, Hans. 삶의 현상 *The Phenomenon of Life*. New York, Harper & Row, Inc., 1966.

Jones, Ernest. "함께 죽어가다 Dying Together," in *Essays in Applied Psychoanalysis*, Vol. I, London, Hogarth Press, 1951.

_____. "종교의 심리학 The Psychology of Religion," in *Essays in Applied Psychoanalysis*, Vol. II. London, Hogarth Press, 1951.

Kalish, Richard A., Ph.D. "죽음과 책임 : 사회심리학적 관점 Death and Responsibility : A Social-Psychological View." *Psychiatric Opinion*, Vol. 3, No. 4 (August, 1966), pp. 14~19.

Kast, Eric, M.D. "환각제와 죽어가는 환자 LSD and the Dying Patient," *Chicago Medical School Quarterly*, Vol. 26 (Summer, 1966), pp. 80~87.

Kastenbaum, Robert, Ph.D. "죽음과 책임 : 개요 Death and Responsibility : Introduction" and "비판적 검토 A Critical Review," *Psychiatric Opinion*, Vol. 3, No. 4 (August, 1966), pp. 5~6, 35~41.

Katz, Alfred H., D.S.W. "누가 생존할 것인가? Who Shall Survive?" *Medical Opinion and Review*, Vol. III, No. 3 (March, 1967), pp. 52~61.

Klein, Melanie. "불안과 죄책감에 관한 한 연구 A Contribution to the Theory of Anxiety and Guilt," *International Journal of Psychoanalysis*, Vol. 29, No. 114 (1948), pp. 114~123.

Knudson, Alfred G., Jr., M.D., Ph.D., and Natterson, Joseph M., M.D. "불치병 아동과 그 어머니에게서 나타나는 죽음에 대한 두려움에 관한 고찰 Observations Concerning Fear of Death in Fatally Ill Children and Their

Mothers," *Psychosomatic Medicine*, Vol. XXII, No. 6 (November~December, 1960), pp. 456~465.

_____. "임상소아과 불치병 아동의 병원 간호에서 부모의 간호 참여 Practice of Pediatrics—Participation of Parents in the Hospital Care of Fatally Ill Children," *Pediatrics*, Vol. 26, No. 3, Part 1 (September, 1960), pp. 482~490.

Kramer, Charles H., and Dunlop, Hope E., R.N., "죽어가는 환자 The Dying Patient," *Geriatric Nursing* (September~October, 1966).

LeShan, L., and LeShan, E. "시한부 환자의 정신 요법 Psychotherapy in the Patient with a Limited Life Span," *Psychiatry*, Vol. 24 (November, 1961), p. 4.

Lieberman, Morton A., Ph.D. "임박한 죽음의 심리학적 상관관계 : 초기 관찰 Psychological Correlates of Impending Death : Some Preliminary Observations," *Journal of Gerontology*, Vol. 20, No. 2 (April, 1965), pp. 181~190.

"죽음 속의 삶 Life in Death." Editorial, *New England Journal of Medicine*, Vol. 256, No. 16 (April 18, 1957), pp. 760~761.

Lifton, Robert J. *인본주의 심리학의 도전 Challenges of Humanistic Psychology*, 2 vols., ed. James F. T. Bugental. New York, McGraw-Hill Book Co., 1967.

Malino, Jerome R. "서양 종교 문화 속에서 죽음을 다루는 방식 Coping with Death in Western Religious Civilization," *Zygon–Journal of Religion and Science*, Vol. I, No. 4 (December, 1966), pp. 354~365.

"암 공포증과 암 환자의 관리 Management of the Patient with Cancerphobia and Cancer," *Psychosomatics*, Vol. V, No. 3 (1964), pp. 147~152.

Mathis, James L., M.D. "신종 부두교의 죽음 A Sophisticated Version of Voodoo Death," *Psychosomatic Medicine*, Vol. 26, No. 2 (1964), pp. 104~107.

McGann, Leona M. "암 환자의 욕구 : 어떻게 충족할 것인가? The Cancer Patient's Needs : How Can We Meet Them?" *Journal of Rehabilitation*, Vol.

XXX, No. 6 (November~December, 1964), p. 19.

Meerloo, Joost, A.M. "악성 종양의 심리학적 영향: 가설 조사 Psychological Implications of Malignant Growth : A Survey of Hypothesis," *British Journal of Medical Psychology*, Vol. XXVII (1954), pp. 210~215.

_____. "핵폭발로 인한 죽음의 동경이라는 비극적 역설 Tragic Paradox of the Nuclear Death Wish," Abbott Pharmaceutic Co., pp. 29~32.

Menninger, Karl. *자아를 거스르는 인간 Man Against Himself*. New York, Harcourt, Brace & Co., 1938.

Moellendorf, Fritz. "죽음에 대한 아동의 개념 Ideas of Children About Death," *Bulletin of the Menninger Clinic*, Vol. III, No. 148 (1939).

Morgenthau, Hans. "핵 시대의 죽음 Death in the Nuclear Age," in *The Modern Vision of Death*, ed. Nathan A. Scott, Jr. Richmond, Va., John Knox Press, 1967.

Moritz, Alan R., M.D. "돌연사 Sudden Deaths," *New England Journal of Medicine*, Vol. 223, No. 20 (November 14, 1940), pp. 798~801.

Mueller, Ludwig. *죽어가는 사람들의 영혼에 관하여 Ueber die Seelenverfassung der Sterbenden*. Berlin, Springerverlag, 1931.

Nagy, Maria H. *죽음의 의미 The Meaning of Death*. New York, McGraw-Hill Book Co., 1965.

Natanson, Maurice, Ph.D. "죽음과 현세 Death and Mundanity," *Omega*, Vol. I, No. 3 (September, 1966), pp. 20~22.

Negovskii, V. A. "마지막 개척자 The Last Frontier," in *Resuscitation and Artificial Hypothermia*, trans. from Russian by Basil Haigh, *Hospital Focus* (December, 1962).

Norton, Janice, M.D. "죽어가는 환자의 치료 Treatment of the Dying Patient," *The Psychoanalytic Study of the Child*, Vol. XVIII (1963), pp. 541~560.

O'Connell, Walter, Ph.D. "교수대의 유머 The Humor of the Gallows," *Omega*, Vol. I, No. 4 (December, 1966), pp. 31~33.

Ostrow, Mortimer, M.D. "죽음 본능 : 본능에 관한 한 연구 The Death Instincts : A Contribution to the Study of Instincts," *International Journal of Psychoanalysis*, Vol. XXXIX, Part 1 (1958), pp. 5~16.

Parkes, C. Murray, M.D. "질병으로서의 슬픔 Grief as an Illness," *New Society*, Vol. IX (April 9, 1964).

_____. "사별이 육체적·정신적 건강에 미치는 영향 : 과부의 의료 기록 연구 Effects of Bereavement on Physical and Mental Health : A Study of the Medical Records of Widows," *British Medical Journal*, Vol. II (August 1, 1964), pp. 274~279.

Patton, Kenneth. "과학, 종교, 그리고 죽음 Science, Religion and Death," *Zygon — Journal of Religion and Science*, Vol. 1, No. 4 (December, 1966), pp. 332~346.

Peabody, Francis Weld, M.D. "환자 간호 The Care of the Patient," *Journal of the American Medical Association* (1927).

Pfister, Oskar. "극단적인 죽음의 공포에 의한 충격과 충격 환상 Schockenden und Schockphantasien bei Hoechster Lebensgefahr," *Internationale Zeiting fuer Psychoanalyse*, Vol. 16 (1930), p. 430.

Piaget, Jean. 아동의 언어와 사고 *The Language and Thought of the Child*. 3rd edition. London, Routledge and Kegan Paul, 1959.

"노인성 정신 질환의 전조 : 조기 사망과 조기 회복의 지표를 지정하기 위한 시도 Prognosis in Psychiatric Disorders of the Elderly : An Attempt to Define Indicators of Early Death and Early Recovery," *Journal of Mental Science*, Vol. 102 (1956), pp. 129~140.

"암의 역진행 Progress Against Cancer, 1966," in *Care of the Leukemia Patient*. Washington, D.C., National Advisory Council, U.S. Department of Health, Education, and Welfare, 1966, p. 33.

Rheingold, Joseph C. 여성으로 사는 두려움 *The Fear of Being a Woman*. New York, Grune & Stratton, 1964.

_____. 어머니, 불안, 그리고 죽음 : 재앙의 조합 *The Mother, Anxiety, and Death :*

The Catastrophic Death Complex. Boston, Little, Brown & Co., 1967.

Richmond, Julius B., and Waisman, Harry A. "악성 질환 아동의 심리학적 측면의 관리 Psychological Aspects of Management of Children with Malignant Diseases," *American Journal of Diseases of Children*, Vol. 89, No. 1 (January, 1955), pp. 42~47.

Richter, Curt P., Ph.D. "동물과 인간의 돌연사 연구 On the Phenomenon of Sudden Death in Animals and Man," *Psychosomatic Medicine*, Vol. XIX, No. 103 (1957), pp. 191~198.

Rosenblum, J., Ph.D. 아동에게 죽음을 설명하는 방법 *How to Explain Death to a Child.* International Order of the Golden Rule, 1963.

Ross, Elisabeth K., M.D. "스승으로서의 죽어가는 환자: 실험과 체험 The Dying Patient as Teacher: An Experiment and An Experience," *Chicago Theological Seminary Register*, Vol. LVII, No. 3 (December, 1966).

_____. "가망 없는 환자의 심리 치료 Psychotherapy with the Least Expected," *Rehabilitation Literature*, Vol. 29, No. 3 (March, 1968), pp. 73~76.

Rothenberg, Albert, M.D. "말기 암 환자 관리의 심리학적 문제 Psychological Problems in Terminally Cancer Management," *Cancer*, Vol. XIV (1961), pp. 1063~1073.

Rydberg, Wayne D. "자살 위기 상황에서 신앙의 역할 The Role of Religious Belief in the Suicidal Crisis." Unpublished B.D. dissertation, Chicago Theological Seminary, June, 1966.

Sandford, B. "죽어가는 환자에 관한 소고 Some Notes on a Dying Patient," *International Journal of Psychiatry*, Vol. 38 (1957).

Saul, Leon J., M.D. "자연사에 대한 인간의 반응 Reactions of a Man to Natural Death," *Psychoanalytic Quarterly*, Vol. 28 (1959), pp. 383~386.

Saunders, Cicely, M.D., O.B.E. 죽어가는 환자의 간호 *Care of the Dying.* London, Macmillan & Co., Ltd., 1959.

_____. "죽음과 책임: 병원장의 관점 Death and Responsibility: A Medical Director's View," *Psychiatric Opinion*, Vol. III, No. 4 (August, 1966), pp.

28~34.

_____. "불치병의 관리 The Management of Terminal Illness," *Hospital Medicine* Part I, December, 1966, pp. 225~228; Part II, January, 1967, pp. 317~320; Part III, February, 1967, pp. 433~436.

_____. "말기 암 환자를 위한 보호 시설의 필요성 The Need for Institutional Care for the Patient with Advanced Cancer," in *Anniversary Volume*. Madras, Cancer Institute, 1964, pp. 1~8.

_____. "환자 A Patient," *Nursing Times* (March 31, 1961).

_____. "말기 암 환자의 만성 통증 관리 The Treatment of Intractable Pain in Terminal Cancer," *Proceedings of the Royal Society of Medicine*, Vol. 56, No. 3 (March, 1963), pp. 191~197.

_____. "나와 함께 지켜보아요 Watch With Me," *Nursing Times* (November 25, 1965).

Scherzer, Carl J. 죽어가는 사람의 간호 *Ministering to the Dying*. Englewood Cliffs, N.J., Prentice-Hall, Inc., 1963.

Shands, Harley C. "암 환자의 심리학적 기제 Psychological Mechanisms in Cancer Patients," *Cancer*, Vol. IV (1951), pp. 1159~1170.

Shepherd, J. Barrie. "죽어가는 환자의 간호 *Ministering to the Dying* Patient," *The Pulpit* (July~August, 1966), pp. 9~12.

Simmons, Leo W. "원시 사회에서의 노화 : 가족의 삶과 관계에 대한 비교 연구 Aging in Primitive Societies : A Comparative Survey of Family Life and Relationships," *Law and Contemporary Problems* (Duke University School of Law), Vol. 27, No. 1 (Winter, 1962).

_____. "노화와 노인에 대한 태도: 원시 사회 Attitudes Toward Aging and the Aged : Primitive Societies," *Journal of Gerontology*, Vol. I, No. 1 (January, 1946), pp. 72~95.

Sperry, Roger. "마음, 두뇌 그리고 인본주의적 가치 Mind, Brain and Humanist Values," in *New Views of the Nature of Man*, ed. John R. Platt. Chicago, University of Chicago Press, 1965.

Spitz, Rene. *생의 첫해 The First Year of Life*. New York, International Universities Press, 1965.

Stinnette, Charles R. *불안과 신념 Anxiety and Faith*. Greenwich, Conn., Seabury Press, Inc., 1955.

Stokes, A. "체념에 관하여 On Resignation," *International Journal of Psychosomatics* Vol. XLIII (1962), pp. 175~181.

Strauss, Richard H., M.D. "나는 생각한다, 고로 존재한다 I Think, Therefore :" *Perspectives in Biology and Medicine* (University of Chicago), Vol. VIII, No. 4 (Summer, 1965), pp. 516~519.

Sudnow, David. *선고 Passing On*. Englewood Cliffs, N.J., Prentice-Hall, Inc., 1967.

"가족 통보 Telling the Relatives," *Hospital Medicine*, I (April, 1967).

Tichauer, Ruth W., M.D. "볼리비아 아이마라 원주민의 죽음과 죽어감에 대한 태도 Attitudes Toward Death and Dying among the Aymara Indians of Bolivia," *Journal of the American Medical Women's Association*, Vol. 19, No. 6 (June, 1964), pp. 463~466.

Tillich, Paul. *존재하기 위한 용기 The Courage To Be*. New Haven, Conn., Yale University Press, 1952.

"시간, 관점, 사망 Time, Perspective, and Bereavement." *Omega*, Vol. I, No. 2 (June, 1966).

Treloar, Alan E., Ph.D. "사인의 수수께끼 The Enigma of Cause of Death," *Journal of the American Medical Association*, Vol. 162, No. 15 (December 8, 1956), pp. 1376~1379.

Verwoerdt, Adriaan, M.D. "시한부 환자와의 대화를 위한 제언 Comments on : 'Communication with the Fatally Ill,'" *Omega*, Vol. II, No. 1 (March, 1967), pp. 10~11.

_____. "죽음과 가족 Death and the Family," *Medical Opinion and Review*, Vol. I, No. 12 (September, 1966), pp. 38~43.

Verwoerdt, Adriaan, M.D., and Wilson, Ruby. "시한부 환자와의 대화 Communication with Fatally Ill Patients," *American Journal of Nursing*, Vol. 67, No. 11 (November, 1967), pp. 2307~2309.

Von Lerchenthal, E. "초자연적 원인에 의한 사망 Death from Psychic Causes," *Bulletin of the Menninger Clinic*, Vol. XII, No. 31 (1948).

Wahl, Charles W. "죽음에 대한 공포 The Fear of Death," *ibid.*, Vol. XXII, No. 214 (1958), pp. 214~223.

_____. ed. 죽음과 죽어가는 환자의 관리서: 심신의학의 차원 *Management of Death and the Dying Patient Book : Dimensions in Psychosomatic Medicine*. Boston, Little, Brown & Co., 1964, pp. 241~255.

Walters, M. "초자연적 죽음 : 사례 보고 Psychic Death : Report of a Possible Case," *Archives of Neurology and Psychiatry*, Vol. 52, No. 1 (1944), p. 84.

Warbasse, James Peter. "삶과 죽음과 불멸성에 관하여 On Life and Death and Immortality," *Zygon — Journal of Religion and Science*, Vol. I, No. 4 (December, 1966), pp. 366~372.

Warner, W. Lloyd. 산 자와 죽은 자: 미국인의 상징적 삶의 연구 *The Living and the Dead : A Study of the Symbolic Life of Americans*, Vol. V of *The Yankee City Series*, ed. Cornelius Crane. New Haven, Conn., Yale University Press, 1959.

Weisman, Avery D. "죽음의 탄생-인류 Birth of the Death-People," *Omega*, Vol. I, No. 1 (March, 1966), pp. 3~4. (Newsletter distributed by Cushing Hospital, Framingham, Mass.)

_____. "죽음과 책임 : 정신의학자의 관점 Death and Responsibility : A Psychiatrist's View," *Psychiatric Opinion*, Vol. 3, No. 4 (August, 1966), pp. 22~26.

Weisman, Avery D., and Hackett, Thomas P. "사회적 행위로서의 부정 Denial as a Social Act," in *Psychodynamic Studies on Aging : Creativity, Reminiscing, and Dying*, ed. Sidney Levin and Ralph J. Kahana. New York, International Universities Press, 1967.

Weiss, Soma, M.D. "즉각적 '생리적' 죽음 Instantaneous 'Physiologic' Death,"

New England Journal of Medicine, Vol. 223, No. 20 (November 4, 1940), pp. 793~797.

Wentz, Walter Yeeling Evans. 티베트의 사망자 명부 *Das Tibetanische Totenbuch*. Zurich, Rascher Verlag, 1953.

Westburg, Granger E. 좋은 슬픔 *Good Grief*. Rock Island, Ill., Augustana Book Concern, 1961.

Wieman, Henry N. 인간의 선함의 원천 *The Source of Human Good*. Carbondale, Ill., Southern Illinois University Press, 1946.

Wolf, Stewart F., Jr., M.D. "생명을 구하는 '잠수 반사'가 돌연사의 원인으로 지목 Once Lifesaving 'Dive Reflex' Said to Cause Sudden Death." Report, 19th Annual Meeting of the California Academy of General Practice, *Hospital Tribune* (January 15, 1968), p. 18.

Woolf, Kurt, M.D. "노인의 심리 치료에서 죽음의 공포는 극복되어야 한다 Fear of Death Must Be Overcome in Psychotherapy of the Aged." Report delivered at meeting of Gerontological Society. *Frontiers of Hospital Psychiatry* (1966), p. 3.

Zilboorg, Gregory. "자살의 진단변별 유형 Differential Diagnostic Types of Suicide," *Archives of Neurology and Psychiatry*, Vol. 35, No. 2 (February 1936), pp. 270~291.

_____. "죽음의 공포 Fear of Death," *Psychoanalytic Quarterly*, Vol. 12 (1943), pp. 465~475.

죽음과 죽어감

의학박사 엘리자베스 퀴블러 로스

가이드 소개

2014년은 엘리자베스 퀴블러 로스 박사가 작고한 지 10주년이 되는 해이지만 죽어감과 슬픔에 관한 그녀의 연구는 수많은 사람들에게 여전히 엄청난 도움과 위안이 되고 있다. 시한부 환자들을 대상으로 한 연구에 기초한 퀴블러 로스 모델, 즉 슬픔의 5단계는 본래 그녀의 저서인 『죽음과 죽어감』에서 소개되었지만 죽음을 받아들이는 과정에만 적용되는 것이 아니라, 타인의 죽음, 이별, 부모의 이혼, 중독을 이겨내는 과정 등 수많은 큰 상실에도 적용된다. 이 독서 모임 가이드에는 퀴블러 로스의 연구에 담긴 통찰, 상실에 대응하기 위한 제안들은 물론이고 『죽음과 죽어감』에 관한 토론의 질을 높이기 위한 질문이 포함되어 있다.

토론의 주제와 질문

1. 『죽음과 죽어감』에서 퀴블러 로스는 어린 시절 어느 농부의 죽음을 회고한다. 농부는 나무에서 떨어져 집으로 옮겨졌고 가족들에게 둘러싸여 있었다(p. 36). 퀴블러 로스는 병원으로 다급하게 옮겨져서 온갖 수단이 동원되는 것으로 표현되는 현대 의학이 때로는 정신적으로 혹은 정서적으로 필요한 것들로부터 환자들을 분리한다고 말한다. 그것이 정확한 평가인가? 죽음이 어떻게 다루어져야 하는가에 대한 문화 간 혹은 세대 간의 차이가 있는가?

2. 퀴블러 로스의 슬픔의 5단계는 부정, 분노, 협상, 우울, 수용이다(자세한 것은 p. 421에 수록되어 있다.). 이것은 세계 공통인가? 더 추가되어야 할 단계가 있는가? 어떤 단계가 가장 중요한가?

3. 『죽음과 죽어감』에서 퀴블러 로스는 자신이 학생들과 함께 진행했던 죽음과 죽어감에 관한 학제간 세미나에 관해 설명했다(p.62). 그 세미나는 죽어가는 환자와 함께 앉아 환자의 생각을 듣고 질문에 답하도록 하는 형식이다. 당신이 그 환자라면 당신은 자신의 삶과 다가오는 마지막 순간에 대해 얘기하고 싶겠는가? 무엇이 환자들로 하여금 얘기하고 싶다는 생각이 들게 했을까?

4. 『죽음과 죽어감』 p. 247에서 소개된 J 씨와의 인터뷰에서 그는 림프종 중에서도 유독 고통스러운 균상 식육종에 대해 설명하고 있다. 그는 좌절과 약간의 분노를 표출하면서 "하지만

어떤 때는, 다들 그냥 절 내버려두면 좋겠다는 생각이 들어요. 잠깐만이라도. 그럼 훨씬 편안해지거든요(p. 263)."라고 말했다. 그러나 그는 여전히 희망을 버리지 않았고, "사람은 자고로 운이 좋아야 한다(p. 255)."라고 말했다. J 씨가 그토록 상반되는 태도를 보인 이유는 무엇일까? 그가 말하는 운이 좋다는 것은 어떤 의미일까?

5. 퀴블러 로스는 "죽음 자체가 문제가 아니라 그에 수반되는 절망감, 무력감, 소외감으로 인한 죽어감에 대한 두려움이 문제(p. 426)"라고 말했다. 죽어감은 죽음과 전혀 별개의 것인가? 죽음을 회피하지 않고 마주 대하면 죽어감이 훨씬 편안해질 수 있는가?

6. 퀴블러 로스는 "이 모든 단계에서 집요하게 남아 있는 것이 한 가지 있다면 그것은 바로 희망이다(p. 241)."라고 말했다. 왜 희망은 그토록 집요하게 머무는가? 왜 사람들은 그런 역경 속에서 희망을 찾는가?

여러분의 독서 모임을 향상하기 위하여

1. 퀴블러 로스는 『죽음과 죽어감』 전반에 걸쳐 라빈드라나트 타고르의 시를 인용했다. 타고르의 시는 영적이고 인류애적인 통찰로 유명하다. 타고르의 시집이나 짧은 소설을 읽고 토론하는 것을 고려해보기를 바란다.

2. 삶의 마지막과 친근해지고 편안해지고 싶다면, 혹은 죽음에

임박한 사람을 돕고 싶다면 지역 병원, 양로원, 호스피스 시설에서 자원봉사를 하는 것을 고려해보는 것도 좋다. 만약 누군가를 잃은 시련을 겪고 있다면 슬픔에 관한 워크숍이나 애도 모임에 참여하는 것도 좋다.

3. 만약 당신이 상실을 체험했거나 체험할 예정이라면 두려움, 희망, 회한, 반응, 추억들을 편지를 쓰거나 일기를 써서 표출하는 것도 훌륭한 방법이다. 사랑하는 사람이나 친구에게 편지를 쓰는 것도 좋고 당신의 생각이나 감정을 기록하는 일기를 써보는 것도 좋다.

엘리자베스 퀴블러 로스 박사의 『죽음과 죽어감』, 퀴블러 로스와 데이비드 케슬러의 『상실 수업』, 『인생 수업』에서 저자들은 상실과 관련된 일상적인 체험을 논하고 이해하는 틀을 완성했다. 자신의 죽음일 수도 있고, 사랑하는 사람의 죽음일 수도 있으며, 개인적으로 중요한 것의 상실일 수도 있다. 그들은 슬픔과 죽음을 다루는 것이야말로 우리 삶의 자연스러운 일부이며 그러한 변화를 겪을 때 우리 자신과 다른 사람에게 너그러운 것이 중요하다고 강조했다. 다음은 위의 세 고전에 담겨 있는 단상과 지침들로 당신 자신의 삶에서의 상실을 다루는 데 도움이 될 것이다.

피할 수 없는 죽음

"나는 누구나 실제로 죽음과 맞닥뜨리기 전에 평상시에 습관적으로 죽음과 죽어감에 대해 생각해보아야 한다고 믿는다. 〈중략〉 따라서 병을 앓는 시간 동안 자신의 죽음과 죽어감에 대해 생각해볼 수 있다면, 실제로 죽음과 조우하게 되건 혹은 삶이 연장되건, 그 시간이 축복일 수도 있다."

『죽음과 죽어감』 p. 73

죽어감과 죽음을 우리 삶의 자연스러운 일부로 포용하려고 노력하라. 그래야만 마침내 때가 왔을 때 다른 사람들의 죽음과 자신의 죽음에 더 잘 대처할 수 있다. 마지막 순간, 누군가에게 마음을 열 수 있다면 두 사람 모두가 얼마나 많은 것을 얻을 수 있는지 생각해보라. 피하려는 본능을 극복함으로써 엄청난 통찰과 위로를 얻을 수 있고 두려워할 이유도 줄어들 것이다.

간병하는 사람으로서의 소통

"그들의 질문은 '말하는 것이 옳은가?'가 아니라 '이 사실을 어떤 방식으로 환자와 공유할 것인가?'가 되어야 한다."

『죽음과 죽어감』 p. 72

들으라. 이 책에서 우리가 배울 것이 꼭 한 가지가 있다면, 당신의 두려움, 욕구, 믿음을 투영하는 대신 들으라는 것이다.

정직하게 말하라. 사람들은 자신에게 무슨 일이 일어나고 있는지 알 권리가 있고 그것에 대처할 기회를 가질 권리가 있다.

당신 자신의 태도를 점검하라. 당신 자신의 불안감을 누그러뜨리라. 그래야 솔직하고 침착하게 얘기할 수 있다.

신호에 귀 기울이라. 환자가 자신의 현실을 대면할 준비가 얼마나 되어 있는지 파악하라.

단순하게 말하라. 명확하게 터놓고 직설적으로.

은밀하고 사적인 방식으로 말하라.

공감을 전달하라. 당신이 육체적·정신적으로 그들을 지지할 것임을 알리라.

가족으로서 질병 혹은 상실에 대처하기

"가족을 포함하지 않고서는 시한부 환자를 제대로 도울 수 없다."

『죽음과 죽어감』 p. 269

가족의 지지는 중요하다. 가족의 반응은 환자 자신의 반응과 그 이후의 상황에 큰 영향을 미친다.

당연히 가족들의 역할이 바뀌어야 하고 새 역할에 적응해야만 한다. 그에 따른 좌절, 분노, 피로는 자연스러운 반응이다.

충전할 시간을 가지라. 그 누구도 불치병이나 힘겨운 현실을 쉬지 않고 대면할 수는 없다. 한발 물러나 휴식을 취하면 당신을 가장 필요로 할 때 좀 더 잘 대처할 수 있다.

도움을 청하라. 감정적으로 깊이 얽혀 있지 않은 친구나 전문가는 감정이 격해지는 상황에서 의견을 제시함으로써, 사랑하는 사람을 곁에서 지키며 의사 결정을 대신 해야만 하는 가족들의 긴장을 완화할 수 있다.

비판하지 말고 감정을 공유하라. 가족들도 슬픔의 다섯 단계를 거친다. 모두가 터놓고 자신의 감정을 공유하는 것이 다 함께 수용의 단계로 가는 데 도움이 된다.

슬픔

"슬퍼하기에 적절한 때와 방법은 없다." 『상실 수업』

시간을 가지라. 결승선도 없고 심판도 없다.

어떤 단계는 포개어지거나 되풀이되며 모든 단계는 과정이고 배움이다. 이것을 기억하면서 슬픔의 모든 단계를 거치는 것을 스스로에게 허락하라.

새로운 슬픔은 오래된 슬픔의 기억을 불러올 수 있다. 새로운 상실이 일어났을 때, 더욱이 과거에 자신의 감정을 충분히 탐구하지 않았다면, 과거의 상실이 뼈아프게 느껴지는 것은 드문 일이 아니다.

슬픔을 온전하게 느끼는 것을 두려워하지 말라. 당신의 상실이 중요하다는 것을 인식하라. 다른 사람과 비교하면서 당신의 감정의 중요성을 폄하하지 말라.

당신의 이야기를 털어놓는 것에 대해 생각하라. 친구, 가족, 중요한 사람, 상담사에게. 이는 당신에게 일어난 일을 이해하고 앞으로 나아가는 데 도움이 된다.

해결하지 못한 일

"해결하지 못한 일이야말로 우리 삶의 가장 큰 문제다. 〈중략〉 좀 더 많은 배움을 얻을수록 좀 더 많은 일을 해결할 수 있고, 좀 더 충만하게, 좀 더 진정으로 살 수 있다." 『인생 수업』

두려움은 죽음을 막을 수 없지만 충만한 삶을 막을 수는 있다. 매순간 살아 있고 최대한 두려움을 떨쳐내라.

아이들에게뿐 아니라 어른에게도 놀이는 중요하다. 시간을 내어 당신의 삶에 놀이와 기쁨을 더하라.

도움을 청하라

"슬픔을 나누면 반이 된다." 『상실 수업』

그것이 친구이건, 가족이건, 중요한 사람이건, 치료사이건, 슬픔 워크숍이건, 애도 모임이건, 목사이건 함께 얘기할 사람을 찾으라.

『죽음과 죽어감』은 아무도 죽음을 삶의 일부로 여기지 않았던 시대, 선구자적 철학으로 그 누구보다도 죽음을 깊이 파고들었던 엘리자베스 퀴블러 로스 박사의 고전이다. 이 책이 처음 출간된 건 1969년이었고 근 50년 가까이 흘렀음에도, 우리가 곁에 두고 읽는 모든 고전들이 그러하듯이, 이 책의 어느 한 구절도 빛이 바래지 않았다.

내가 이 책을 처음 만난 건 2008년도였다. 죽음이 이토록 진지하고, 이토록 명쾌하며, 심지어 유쾌하기까지 한 연구 주제가 될 수 있다는 사실에 무척 놀랐던 기억이 있다.

이 책이 재출간된다는 소식을 들었을 때, 그런 소식을 들을 때면 늘 느끼곤 하던 양가감정을 느꼈다. 바로, 그동안 내가 번역했던 수많은 책들 중 이 책은 지금까지 독자들에게 읽히고 있음을 확인한 데서 오는 기쁨과, 오래전 나의 번역 원고를 대면해야 하는 불편함이다. 『죽음과 죽어감』은 기쁨이 컸던 만큼 불편함도 컸다. 약 10년 전 나의 번역은 원작의 심오함에 누가 될 정도로 미흡했다. 보완하고 만회할 기회가 주어져서 천만다행이다. 오랫동안 번역 일을 하다 보니 이런 재회의 기쁨도 누린다.

10년 전과 비교하면 이 글을 대하는 마음은 사뭇 다르다. 원작은 그대로인데, 독자로서 받아들이는 깊이가 달라졌달까. 나의 번역에도 그만큼의 깊이가 깃들었기를 바란다.

이 책의 내용에 대해서는 이미 많은 석학과 독자들의 평가와 찬사가 있었고 역자인 내가 무슨 말을 보태어도 다 외람되고 주제넘을 것 같다. 그러나 나에게 꼭 한 줄이 허락된다면, 이렇게 덧붙이고 싶다.

우리가 죽기 전에 단 한 권의 책만 읽어야 한다면, 그건 바로 이 책일 것이다.

2017년 겨울
역자 이 진

이 진

이화여자대학교에서 문헌정보학을 전공하고 광고대행사에서 근무하다가 현재 전문 번역가로 활동하고 있다. 『빛 혹은 그림자』 『어디 갔어, 버나뎃』 『매혹당한 사람들』 『미니어처리스트』 『사립학교 아이들』 『658, 우연히』 『비행공포』 『페러그린과 이상한 아이들의 집』 등 80여 권의 책을 번역했다.

죽음과 죽어감

초판 1쇄 발행   2018년 1월 29일
초판 9쇄 발행   2024년 8월 19일

지은이   엘리자베스 퀴블러 로스
옮긴이   이진
펴낸이   이종호
편 집   김미숙
디자인   씨오디
발행처   청미출판사
출판등록   2015년 2월 2일 제2015-000040호
주 소   서울시 마포구 토정로 158, 103-1403
전 화   02-379-0377
팩 스   0505-300-0377
전자우편   cheongmipub@daum.net
블로그   blog.naver.com/cheongmipub
페이스북   www.facebook.com/cheongmipub
인스타그램   www.instagram.com/cheongmipublishing

ISBN   979-11-959904-6-7 04510
         979-11-959904-8-1 04510 (세트)

이 도서의 국립중앙도서관 출판예정도서목록(CIP)은 서지정보유통지원시스템 홈페이지 (http://seoji.nl.go.kr)와 국가자료공동목록시스템(http://www.nl.go.kr/kolisnet)에서 이용하실 수 있습니다. (CIP제어번호 : CIP2018001685)
* 책값은 뒤표지에 있습니다.